全国高等院校护理专业"十三五"规

（供护理学类专业使用）

护理研究

主　编　任丽萍　杜　琳

副主编　宋俊岩　贾琳琳　刘　冰　王永芳

编　委　（按姓氏笔画排序）

王　静　（河北北方学院附属第一医院）

王永芳　（济宁医学院）

邢熙慧　（牡丹江医学院附属红旗医院）

任丽萍　（济宁医学院）

刘　冰　（济宁医学院）

杜　琳　（济宁医学院）

李　威　（牡丹江医学院附属红旗医院）

宋俊岩　（济宁医学院）

张　凤　（七台河职业学院）

贾琳琳　（济宁医学院）

魏　洁　（河北北方学院附属第一医院）

南京大学出版社

内 容 提 要

　　本书共包括十一章。第一章护理研究总论主要介绍了科学、科学研究、护理研究等基本概念及护理研究的范畴、发展历史及发展趋势，同时简单介绍了护理研究的基本过程和分类以及护理研究中要遵循的伦理原则。第二章到第九章分别介绍了量性护理研究的整个过程：选题、研究设计、研究对象的确定、研究变量和研究工具、资料收集、资料整理和分析、研究计划书和护理论文的撰写。第十章介绍了质性研究的概述、研究设计过程等，第十一章介绍了循证护理的基本概念和步骤，循证护理问题的提出，证据的生成、综合及利用。所有内容围绕护理临床实践，突出护理研究在护理临床实践中的重要性。

　　本书适合作为高等学校护理类专业教材，也可作为护理从业人员的参考用书。

图书在版编目（CIP）数据

　　护理研究 / 任丽萍，杜琳主编.—南京：南京大学出版社，2018.7
　　ISBN 978-7-305-20389-3

　　Ⅰ.①护…　Ⅱ.①任…②杜…　Ⅲ.①护理学－研究
Ⅳ.①R47

中国版本图书馆CIP数据核字（2018）第135172号

出版发行　南京大学出版社
社　　址　南京市汉口路22号　　　　　　邮　编　210093
出 版 人　金鑫荣

书　　名　护理研究
主　　编　任丽萍　杜　琳
责任编辑　许斌成　　　　　　　　　　　编辑热线　010-82896084
审读编辑　宋传慧

照　　排　广通图文设计中心
印　　刷　北京紫瑞利印刷有限公司
开　　本　787×1092　1/16　印张14　字数349千
版　　次　2018年7月第1版　　2018年7月第1次印刷
ISBN 978-7-305-20389-3
定　　价　42.00元

网址：http://www.njupco.com
官方微博：http://weibo.com/njupco
官方微信号：njupress
销售咨询热线：（025）83594756

Editing Committee

夏　蓉　（上海交通大学医学院副教授）
袁爱华　（长沙医学院护理学院教授）
袁琼兰　（同济大学医学院教授）
郭　宏　（沈阳医学院护理学院教授）
符　佳　（成都大学医护学院副教授）
傅　静　（泸州医学院护理学院教授）
谢　晖　（蚌埠医学院副教授）
韩继明　（延安大学医学院副教授）
韩艳梅　（河北大学基础医学院教授）
蓝宇涛　（广东药学院护理学院副教授）
雷美容　（湖北医药学院护理学院副教授）
谭迎春　（徐州医学院护理学院教授）

21世纪是我国加速全面建成小康社会的关键时期。作为医疗卫生事业及构建和谐社会的重要组成部分，护理事业将全面协调发展。护理专业教育作为我国高等教育的重要组成部分，主要培养具备人文社会科学、医学、预防保健基本知识及护理学基本理论知识和技能，能在护理领域内从事临床护理、预防保健、护理管理、护理教学和护理科研的高级专门人才。近年来，随着社会经济的发展及全面建成小康社会目标的逐步实现，人民群众对健康和卫生服务的需求越来越高。同时，科学技术的进步和医疗卫生服务改革的不断深入，对护理人才的数量、质量和结构都提出了更高的要求。

为了更好地贯彻落实《国家中长期教育改革和发展规划纲要（2010—2020年）》及《医药卫生中长期人才发展规划（2011—2020年）》，促进和保障护理事业的健康发展，进一步完善和发展护理教育，从而为不断提高护理队伍整体素质和护理专业技术水平奠定基础，我们充分挖掘各相关院校优质资源，联合全国多所院校策划出版了全国高等院校护理专业"十三五"规划教材。本套教材具有如下特色及优势。

一、遵循"三基、五性"原则编写

本套教材针对高等护理人才的培养标准和要求，紧密围绕高等院校护理学教育培养目标，结合护理专业各课程的教学时数要求及课程改革需要，严格遵循"三基、五性"原则编写而成，力求突出护理专业特色，具有较强的科学性、先进性和实用性。

二、反映护理行业新理论、新方法、新技术

本套教材在现代护理观的指导下，紧扣护理学教育改革精神，立足国内，面向国际，精选教学内容，反映了当今护理行业的新理论、新方法和新技术，体现了以人的健康为中心的现代护理理念和整体护理的科学内涵。

三、注重培养临床思维能力和综合职业技能

本套教材在内容编排上注重循序渐进、深入浅出及图文并茂，并提供了大量临床案例，设置了学习目标、知识链接、课后习题等特色栏目，以强化"三基"知识，增强学科人文精神，培养学生的临床思维能力和综合职业技能。

本套教材作为护理专业教材建设一次有意义的尝试，在探索高等教育护理教材的结构及内容组成的过程中，难免存在一些遗憾或不足，我们衷心希望各位专家和读者提出宝贵意见和建议，为推进高等教育护理教材建设共同努力奋斗！

南京大学出版社

《全国高等院校护理专业"十三五"规划教材》编委会

本书为全国高等院校护理专业"十三五"规划教材之一。旨在引导护理学生进入护理研究领域，并了解护理研究对护理学科知识发展的重要作用。护理本科阶段学生需要掌握护理研究的基本原则和步骤，熟悉各类研究设计，能够熟练检索护理文献、读懂并学会评价护理论文，尤其要能够熟练应用科研论文的成果，用于指导临床护理实践工作。

本书共11章，分别介绍了护理研究总论、选题、研究设计、研究对象的确定、研究变量和研究工具、资料收集、资料整理与分析、研究计划书的撰写、护理论文的撰写、质性研究和循证护理等内容。在编写上，为了保证教材的实用性和先进性，本书除了紧密围绕国家护理人才的培养大纲以及卫生服务项目内容外，教材结构上设置了学习目标、本章小结及课后练习等模块，帮助学生厘清思路，深化对知识的理解，使学生加深对护理研究各个环节的认识，并通过课后练习引导学生在整个护理研究学习的各阶段完成自己感兴趣的护理问题的研究。

本书参考了国内外相关文献资料和教材，在此向相关作者表示敬意和感谢。本书在编写过程中还得到各院校、各专业领域的同人的大力支持和帮助，在此表示感谢。

由于编写时间和编者水平有限，书中难免有疏漏和不足之处，敬请广大读者指正和批评。

编　者

Contents 目 录

第一章　护理研究总论

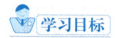

学习目标

通过本章的学习，学生应能够：
1. 正确解释护理研究的相关概念。
2. 正确陈述护理研究的研究范畴。
3. 正确陈述护理研究的发展历史。
4. 正确描述护理研究的基本过程。
5. 比较量性研究和质性研究步骤的区别。
6. 正确描述护理研究伦理原则。

护理学是以自然科学和社会科学理论为基础，研究维护、促进、恢复人类健康的护理理论、知识、技能及其发展规律的综合性应用科学。护理学的发展需要护理科研的支持和推动。护理学理论的构建，护理理论与护理实践的结合，护理技术、方法的改进，护理设备、护理工具的改革，护理管理模式的建立等，都有赖于护理研究去探索规律、总结经验。

第一节　护理研究概述

护理研究是促进护理学科发展的重要途径，通过护理研究可深入解释护理现象的本质，探索护理活动的规律，产生新的护理思想和护理知识，解决护理实践、护理教育、护理管理中的问题，为护理决策提供可靠的、有价值的证据。

一、科学和科学研究

（一）科学和科学研究的定义

科学（science）源自拉丁文"Scare"，意指"探讨自然现象和其间关系的知识体系"。实际上，科学就是反映自然、社会、思维等客观规律的知识体系，是发现、积累并公认的普遍真理或普遍定理的运用，是已经系统化和公式化的知识。科学活动是人类的智力活动，是探索未知、发现真理、积累并筛选知识、传播文明、发展人类的思维能力和创造能力的活动。人类的科学活动包括两方面，一方面是开展研究，发现新知识，开拓新领域，另一方面是学习并推广现有的知识体系。

科学研究（scientific research）是一种系统地探索和解决自然现象、社会现象中的问题，或揭示事物的本质和相互关系，或探索客观规律，从而产生新知识或新思想，阐明实践与理论之间关系的活动。科学研究以系统的研究方法来探索和了解事物的现象为目的，其结果可表现为三方面的内容：①描述事物的现状；②发现事物的内在联系和本质规律；③引出定律或产生理论。

科学研究的本质是创新和发展，科学精神最根本的原则就是实事求是。科学本质表现为：①合乎逻辑，所有生命都有生、老、病、死，并无例外；②可验证即可被重复，如向空中抛苹果，苹果因受到地球吸引力而落地是可被重复验证的；③着重一般共性问题，而不是个别现象，如研究如何指导胸部术后的病人做深呼吸和咳嗽，有助于病人康复的研究结果可用于所有该类术后患者的护理上；④探讨事物间的因果关系：科学研究是建立新理论、发明新技术等一系列创新过程，如探索恢复健康的各种功能，促进疾病向健康转化，最终达到预防和治疗疾病，以增进人类健康的目的。因此，科研工作具有探索性、创造性和连续性。

（二）科学研究的发展

科学研究的目的是解释事物的变化和发展，这种解释能够提供新的思想，充实和改进人类的世界观，促进思想的革命。科学研究在其发展过程中经历了三个阶段：①对自然现象的描述和分类；②对自然界运行机制和规律的认识；③对人类社会和人类本身的认识。如果说人类在认识与解释自然现象方面已经取得了重大进展，那么目前对社会现象和社会、心理、文化等领域的研究则还在进展中。

（三）科学研究的特点

科学研究具有创新性、系统性、普遍性、社会性。①创新性：科学研究产生新知识、新思想，或挑战已有的观念和知识，是一组有规划的创新、改革活动。科学研究还要求研究人员具备一定的能力，如智力、想象力和创造力。②系统性：科学研究需要将所要研究的事物分解，然后对具体问题进行具体分析，最后加以综合、概括。③普遍性：科学研究中的研究问题尽管不同，但科学地解决问题的程序具有普遍规律。④社会性：是有组织的、经过精心计划的社会活动，需要管理和协调。

（四）科学研究的分类

根据研究工作的目的、任务和方法不同，科学研究通常划分为以下三种类型：

（1）基础研究。基础研究是对新理论、新原理的探讨，目的在于发现新的科学领域，为新的技术发明和创造提供理论前提。

（2）应用研究。应用研究是把基础研究发现的新的理论应用于特定的目标的研究，它是基础研究的继续，目的在于为基础研究的成果开辟具体的应用途径，使之转化为实用技术。

（3）开发研究。开发研究又称发展研究，是把基础研究、应用研究应用于生产实践的研究，是科学转化为生产力的中心环节。

基础研究、应用研究、开发研究是整个科学研究系统三个互相联系的环节，它们在一个国家、一个专业领域的科学研究体系中协调一致地发展。科学研究应具备一定的条件，如需有一支合理的科技队伍、必要的科研经费、完善的科研技术装备，以及科技试验场所等。

按照研究目的划分，科学研究可分为以下三种类型：

（1）探索性研究。对研究对象或问题进行初步了解，以获得初步印象和感性认识，并为日后周密而深入的研究提供基础和方向。

（2）描述性研究。正确描述某些总体或某种现象的特征或全貌的研究，任务是收集资料、发现情况、提供信息，描述主要规律和特征。

（3）解释性研究。探索某种假设与条件因素之间的因果关系，探寻现象背后的原因，揭示现象发生或变化的内在规律。

（五）科学方法和科学程序

科学方法包括三个层次：①方法论。方法论是指导研究的思想方法或哲学，主要探讨研究的基本假设、逻辑、原则、规则、程序等问题。②研究方法。研究方法是贯穿于研究全过程的程序和方式，表明研究的主要手段和步骤，如自然科学常常采用实验法开展研究，而社会科学则采用调查法、实地研究、文献和档案考察法开展研究。③具体的方式和技术。具体的方式和技术是研究的各个阶段收集资料具体的技术和方案，如观察法、访谈法、问卷法等。

科学程序是科研方法的核心，主要包括以下几个步骤：①通过对理论的演绎建立研究假设；②将研究程序分解为可操作化的步骤；③开展观察或实验；④利用归纳的方法推理获得研究结论。

二、护理学和护理研究的概念

（一）护理学的概念

护理学是医学领域中一门独立的学科，学科是科学性很强的专业，因此护理学需要通过大量的研究工作来促进它的发展，完善自我系统的理论体系，形成严密逻辑结构的独立学说和理论，没有科学研究的专业是没有生命的。护理学在整个生命科学中占有重要的地位，也是医学科学的重要组成部分。护理学与其他学科有着很多横向联系，相互渗透，故护理学是一门综合性应用学科，需要用科学的方法来进行研究，从整体上提高该学科的水平。但是护理学和医学科学及其他相关科学的发展比较，还存在很大差距，原因是多方面的，且与长期以来护理科研工作发展不够有很大关系。为了发展我国护理事业，提高护理工作的社会地位，完善护理学科自身的理论体系，构成自身的研究任务和内容，需要大力提倡和促进护理研究工作的开展。护理学应具有明确的研究目标和领域，护理在卫生保健事业中与医疗有着同等重要的地位，护士与医生共同担负着维持生命、减轻患者痛苦和促进健康的任务。

有关护理的定义，国内外专家都提出了许多看法。如美国护士协会（ANA）曾将护理定义为：护理是诊断和治疗人类对存在的或潜在的健康问题的反应。日本护理协会对护理的定义：以健康为准则，给予人们援助，使之能维持正常的生活。此处援助是指一旦出现危害健康的情况，通过护理帮助病人恢复到健康状态。概括地说，护理学是以自然科学和社会科学理论为基础的研究维护、促进、恢复人类健康的护理理论、知识、技能及其发展规律的综合性应用科学。所以，护理学包含了自然科学，如生物学、物理学、化学、解剖学、生理学等知识。

（二）护理研究的概念

关于护理研究的概念，不同的护理组织提出不同的内容。国际护士会（International Council of Nurses，ICN）将护理研究定义为以形成和完善具有精确方法的新知识为目的的一种系统的探讨。美国护士学会（American Nurses Association，ANA）将护理研究定义为验证和改进现有知识，产生新知识，直接或间接影响护理实践的科学过程。在我国，护理研究（nursing research）是指用科学的方法反复地探索、回答和解决护理领域的问题，直接或间接地指导护理实践的过程。

（三）护理研究的目的

护理研究的目的就是回答护理领域的问题，解决护理领域的问题，包括明确（identification）、描述（description）、探究（exploration）、解释（explanation）、预测/控制（prediction/control），从而提高护理实践的科学性、系统性和有效性。如精神分裂症患者存在焦虑抑郁，护士在简单的观察、描述的基础上，进一步探究能增加或减轻患者的焦虑抑郁的因素，患者的焦虑抑郁和护理活动、护士的行为的关系。护士开展解释性研究以解释现象之间的联系，通过研究精神分裂症患者焦虑抑郁与血脂的水平，可以预测患者焦虑抑郁的水平；或是研究有氧运动对康复期精神分裂症患者焦虑抑郁的影响，可以控制患者焦虑抑郁的状况。

（四）护理研究的特征

护理研究是运用自然科学和社会科学的原理和科学研究的方法揭示护理规律的过程，它除了一般科学研究应具备的探索性、创新性、理论性和实用性的特征外，还具有以下特征：

（1）研究对象的特殊性。护理研究的对象是人，研究的成果最终服务于人。而人是世界上最复杂的生命体，具有其他生物所无法比拟的丰富的心理、情感和精神活动，同时受到各种自然环境与社会环境因素的影响。而且，由于先天或后天因素导致个体之间存在各种差异，因此，在护理研究中，从一开始就应该充分考虑到研究对象的特殊性，考虑到研究对象的心理、生理、环境等因素的影响，把握好研究的每一个环节，保证收集的资料具有真实客观性，研究的方法具有科学合理性，这样才能得出科学严谨的结论。

（2）研究方法的困难性。研究对象的特殊性，决定了护理研究方法的困难性。护理研究不能像做动物实验那样根据需要任意地施加处理因素和干扰措施，也无法找到同人完全相同的动物模型进行实验，特别是涉及人的心理活动的现象，如焦虑、恐惧、疼痛、愤怒等都无法准确地测量、模拟或重复，这些都使得护理研究的方法较其他学科困难。

（3）研究内容的复杂性。护理研究是以人为研究对象，人既是自然的人，具有自然属性，又是社会的人，具有社会属性，这就决定了护理研究既要涉及人的生物性，同时也要涉及人的社会性。从护理研究的范畴来看，其包括护理学基础理论研究、应用护理理论研究、护理开发研究。从护理研究的内容来看，其包括护理管理研究、护理教育研究、临床护理研究。从护理研究涉及的理论来看，其既需要生理学、病理学、医学等自然科学理论的指导，同时也离不开政治学、管理学、法学、社会学、心理学等社会科学知识和人文科学知识的指导，它是一门综合应用各门类学科的学科，护理研究的内容十分广泛和复杂。

（4）护理临床实践对护理研究具有特殊的重要性。临床科学研究不能脱离临床实践。护理研究的主要内容应是临床护理研究，因为大部分护士都工作在临床第一线，而"白衣天使"的最终愿望是为广大病人服务，因此，护理人员应广泛地开展护理临床研究工作，不断解决临床护理工作中的实际问题。临床护理研究在整个护理研究中占有特别重要的地位，可以说离开了临床护理研究，护理研究就缺乏了研究的主体，也难以体现其价值。

（5）研究结果的社会公益性。护理研究以人为研究对象的特殊性，决定了护理研究必须从人的需要出发，以服务于人类健康为目的开展研究。如预防护理学研究的成果最终必须服务于如何防止健康向疾病转化，临床护理研究的成果就是要为促进疾病向健康转化进行指导，护理学各领域的科学研究均具有促进健康、减少痛苦、保护生命等社会公益性。

（6）护理研究的伦理要求。由于研究对象大多是人，因此需要特别避免研究过程对病人健康带来不良影响。不能因为研究增加病人的任何痛苦，也不能因为研究延误病人的治疗、导致疾病进展，同时也不能因为研究增加病人的医疗开支，这些都是研究必须遵循的伦理规范要求。

（五）护理研究的范式

我国学者陈向明根据美国著名科学史家和科学哲学家库恩（Thomas S. Kuhn）的定义，对范式的概念和内容做了论述："范式"是从事某一科学的科学家群体所共同遵从的世界观和行为方式，它主要包括三个方面的内容：①共同的基本理论、观点和方法；②共有的信念；③某种自然观（包括形而上学的假定）。"范式"基本原则可以从本体论、认识论和方法论三个层面表现出来，分别回答事物存在的真实性问题、知者和被知者之间的关系问题以及研究方法的理论体系问题。这些理论和原则对特定的科学家共同体起规范的作用，协调他们对世界的看法以及他们的行为方式。其特征为：第一，在研究的范围和目标上，规定只以事实为研究对象，把科学研究看作探索纯粹知识的活动。第二，在研究的过程上，同样排除研究主体的价值、态度和个体因素对结果形成的影响。这主要通过客观性、可操作性的方法来保证。其中，最重要的是科学的观察法、实验法及测量法，以及各种仪器的标准化，强调量性研究。第三，在研究的结论上，要求准确、用数学语言表述。结果应是可检验的，即在相同条件下，运用同样的方法，可得出同样的结论。

社会科学研究范式是从自然科学研究范式中演化而来的，但社会科学研究范式的更替模式与自然科学并不相同。自然科学家相信一个范式取代另一个范式代表了从错误观念到正确观念的转变，而在社会科学中，范式只有是否受到欢迎和受欢迎程度的变化，很少有某种研究范式完全被抛弃，所以在社会科学领域，范式本身并没有对错之分，只有被采用多少的分别。目前国内外学者比较推崇的社会科学研究范式有实证主义（positivism）、解释主义（interpretivism）、后实证主义（post positivism）、批判理论（critical theory）和构建主义（constructivism），见表1-1。

表1-1 社会科学不同研究范式比较

	本体论	认识论	方法论
实证主义	朴素的现实主义：现实是"真实的"，而且可以被了解	二元论的/客观主义的认识论；研究结果是真实的	实验的/操纵的方法论；对假设进行证实；主要使用量的研究方法
解释主义	现实世界的真相是由人的思想主观构建出来而不是客观且唯一的	对于复杂世界的认识是通过研究生活在这个世界中的人群的经验以及观点而实现的	研究者应该深入现实生活去领会并通过科学手段及语言去解释和重建这些概念与含义。比如交互式面谈、参与式观察等手段
后实证主义	批判的现实主义：现实是"真实的"，但只能被不完全地、可能性地了解	修正的二元论/客观主义的认识论；批判的传统/研究群体；研究结果有可能是真实的	修正过的实验主义的/操纵的方法论；批判的多元论；对假设进行证伪；可以使用质的研究方法
批判理论	历史现实主义：真实的现实是由社会、政治、文化、经济和种族等价值观念塑造而成的，是在时间中结晶化而成的	交互的/主观的认识论；研究结果受到价值观念的过滤	对话的/辩证的方法论
构建主义	相对主义；现实具有地方性的特点，是具体地被构建出来的	交互的/主观的认识论；研究结果是创造出来的	阐释的/辩证的方法论

引自陈向明. 质的研究方法与社会科学研究［M］. 北京：教育科学出版社，2000.

三、护理研究的范畴

（一）护理研究的类型范畴

从护理研究的类型范畴上看，其包括护理基础研究、护理应用研究和护理发展研究。

（1）护理基础研究。护理基础研究是为了揭示护理现象及其规律而进行的研究。这类研究的未知因素多，探索性强，研究周期长，对研究的手段和方法要求高。护理基础研究是对构建护理学最基本的原则、理论或定律而开展的研究，这种研究成果不能直接解决当前护理实践中急需解决的具体问题，但对护理理论的完善和发展起着重要的作用。

（2）护理应用研究。护理应用研究是为了解决护理实践中某一特定的实际目标和实际问题而运用护理基础研究成果，直接解决护理实践中的技术问题、管理问题、教育问题。研究的结果能直接解决当前护理实践中的具体问题，能提出新的或改进的技术、方法或途径等。

（3）护理发展研究。护理发展研究又称护理开发研究，是运用护理基础研究、护理应用研究与实验的知识，为推广新技术、新材料、新产品等而开展的研究。其中包括对护理工具、技术手段的设计、试验、改进、改造的研究。

（二）护理研究的业务范畴

从护理研究的业务范畴上看，其包括护理教育研究、护理管理研究、护理学历史研究、护理理论研究等。

（1）护理教育研究。护理教育研究是护理研究中最早选择的题目，研究的内容有护理的课程设置、教学方法、教学评价及护士在职教育、继续教育等方面的问题。

（2）护理管理研究。护理管理研究探讨有关护理行政管理、领导方式、护理人员配置和人才流动、工作考核和护理质量控制等方面的问题，也探讨护理人员自身的发展、提高护理人员的业务和心理素质及工作满意度的方式等。

（3）护理学历史研究。护理学历史研究着重于有关护理学起源、变化及发展方向等内容。

（4）护理理论研究。护理理论研究是指发展有关的护理哲理和各种护理模式及理论方面的研究。

（5）各专科临床护理研究包括对各专科的护理技术、护理措施、护患关系和新理论、新技术应用等方面的研究以及评价护理措施、探讨护理措施的优缺点和临床效果等。

四、护理研究的发展历史

无论是国外还是国内的护理研究工作，都经历了一个较为漫长曲折的发展历程。

（一）国外概况

第一位从事护理研究的学者是南丁格尔女士（1820—1910 年），约在 1854 年，英、法、俄三国之间爆发克里米亚战争时，南丁格尔女士在军队中服务，她从病人身体舒适和心理安慰等方面着手，改善病人的居住条件，使病房通风、清洁、明亮，并增加对病人的巡视和解决病人的困难，使伤病员得到较好的护理，死亡率大大减少，获得病人的感激和赞赏。当时南丁格尔女士主要通过观察和记录到的现象作为改善护理工作的依据，并写出了控制医院内感染的第一篇研究报告。1860 年伦敦圣托马斯医院（St. Thomas Hospital）建立了第一所南丁格尔护士学校，开始有系统地进行护理教育，对护理事业的发展起了重要作用。

护理研究的发展主要从 20 世纪初美国护理教育方面的领导者开始，如 1906 年 M. A. Nutting 发表了一份护理教育调查报告，此后相继有许多医学专家和护理学者开展了护理方面的研究工作，取得了很大的成绩。以美国为例，护理研究可分为以下几个阶段：

（1）早期的护理研究（1900—1939 年）。这个阶段的研究大多在护理教育方面，侧重如何加强护理教育，其研究成果促成 1923 年耶鲁大学成立护理系。在临床护理研究方面，重点在改进护理工作的程序和各项工作之间的分配问题。如 1922 年纽约医学院对其附属医院的护理工作的研究题目《时间的研究》（*Time Study*）；1932 年 Ryan 和 Miller 发表了有关体温计的研究（*A Thermometer Study*）；1938 年 Wheeler 发表了有关结核病的护理研究（*A Study of Tuberculosis Nursing Care*）。

（2）20世纪40年代（1940—1949年）此时期研究重点仍在护理教育方面，然而研究内容和水平都有了很大的发展。研究内容主要为结合临床探讨对护理人员的合理安排、医院环境、护理功能、护士的角色、在职教育、护患关系等方面的问题。如1948年E. L. Brown发表了论文《护理的未来》（*Nursing for the Future*）和《护理专业的程序》（*A Program for the Nursing Profession*）。

（3）20世纪50年代（1950—1959年）。1950年后是护理研究快速发展时期，如1952年美国《护理研究》（Nursing Research）杂志创刊，促进了护理科研成果的发展，同时在大学护理系和护理硕士班开设了护理研究方法的课程，1953年美国哥伦比亚大学师范学院首先开办了"护理教育研究所"，1955年美国护士协会成立了美国护士基金会（American Nurses' Foundation），促进了护理研究工作的蓬勃发展，此时期研究重点是探讨如护士是什么、护理是什么、理想的护士特性是什么等一些概念性的问题。

（4）20世纪60—80年代（1960—1989年）。由于各医学院校护理系陆续开办了护理研究所，护理研究论文大增，包括不少护理硕士、博士论文，这提高了研究的水平，尤其是各大学高等护理教育增设了护理研究设计或护理研究概述的课程，使更多的护理工作者具备了护理研究的知识和能力，为从事研究工作打下了基础，1960年后护理教育方面的研究重点在比较不同学制的护理教育，护理研究注意与护理概念、模式和护理理论结合起来，大多是选择临床护理问题和改进护理方法等研究，并认识到要想提高护理研究水平，必须加强和提高护理教育水平。70年代成果最多，同时出现了更多的护理杂志，如《护理科学进展》（*Advance in Nursing Science*）、《西部护理研究杂志》（*Western Journal of Nursing Research*）等。

（5）20世纪90年代（1990—1999年）。到1980年美国已有100多所护理学院培养护理硕士生，20多所学院培养护理博士生。1998年报道美国已有276所护理硕士研究生院，60所护理博士研究生院，护理博士研究生和护理大学教师及护理博士后研究生主要承担国家护理科研项目。另外，围绕循证护理实践的国际合作也在90年代展开，Sigma Theta Tau International于1998年在加拿大多伦多举办了第一次国际研究应用大会。几年之后，《循证护理实践》（*Worldviews of Evidence-Based Nursing*）杂志诞生了。

（6）21世纪。护理研究方向主要表现在如下几方面：①循证护理实践，与此相关的转化性研究，即将研究结果转化到护理实践中去；②产生更为强有力的证据，表现为采取更强的研究设计，通过对不同人群、临床场所、不同时间去重复某一研究，从而保证研究的力度；③强调系统回顾，因为最佳的临床实践指南依靠高质量的系统回顾；④强调不同领域间的合作；⑤迅速推广研究结果；⑥提升护理研究的可视性，许多人并不认为护士是研究者、学者，因而护理研究者需要宣传自己及自己所做的研究，以向更多的专业组织、消费者组织以及政府寻求更多的支持；⑦强调研究中与文化相关的事项以及人群中的健康不平等；⑧鼓励患者参与到医疗护理决策当中；⑨预防疾病、促进健康，症状管理、自我管理，终末期患者的护理研究。

（二）我国内地发展概况

我国内地的护理研究工作起步较晚，初期的发展较为缓慢，然而近十年来发展较为迅速。1954年《中华护理杂志》创刊，1985年后又陆续增加了《实用护理杂志》《护士进修杂志》和《护理学杂志》等。这些杂志对于传播和交流护理研究成果起到了一定的促进作用。另外，自 1984 年起，全国各高等学院陆续成立护理系，护理研究课程纳入本科生教学计划。

1992—2002 年以来，许多院校建立了护理硕士及博士学位教育项目，培养出了更高层次的护理研究人才，这些都推动了护理研究的发展。我国内地护理研究的发展主要表现在以下几方面：①护理论文的数量不断增加。研究显示，2007 年发表在国内五种主要护理期刊的护理论文的数量是 2000 年的 2.79 倍，是 1994 年的 4.21 倍。②护理研究受资助的比例也在迅速增加。1994 年，我国内地《中华护理杂志》等五种期刊中发表的文章中只有 2 篇受到资金资助，至 2009 年受资助的研究已达到 1 227 篇。从受资助的来源看，省级、市级课题明显增多，国家级以及国外科研基金资助课题也有增加的趋势。③合作研究课题有增加趋势。其表现在由 1 人完成的护理研究的比例在下降，绝大多数的研究为 2 人及以上合作完成。另外，国内的护理科研领域已经开始出现一些联合的协作组，从事某一专题的护理研究。④护理研究的主题呈现多样化。目前的研究主题以临床护理为主，还涉及护理基础研究、护理教育、护理管理以及心理护理。另外，社区护理研究有日益增多的趋势。而护理领域的动物实验研究也迈出了可喜的一步。⑤研究场所由以往的以医院为主，逐渐向社区、家庭、学校、老人院以及实验室扩展。⑥实验性研究、质性研究等发展较为迅速。

尽管我国内地的护理研究在近十年有较快的发展，然而亦有不足之处，如研究设计的规范性欠缺、收集资料的方法比较单一、测量工具使用不够规范、资料处理方法不当等。而质性研究无论是研究的深度还是研究范围的广度与国外研究相比均存在一定差距，还有很大的提升空间。另外，系统评价的质量也有待提高。有关对我国内地护理研究中的非实验性研究、实验性研究、系统评价以及质性研究发展状况的分析详见参考文献中所列的文章。

综上所述，过去 30 年，特别是近 10 年来，我国内地护理研究在质与量方面都有所提高。为鼓励护理科技工作者奋发进取，促进护理学科发展，中华护理学会自 1993 年起设立了每 2 年评选一次的"护理科技进步奖"，以加速我国内地护理人才的培养和科技进步，提高护理质量，促进病人康复。2008 年，中华护理学会第 25 届理事会在原"护理科技进步奖"的基础上，根据科技部《社会力量设立科学技术奖管理办法》的文件精神，组织专家制定了《中华护理学会科技奖奖励办法》和《中华护理学会科技奖奖励办法实施细则》并上报中国科技部。2009 年 3 月 6 日被中华人民共和国科技部批准为"中华护理学会科技奖"。此奖项是中国护理学科最高奖。相信此奖项的设置会极大鼓舞我国内地护理科研工作者的热情，从而进一步提升我国内地护理科研的数量与质量。

（三）港澳台地区发展概况

香港及台湾的护理研究虽然历史没有那么悠久，但是发展速度非常快，特别是 20 世纪 90 年代以后。有研究显示，1999—2008 年，香港学者在 SCI 收录的期刊发表护理研究文章共有 414 篇。这一现象可能与 90 年代后香港启动护理本科教育，迅速开展护理研究生教育，培养了大量的科研人才有关。

有研究者对 1991—2004 年期间 SCI 和 SSCI 收录的作者来自台湾的护理研究进行了分析，发现共有 941 篇文章发表在这一时期。其中包括 834 篇研究论著、7 篇文献回顾、42

篇短信以及 45 个会议摘要。其余包括书评、论坛等。834 篇研究论著中，2.76％的研究发表在 1995 年之前，17.02％的研究发表在 1995—1999 年，而 80.22％的研究则发表在 2000 年之后。可以看出台湾护理研究在 2000 年之后有着迅速的发展。有研究显示，自 2003 年起，台湾学者在 SCI 发表的文章无论从数量还是平均影响因子、被引用次数均超过了香港学者。这主要是由于台湾对护理研究的资助提高以及许多院校以发表 SCI 文章作为晋升的指标之一。研究结果还显示，834 篇研究论著的平均作者数目、参考文献数目、被引用次数以及影响因子分别是 4.53、29.41、3.02 和 1.584。

与我国内地以及香港、台湾相比，澳门整体护理研究仍处于起步和探索阶段。虽然澳门设有科学研究基金或预算，鼓励研究活动，但尚未设立科研委员会以及伦理委员会。在 1998 年以前，澳门护理科研和论文发表极少，1998 年之后临床及专科护理、护理教育与护理管理以及社区护理和老年照顾方面的科研项目有显著的增加。然而，研究的性质主要为描述性研究，少有实验性及类实验性研究。目前澳门护理研究的发展方向主要包括临床护理研究和专科护理研究、居民的健康教育及社区老年人的照顾方面的研究。虽然整体护理研究水平相对较低，但澳门护理教育水平的迅速提高以及经济的快速发展、专业医药期刊及《澳门护理杂志》的创办、学术交流与日增多等因素，必将会带动澳门护理研究的兴起与发展。

五、护理研究的发展趋势

护理学作为一门专业应有它自己的知识体系、职责范围和伦理道德要求，并在护理实践中不断得到完善。与其他学科一样，护理学科中也存在着许多需要解决的问题，通过系统地研究和评价护理问题，可以改进护理工作，提高对病人的护理水平。

（1）研究范围。护理研究的范围将越来越广阔。研究者要注意时代的发展以及现在和未来的护理工作重点，使研究课题能与客观发展相配合，从而使研究更加有价值。如健康促进和疾病预防、慢性病管理及长期照顾、照护的经济效益、症状管理、临床新技术的应用、终末期患者的护理、医护资源分配不平衡的问题，以及不同文化背景下护理模式的探讨等相关研究课题非常值得关注。另外，目前健康缺陷已成为护理和卫生保健等领域的核心关注点，因此专业人员十分关注医疗/护理干预的生态有效性和文化敏感性。这些领域都需要护理研究工作，通过开展研究，护理人员可以加深对这些问题了解并制定相应的护理措施，这将对提高护理工作质量起到重要作用。

（2）研究规模和方法不断改进。目前护理研究已从自选的、分散型研究趋向于整体性和综合性研究，如医院内感染控制的研究、护理管理质量评审标准的研究等都属综合性研究。另外加强多学科、多专业的协作，把其他学科的理论和方法移植到护理学中来。在研究设计上目前多选用量性研究方法，并以问卷调查收集资料最为多见，而质性研究方法则很少采用。今后要重视质性和量性的综合研究，多采用全面的、多角度的研究方法。

（3）多学科和多专业协作。护理研究人员在护理研究过程中应进一步加强多学科、多专业的协作，如与医生的合作、与化验诊断科室研究人员的合作、与基础医学研究人员的合作、与社区工作者的合作、与政府相应卫生政策、法规制定部门的合作等。只有加强多学科、多专业的协作，才能使得科研问题的探讨更加深入、科学，更对护理实践和相关政策的制定有指导性。同时，多学科和多专业的合作可以避免相似题目的重复研究，进而节省研究资源。与此同时，在合作过程中，也使得其他专业的研究人员能进一步认识护理科研工作的本质和护理专业的学科意义。

（4）注重循证实践。鼓励护理人员通过护理循证实践提高护理质量。护理人员检索、理解、评价和应用研究的能力需要提高。转化性研究（translation research）将逐渐受到关注，将循证后的结果转化到临床护理实践中去。在循证的基础上形成系统评价，对当前的护理问题形成强有力的评价系统。

（5）研究结果的传播范畴。随着社会的发展、科技的进步，以及疾病谱的变化等，护理教育如何在其教育内容和教学方法上更好地满足当今社会的发展需求，也是需要护理研究人员进行深入探讨的课题。充分利用网络技术，加快研究成果的传播，加速学科的发展。

（6）病人参与医疗。共同决策是当今卫生保健发展的另一个趋势，其鼓励病人参与到自身医疗照顾决策中，并在其中承担核心角色。循证护理就是强调将护理研究与病人的偏好和需求作为决策的要素。

第二节　护理研究的基本过程

科学研究是在现有知识的指导下，对尚未研究或未深入研究过的事物或问题进行研究的过程。

一、护理研究的步骤

护理研究的步骤与医学或其他学科的研究步骤基本相同，包括：①提出研究问题，形成研究目标，构建研究假设；②开展文献检索；③确定研究对象，明确研究场所；④选择研究设计；⑤收集资料；⑥分析资料；⑦撰写研究报告；⑧研究结果的推广和应用。以上步骤之间界限分得不是很清楚，有些步骤常是同时或重复进行的。

（一）提出研究问题，形成研究目标，构建研究假设

提出研究问题，并形成具体的研究目标，构建研究假设是研究的第一步，也是至关重要的环节。护理研究的选题多从护理经验和日常工作中发现问题，通常来自：①个人的实践；②受他人研究结果的启发；③现在或未来需要探讨的内容；④研究者的兴趣。目前护理研究问题大多为个人自选，由国家下达的研究题目还不多。研究题目的常见方向有：①研究各临床护理专业问题；②比较两种或两种以上的护理措施；③评价新的护理方法或护理模式，以及护理教育和护理管理方面的问题；④发展测量工具等。例如从对住院患者皮肤问题考虑，压疮预防是护理的重点，因此压疮风险评估工具的研制和应用、压疮预防措施的设计和应用可成为重要的研究课题。如何发现护理研究问题，如何提炼研究目的，如何构建研究假设是开展护理研究中值得重视的问题，需要进行系统的培训。

研究目标要求具体化，简洁明了，在研究目标的阐述中应包含研究对象、研究变量（自变量、因变量），并注意区别研究目标和研究意义。例如，某课题针对肺癌患者完成改

良根治术后胸部功能康复问题，设计了渐进式康复训练操和整体康复项目，期望通过该项目改善患者的肢体功能，并提高肺癌患者术后的生活质量，则研究目标可界定为"验证渐进式胸部功能训练对改善肺癌改良根治术后患者生活质量的作用"。

研究假设是研究前对所要研究的问题提出的预设结果，根据假设确定研究对象、方法和观察指标等。研究假设通过研究加以验证。研究假设的作用包括两个方面：①帮助研究者明确研究的目标，避免盲目性。由于研究假设是根据已有的研究结果和理论知识，对科学研究中某一问题提出的可能的答案或解释，是研究者期望得到的研究结果，因此整个研究设计都是以证实假设为目的的。研究者会根据提出的假设确定方向，进行主动和有计划的研究，这可以避免研究的盲目性。②验证旧理论提出新理论。研究假设一般是根据相关理论产生的，是有理论依据的。通过实验来验证已有的理论，可以不断地完善旧理论，发现新理论。人们借用假设的手段，不断地充实依据，逐步地从现象到本质，加深对自然规律的认识，建立正确的科学理论。研究假设不是随便产生的，它是研究者通过仔细周密的思考，根据相关理论和知识以及既往文献结果进行归纳推理后而产生的。例如在有关社区空巢老人和非空巢老人的心理健康状况的研究中，该研究假设之一是"空巢老人的抑郁情绪的发生率高于非空巢老人"。又如在有关护理人员职业危害认知与自我防护行为关系的研究中，该研究假设为"护理人员职业危害认知程度越高，则其自我防护行为越好"。但要注意，不是所有的研究都需要提出明确的研究假设，是否需要提出研究假设还要看研究的设计，干预性研究（interventional study）、预测性研究（predictive study）往往需要提出研究假设，而描述性研究（descriptive study）不一定有研究假设。质性研究则在研究开始时并无研究假设。

（二）开展文献检索

查阅文献和立题是相互结合的过程，在一项研究开始之前，必须通过系统、全面、深入的文献查询，明确相关概念的内涵和操作性定义，分析相关的理论框架和概念框架，了解国内外的研究现状、动态和水平，分析已有研究的优势和不足，为确定研究的立题依据和研究意义，构建明确的研究目标，开展进一步的研究方案设计打下扎实的基础。因此从事研究工作必须要大量查看文献，并带着问题查阅和分析文献。

对文献的阅读需要系统培训，文献应新、全、精、准。应充分利用各种文献检索工具，确定正确的关键词和检索式，在各级各类数据库和检索平台上系统、全面地开展国内、国外文献的检索。文献应以最近几年发表的资料为主，与课题有密切关系的国内、国外论文要精读，并做好读书笔记和文献分析汇总。文献检索时还应对研究相关的概念进行系统检索，以进一步界定概念，同时寻找相关的理论框架（theoretical framework）或概念框架（conceptual framework），以指导研究的进行。理论框架或概念框架可指导研究假设的形成、研究技术路线的构建、研究变量的选择、研究工具的设计、研究结果的分析。理论是解释事物现象和发生发展规律的依据，可根据相关理论的研究，确定研究的方向。

（三）确定研究对象，明确研究场所

该阶段是研究上的关键。需要明确研究对象的属性，包括研究总体、研究样本、研究样本的特征、样本的入选标准和排除标准、样本量、计算样本量的依据、抽样方法、分组

方法，如果采用随机抽样和随机分组，需要具体描述随机的过程。一般研究需要明确研究对象的特征和抽样方法。同时还需要明确研究的场所，并详细描述研究场所的特点。例如对三级医院压疮预防风险评估现况的研究，就需要详细描述所研究医院的床位数、住院患者大致的疾病类型、卧床患者、协助行走患者、自主行走患者的基本数量、护士配置、陪护状况、压疮预防的管理措施、已开展的人员培训情况等。

(四) 选择研究设计

确定研究问题和研究对象后，需要选择研究设计。研究设计是研究过程中对研究方法的设想和安排。主要的研究设计分为两大类：

(1) 量性研究 (quantitative study)。量性研究又称定量研究，是生物医学领域传统的研究设计，是在实证主义哲学观下的研究流派，主要特征是强调客观、精确，认为事物是可以寻求规律的，真理具有唯一性，常常用统计的方法对数据进行分析，将研究结果量化。量性研究有明确的技术路线、研究对象人选和分组程序、研究指标和测量工具、资料收集流程和资料分析程序，并需要采用统计方法对数据进行处理。要求对研究进行精确的控制，避免研究中的误差和偏倚，验证研究变量之间的因果关系等。

量性研究的具体设计可包括实验性研究 (experimental study)、类实验性研究 (quasi-experimental study)、非实验性研究 (non-experimental study)。

按照流行病学的分类方法，量性研究又包括随机对照试验 (randomized controlled trial)、非随机对照试验 (controlled trial)、观察性研究 (observational study)，其中观察性研究又包括队列研究 (cohort study)、病例对照研究 (case-control study)、描述性研究 (descriptive study) 等。

选择研究设计后，应进行研究指标和研究工具的确立。研究指标 (indicator) 是反映研究目的的标志，例如体重和皮下脂肪厚度是反映小儿营养状况的指标，焦虑是反映手术前患者情绪状况的指标。测量研究指标的工具称为研究工具 (instrument)，研究工具应具有信度 (reliability) 和效度 (validity)，即能够真实、敏感、准确地测量出研究指标的变化。

(2) 质性研究 (qualitative study)。质性研究是社会学领域研究常用的研究方法，是在诠释主义、社会批判主义、后现代主义哲学观指导下的研究流派，主要特征强调主观体验和情景的多元化，反对将人类的主观体验、心理特征、社会过程用数据简单处理，主张用语言进行深描以反映丰富的人类心理过程和社会互动过程，强调研究者深入研究现场进行长期、多次的观察、访谈，结合档案记录查询等方式收集和整理资料，并用归纳、分类、推理、提炼主题等方式进行资料分析，用文字呈现研究结果。

质性研究包括现象学研究 (phenomenological research)、扎根理论研究 (grounded theory research)、人种学研究 (ethnographic research)、历史研究 (historical study)、个案研究 (case study)、行动研究 (action research) 等。

应注意的是，质性研究以往在生物医学领域受到的重视程度不够，随着我国对护理学科本质认识的深入，质性研究受到了重视。质性研究和量性研究可从不同角度对护理现象和护理问题进行分析研究，两者的研究资料具有同样的重要价值，其结果常常是相互补充的。所以在护理研究中，质性研究和量性研究都应该给予同等的重视。

（五）收集资料

研究往往通过各种测量、问卷、访谈、观察等方式从研究对象处直接收集原始资料。资料收集时需要对由谁进行资料收集、收集哪些对象的资料、收集什么内容的资料、按什么顺序进行、何时进行资料收集、在何处进行资料收集、是否当场收发问卷等进行周密地规划和设计。如果多人进行资料收集，则需要对资料收集者统一进行培训，使资料收集的流程和对患者解释说明的内容标准化。

预实验（pilot study）是指在正式开始研究工作前，按研究设计内容，先做一些小样本的实验，目的为检查研究设计是否切实可行，课题设计中有无需要修正的地方，同时也可熟悉和摸清研究条件。一般在大规模或大样本的研究开始前进行预实验。凡是在正式研究中需要应用的各种问卷、量表、仪器、设施等，均应通过预实验进行初步的使用、检测和操作，同时也可通过预实验了解研究对象对研究方法和干预措施的反应，以便及时修正研究方案。研究生课题在开题报告之前进行预实验是很有必要的。

原始资料，也称为第一手资料，是指通过各种测量、问卷、调查和观察等方法从研究对象处直接收集到的科研资料，其记录必须可靠，不可自行更改并应完整保存。在原始资料整理后再进一步分析资料的价值和意义。

（六）分析资料

研究问题的目的在于认识客观规律。试验只在少数受试者身上（样本）进行，而结论却要推至研究对象的全体（总体）。由于生物的变异性大，个体差异普遍存在，所以研究资料只有通过统计学方法来进行分析才能找出规律性的答案，得到有意义的结论。数据统计学方法是临床研究工作中必不可少的工具，其来源于概率统计学。概率论是数理统计的基础，统计分析的许多结论都是建立在概率大小的基础上。在科研工作中，根据各种公式计算求得 P 值（probability）后，用以分析和判断研究结果，是具有科学性和常选用的方法。

通常研究所得的资料可分为计量资料（如体重数、焦虑评分）和计数资料（如压疮的发生率、ICU 内呼吸机相关性肺炎的发生人数），介于两者之间的资料为等级资料（如患者疼痛的分级、压疮的严重程度分级）。统计学分析时对计量资料和计数资料的统计方法不同。资料的描述性分析通常采用百分率（%）、均数（X）、标准差（S）、标准误（Sx）等指标表示，而推论性统计分析则根据资料的类型、正态性、方差齐性选择参数法或非参数法进行统计分析。通常采用统计图或表格归纳和呈现研究结果。

（七）撰写研究报告

研究报告是研究工作的书面总结，也是科学研究工作的论证性文章。研究报告的撰写是科研工作中一个重要组成部分。研究报告的写作要有一定的格式要求，研究报告要求立题新颖、目的明确、技术路线清晰、资料翔实、研究过程描述清晰详细。

一般研究报告的内容包括前言（研究的背景和立体依据、文献回顾、研究目的）、研究对象和研究方法、结果、讨论和结论等部分。应用文字表达出研究者对课题的思维过程，通过对研究结果的充分讨论，得出研究结论。研究报告的撰写是科研工作的重要环节，没有写出论文，任何研究工作都不能称之为完成。

（八）研究成果的推广和应用

研究成果的推广应用（popularization and application）与转化（transformation）是科学研究过程中不可缺少的一个重要环节，是研究的最后一个步骤，其目的是为了将取得的科技成果通过推广应用，转化为生产力，创造社会及经济效益，推动社会进步和经济发展。研究结果往往需要在公开发表的期刊上发表，以推广研究成果。循证实践的核心就是利用已有的研究结果，指导护理实践，优化护理流程，做出科学的护理决策。而研究结果的推广和应用就是循证实践的开端。

二、量性研究和质性研究的步骤

量性研究和质性研究的步骤有些许差异。

（一）量性研究的步骤

在量性研究中，研究者从研究开始提出问题到研究结束获得答案，是一个合理的线性的连续步骤，几乎所有研究都是这样，尽管个别研究中有些步骤重叠，或者有些步骤不需要。量性研究基本步骤，如图1-1所示。

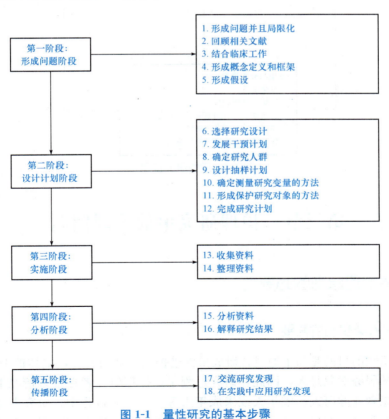

图1-1 量性研究的基本步骤

（二）质性研究的步骤

与量性研究的直线形进程不同，质性研究的步骤呈环形推进。质性研究者不断地检验、解释研究资料并决定如何在已经发现的基础上进行下去。质性研究步骤，如图 1-2 所示。

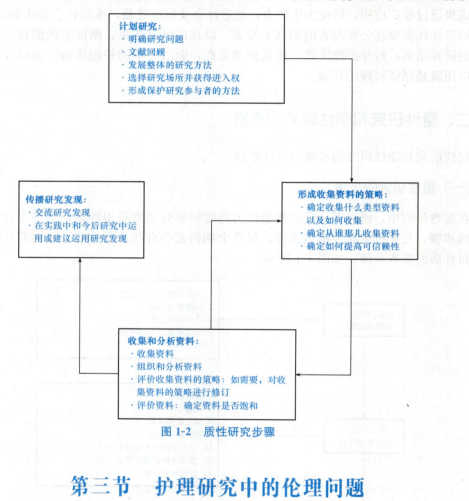

计划研究：
·明确研究问题
·文献回顾
·发展整体的研究方法
·选择研究场所并获得进入权
·形成保护研究参与者的方法

形成收集资料的策略：
·确定收集什么类型资料以及如何收集
·确定从谁那儿收集资料
·确定如何提高可信赖性

传播研究发现：
·交流研究发现
·在实践中和今后研究中运用或建议运用研究发现

收集和分析资料：
·收集资料
·组织和分析资料
·评价收集资料的策略：如需要，对收集资料的策略进行修订
·评价资料：确定资料是否饱和

图 1-2　质性研究步骤

第三节　护理研究中的伦理问题

一、遵循伦理原则的必要性

（一）保护人类权利的需要

进行护理研究的目的是为了通过科研成果促进护理专业的发展，提高护理服务的质量。由于护理专业的服务对象是人，因此在研究过程中，护理研究者在很多情况下是以人为研究对象的，如患者或健康人、成年人或未成年人等。在研究过程中，研究者常常会遇到研究问题和人类权利直接冲突的情况。例如，对于"老年痴呆患者家庭照顾者的感受和应对机制的研究"这一题目，从科学的角度讲，了解老年痴呆患者家属的应对机制可以找到有

效的心理支持方式和相关照顾信息的支持方式，从而帮助患者家属更积极地应对家中痴呆老人的照顾需求，提供好的照顾。然而，回答这些问题有可能会勾起患者家属某些痛苦的回忆，使其处于悲伤或其他痛苦的心理状态。因此，在这样的情况下，如何在研究中避免或减少照顾痴呆患者的家属发生悲伤痛苦的心理的情况，减轻其心理上受到的伤害，遵循伦理原则指引护理研究就显得非常重要。

（二）避免伤害研究对象的需要

很多护理研究的目的是为了验证某项新的护理干预措施是否有效。在研究开始前研究者一定要仔细斟酌和评定是否由于开展新的护理干预措施而对参与研究的护理服务对象造成伤害。如会造成伤害，该项研究就要考虑是否可以实施的问题。研究者一定要遵循研究中的伦理原则，对研究带来的益处以及给被研究对象造成的伤害进行评估比较。如行剖宫产术后患者往往因伤口疼痛卧床时间长，但长时间的卧床给患者造成了极大的不舒适，如很多患者出现腰背疼痛的症状，有些患者由于不习惯床上大小便而发生尿潴留。因此，一些护理人员尝试将规定的卧床时间缩短，并发展了一系列简易的可以在床上进行的肢体运动，从而尽可能地减少患者的不适症状。但是在实施前，研究者一定要仔细评估新的护理措施是否会给患者腹部伤口的恢复带来负面的影响，是否造成伤口的出血、崩裂，如果出现伤害的概率很高，则研究者就要更改科研设计方案，甚至停止该项研究，因为研究对象的利益不受侵犯这一原则在研究过程中始终处于首要位置。

（三）国际科研合作与交流的需要

近几十年来，在人体医学研究中严格遵循伦理原则已经被世界各国广泛接受并给予了高度重视。如在美国，每个科研机构都有自己相应的伦理审查委员会。这些委员会对该单位要开展的科研项目进行伦理方面的审查，以确保参与研究的研究对象不受到伤害，其权利得到保护。另外，当科研项目被书写成研究报告或者研究论文进行杂志投稿发表时，杂志编辑均要求研究者提供该项研究通过伦理审查委员会的伦理审查证明，否则不予审稿和发表。我国相关部门也出台了一些重要的相关法律法规，如《涉及人的生物医学研究伦理审查办法（试行）》（卫计委，2007 年）、《人类遗传资源管理暂行办法》（科技部、卫计委，1998 年）、《人胚胎干细胞研究伦理指导原则》（科技部、卫计委，2003 年 12 月）等。这些法律法规的颁布，为研究者提供了所需遵循的伦理原则，帮助研究者避免在进行研究时给研究对象带来伤害。随着我国护理专业的迅速发展、国际交往的日益频繁，我国的护理工作者与国外护理人员间的科研合作日趋增多。在国际科研合作中，遵循相应的伦理原则是一个非常重要的方面。

二、护理研究中的伦理原则

护理研究多涉及人或者动物，这就要求研究者必须认识和遵守伦理原则，尤其当研究者的兴趣与伦理产生冲突时，遵循伦理原则就显得格外重要。20 世纪 60 年代以前，护理研究中的伦理问题很少被提及。60 年代以后，保护人类研究对象的权利越来越受到科学和医疗卫生领域的重视。西方国家纷纷制定了相关的伦理原则，如《纽伦堡法典》（*Nuremberg*

Code）和《赫尔辛基宣言》（*Declaration of Helsinki*）。1978 年由美国生物医学和行为科学研究委员会制定并通过的《贝尔蒙报告》（*Belmont Report*）在很多领域被当作伦理典范来执行。该报告提出了医学研究中保护人类研究对象的三条基本的伦理学原则，即有益（beneficence）的原则、尊重人的尊严（respect for human dignity）的原则和公正（justice）的原则。

（一）有益的原则

该原则指出研究者应使受试者免于遭受不舒适或伤害。研究者实验前应谨慎评估实验的利益和风险，并尽最大可能将风险减少到最低水平。研究要对研究对象或其他人群或社会带来益处。有益的原则是生物医学研究中首先应该考虑的一项重要原则。有益原则包括两种类型：①免于遭受伤害或不适的权利：研究者有责任避免、预防或减少研究中的伤害。在这里，伤害或不适不仅包括生理方面（如损伤、疲乏），而且包括情感方面（如压力、畏惧）、社会方面（如丧失社会角色）以及经济方面（如失业）。研究者必须使用各种办法将上述伤害或不适（即便它们是临时存在的）降至最低。研究要由有经验的研究者来进行，尤其是在研究中使用了具有潜在危险的仪器或是进行了专业的操作。在研究中，研究者如果发现了继续研究将会对研究对象造成伤害、死亡或是带来痛苦，应立即中止研究。②不被剥削或利用的权利：在研究过程中，研究对象提供的资料不能被用于对研究对象不利的事情。如研究对象提供的自身健康状况的信息不能被泄露，以使其失去享受公共医疗保健的权利。另外，研究对象和研究者在研究中建立起来的关系不能被研究者滥用。

1. 评估利益

护理研究的最大益处在于获得知识的发展和技术、措施的改进，最终带来社会的进步、护理专业的发展和对个体健康的积极影响。在治疗性的研究（therapeutic research）中，受试者可能从实验手段，如护理干预中获得益处。除此之外，研究中产生的新知识，可能扩大受试者以及家庭成员对健康的理解。非治疗性研究（non-therapeutic research）尽管对受试者并不带来直接益处，但它对护理知识的贡献同样重要。另外，从参与中还能使受试者加深对自身的了解、增强自尊心，并能从对别人的帮助中获得满足感等。

2. 评估风险

研究者必须评估受试者由于参加实验所经受或可能经受的风险类型、程度和数量。风险取决于研究的目的和手段。它可能是生理的、心理的，也可能是社会的和经济的；可能是实际存在的，也可能是潜在的；可能很小，甚至没有，也可能很大，造成永久损害；可能只针对受试者个人，还可能对受试者的家庭和社会都带来影响。所以，研究者必须努力评估风险的情况；在研究的实施过程中保护受试者权利。

根据性质和程度可将风险分为五类。

（1）无预测的影响（no anticipated effects）。如一些研究只是包括翻阅病程记录、学生档案、病理报告等，研究者不直接接触受试者，也不对其造成任何影响。

（2）暂时不舒适（temporary discomfort）。对受试者造成暂时不舒适的研究经常被称为最小风险研究（minimal risk studies），即研究带来的不舒适与受试者日常生活所经受的相似，而且，会随着实验的终止而结束。如在研究中要求受试者完成问卷或参与会谈，从而使其生理上感觉疲劳、头痛或紧张；情绪和社会方面可能会由于回答特定问题带来焦虑、窘迫感；或者时间和金钱的花费等。这些都属于最小风险研究。

（3）较严重的暂时不舒适（unusual levels of temporary discomfort）。较严重的暂时不舒适指研究终止后受试者仍有不舒适感。如在"卧床对人的影响"的研究中，要求受试者卧床 10 天，从而造成其较长时间的肌肉无力、关节疼痛、嗜睡等。另外，在一些质性研究中，要求受试者回答一些对其心灵伤害很深，甚至宁愿忘记的问题，使其再次经历失败、恐惧、不安等感受，也属此范畴。

（4）永久性伤害的可能（risk of permanent damage）。这类风险在生物医学研究中更常见。如一种新药或新的外科手术方式有可能对病人造成永久的身体损害。护理研究有时候也会对受试者造成永久的心理或社会的伤害。例如，当研究性行为、虐待儿童、吸毒等敏感问题时，可能造成受试者人格或名誉上的永久伤害，甚至更严重的后果。

（5）确定的永久性伤害（certainty of permanent damage）。以纳粹医学实验为例，研究者将乙肝病毒注入受试者体内以研究肝炎的发生、发展，从而造成其永久的、不可弥补的损害就是典型案例。在护理研究中，不管结果会带来多么大的效益，如果会对受试者造成永久性伤害，该研究绝对不可实施。

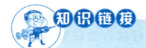

> 风险则包括身体、心理、社会和经济等方面的伤害风险：①身体伤害风险：包括疼痛、不适、药物副作用、侵入性措施造成的损伤等。②心理伤害风险：由于泄漏研究对象的隐私造成的心理伤害，谈及个人对敏感话题（如性偏好）的态度和行为引起研究对象的紧张、内疚、尴尬甚至痛苦等。③社会伤害风险：由于泄漏研究对象的隐私或身份公开，对研究对象的工作、人格、名誉、社会地位等产生不利影响等。④经济伤害风险：由于参与研究给研究对象带来额外的经济负担，如因研究让研究对象接受额外的检查项目和检查费用等。

3. 衡量利益-风险比例（the benefit-risk ratio）

研究者应努力通过改变研究的目标和（或）过程来最大限度地增大利益和降低风险。如果风险最终不能被消除或降低，研究者应能解释其存在的合理性。但是，如果风险大于利益的话，研究应被修改；如果利益与风险持平或利益大于风险，研究者可以证明实施该研究的合理性。例如，在一项"锻炼和饮食对病人血脂水平影响"的研究中，研究者首先应评估该研究的利益-风险比例。该项研究对受试者的主要益处在于得到锻炼和饮食的指导，并对自己的血脂情况有一定了解。潜在的益处在于可使受试者增进良好的锻炼和饮食习惯、改善血脂和降低发病危险等。而该研究对受试者带来的风险包括抽血所带来的身体上的不舒适和时间的花费等。这些都属于最小风险。并且时间的花费可以通过有效的组织来尽可能减少。所以，经过衡量，可见利益大于风险，至此，可以确定能否实施该项研究。

4. 在护理研究中如何遵循有益的原则

为了在护理研究中遵循有益的原则，研究者可以从以下几方面做起。

（1）在研究实施之前，研究者应谨慎评估该项研究可能给研究对象带来的收益和风险，并最大限度地增大收益和降低风险。如果风险大于收益，应修改研究的设计内容，将伤害或痛苦降到最低。如果研究可能会给研究对象造成严重或永久性伤害，无论研究结果会带来多大的效益，该研究也绝对不可在人体上实施。在评估研究的收益与风险时，特别是进行风险评估时，可以请教有关专家，根据自身的临床经验、文献查询的结果以及专家的意见进行有关风险的全面评估。

（2）研究者以及研究小组的其他成员应是受过相应培训，能正确实施研究过程的人员。如某项研究欲检测硫酸镁热敷是否能减轻输注化疗药物时所致的静脉疼痛，研究小组的成员应在正式开始研究前经过统一培训、确保配置的硫酸镁的浓度以及热敷的温度严格遵循研究设计方案，避免由于个人对研究方案的不熟悉导致热敷温度过高或过低而对参与研究的患者造成伤害。

（3）研究者及研究小组的其他成员应严格保守研究对象的个人信息，避免信息外露导致研究对象的社会地位、名誉、人格等受到伤害。

（4）在研究设计方案中，研究者应制定相应的对策以应对某些伤害的发生。如某项研究是为了探讨某种新的健康宣教内容与方式是否有助于高血压患者提高服药依从性。评估该研究给研究对象带来的风险时，研究者应考虑到某些高血压患者在接受这种干预措施后有可能服药依从性比接受干预前提高，从而可能出现干预后患者由于规律服药而导致其血压比既往血压低的情况。因此，研究者在实施干预前即应仔细告知研究对象有可能出现的相对低血压的情况以及相应的症状，如头晕或头晕所致的跌倒等。研究者同时也应告知发生这种意外情况下应如何处理，如请求患者将发生的情况及时告知研究者，研究者以进一步密切监测患者的血压，必要时需要建议患者到医院进行相应的药物用量的调整。又如，研究对象在填写问卷或访谈的过程中有可能出现悲伤、哭泣的情形，或者既往抑郁程度加重。研究者在此种情况下应耐心倾听研究对象的倾诉，并根据其意愿提供相应的心理治疗师或咨询师的信息，使研究对象能找到相应的医护人员寻求帮助和治疗。

（二）尊重人的尊严的原则

1. 主要内容

即在科研过程中，受试对象有自主决定权（right to self-determination）、隐私权（right to privacy）、匿名权和保密权（right to anonymity and confidentiality）。

（1）自主决定权。在科研过程中，受试对象应被看作是自主个体（autono-mous a-gents），研究者应告知整个研究的所有事宜，受试对象有权决定是否参加研究，并有权决定在任何时候终止参与，且不会受到治疗和护理上的任何惩罚和歧视。在科研过程中，科研人员有时会利用强制（coercion），隐蔽性收集资料（covert data collection）或欺骗（deception）等手段而使受试对象的自主决定权遭到侵犯。

（2）隐私权。一个人的隐私包括他的态度、信仰、行为、意见以及各种档案、记录等。当未经本人允许或违背本人意愿而将其私人信息告之他人时，即造成对受试者隐私权的侵犯。其危害很大，如使受试者失去尊严、友谊、工作，或者使其产生焦虑感、犯罪感、窘迫感、耻辱感等。护理研究中对受试者隐私权的侵犯常发生在资料收集过程中。例如，在会谈中提出一些侵入性问题，"你是私生子吗？""你的性行为如何？""你吸毒吗？"等，或是在受试者不知道的情况下，进行隐蔽性收集资料。随着技术手段的进步，资料传播速度的加快，美国于1974年出台了隐私保护法规，规定收集资料的方法需被有关部门审查后方可执行，没有受试者同意，不可收集资料。同时，未经受试者同意，任何人无权获得其记录资料。

（3）匿名权和保密权。在隐私权的基础上，受试者有权享有匿名权和要求所收集资料被保密的权利。在大多数研究中，研究者以向受试者保证不对任何人公开受试者身份或许诺所得信息不向任何人公开的方式来达到对受试者匿名权的保护。保密权指没有受试者同意，不得向他人公开受试者的任何个人信息。通常情况下，保密的原则包括以下几个方面：①个人信息的公开及公开程度必须经受试者授权；②个人有权选择可与其分享其私人信息的对象；③接收信息者有保守秘密的责任和义务。

对受试者保密权的侵犯经常发生在以下情况：①研究者有意或无意使未被授权者得到原始资料；②汇报或公开发表研究报告时由于偶然的因素使受试者身份被公开等。保密权的侵犯，除了影响受试者与研究者之间的信任关系外，最主要的是会对受试者心理和社会等方面造成损害。所以，在护理研究中应明确下列要求：没有受试者同意，任何人，包括医护人员、家庭成员、亲密朋友等都无权得到受试者的原始资料。

2. 知情同意

尊重人的尊严的原则要求研究者在实施研究前必须征得研究对象的知情同意。知情同意是指参与者已被充分告知有关研究的信息，并且也能充分理解被告知信息的内容，具有自由选择参与或推迟研究的权利。

知情同意是保障贯彻实施伦理学原则的重要措施之一。它包括三个要素：信息、理解和自愿。知情同意的前提不仅包括研究者将所有有关实验内容告诉受试者，同时也包括受试者必须真正理解所有内容。这就要求受试者在行使同意权时具备一定的理解力和判断力，以及法律上的行为能力和责任能力。

在特殊情况下，要做到保护弱势群体，弱势群体是指那些不具备签署知情同意的人（如患者精神发育迟滞者）或者是在某些情况下更易受到危害者（如孕妇）。一般来说，只有在研究所带来的危险/获益比很低或者没有其他选择（如研究儿童的发展时，研究对象必须是儿童）的情况下才能涉及弱势群体。护理研究中常见的弱势群体包括：

（1）儿童。无论是从法律还是伦理方面考虑，儿童是不具备知情同意的能力的。因此如果研究涉及儿童，必须事先得到其家长或法定监护人的知情同意。如果儿童的年龄超过7岁，也应该得到其本人的口头同意。如果儿童已经足够成熟能够理解知情同意书中的基本内容，那么也应该同时获得儿童本人签署的知情同意书。这样做的目的是充分保护儿童自我决定的权利。

（2）精神或情感障碍患者。患有精神或情感障碍的患者（如认知功能障碍者、昏迷的患者等）通常无法权衡研究中的潜在危险以及获益，因而研究中如涉及这些人群，研究者应首先获得其监护人的知情同意。但如果有可能，最好同时获得研究对象本人的口头或书面同意。

（3）患有严重疾病或有躯体残疾者。研究者首先要评估这些研究对象是否有能力能做出参加研究的理智决定。针对一些特殊的残疾者，获得知情同意的过程可能会特别一些。

例如，如果研究对象是耳聋者，获得知情同意的过程需要通过书写来交流。

（4）终末期患者。终末期的患者很少会期盼自己会从研究中获得什么，因而作为研究者更应仔细地评估危险/获益比。另外，研究者应确保这些研究对象的舒适度以及不影响他们接受治疗。

（5）住院患者或囚犯。研究对象如果包括这些人应特别注意保护他们的权利。由于住院患者依赖医务人员，因而他们会感觉参加研究是被迫的，如果不参加的话可能会影响到他们的治疗。囚犯在很多方面失去了自主权，因而他们会感觉是被迫参加研究。因此，如果研究中涉及上述人群，要特别强调研究对象的自愿的本质。

（6）孕妇。除非研究的目的是满足孕妇的健康需求，并且对于孕妇以及胎儿来说几乎是无危害的，否则都不应该选择孕妇作为研究对象。

研究者需要根据受试者的知识基础和不同的研究题目向受试者详细介绍并举例说明。语言应通俗易懂，避免运用专业术语或表达上含糊其词。同时，当研究者介绍完研究的具体内容后，应对受试者的理解水平进行评估。

知情同意书的基本内容和书写格式：知情同意要求研究者将研究的基本信息介绍给受试者，如研究目的、研究过程及研究的益处与风险等。

按照国外惯例和要求简单介绍知情同意书的基本内容。

（1）介绍研究目的（statement of the research purpose）。研究者应向受试者陈述实验的近期和长期目的。如果受试者对研究目的有疑义，可以拒绝参与。受试者参与的时间和期限也应加以介绍。

（2）介绍研究的过程（explanation of procedures）。研究的变量是什么，过程如何，对变量的观察和测量方法是什么，甚至研究实施的时间、场所、频次等，都需要向受试者详细描述。

（3）介绍研究的风险和可能带来的不舒适之处（description of risks and discomforts）。研究者应使受试者明白研究可能带来的任何风险和不舒适，并应指出研究者正在采取或将要采取哪些相应措施来最大程度降低风险。如果研究的风险大于"最小风险"，应告诉受试者当损伤发生时是否可得到补偿或适当治疗，对补偿和治疗的方式、方法也应详细介绍。

（4）介绍研究的益处（description of benefits）。研究者应向受试者介绍研究将给受试者本人或其他人所带来的任何益处。

（5）匿名和保密的保证（assurance of anonymity and confidentiality）。研究者应向受试者说明他们的回答和记录被保密的程度，并且向受试者保证在研究报告中或公开出版物中，他们的身份不会被公开。

（6）提供回答受试者问题的途径（offer to answer questions）。研究者在同意书中还应向受试者提供下列信息，即谁负责对受试者关于研究和自身权利的问题给予解释；对于受试者提出的任何问题，谁负责解答；以及如何取得与回答者的联系等。

（7）非强制性的放弃（non-coercive disclaimer）。研究者应向受试者说明，是否参与该项研究纯属自愿行为，拒绝参与不会造成任何的惩罚或损失。

（8）退出研究的选择权（option to withdraw）。研究者应向受试者说明受试者有权在任何时候退出研究而不会受到任何惩罚和损失。

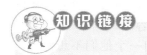 知识链接

知情同意书

研究题目：肾移植患者术后生活质量及影响因素的研究

调查者：李红女士

李红女士是一名在××医院××病房工作的护士，她正在研究肾移植患者手术后的生活质量及其影响因素（研究目的）。这项研究的结果有益于医护人员了解肾移植术后患者的生活质量的变化情况及其影响因素，从而使得医护人员能针对这些影响因素为您及其他肾移植术后患者提供有利于提高术后生活质量的医疗护理服务（参与研究的益处）。

此项研究和其过程已经××医院有关部门批准（部门认证），并由该医院护理部给予相应的科研资金资助（研究资助情况）。研究过程不会对您及家庭带来任何风险或伤害（潜在的风险）。主要研究过程包括（对研究过程的解释）：填写一份您的一般情况调查表，以及根据您自身的经历与感受，填写一份有关术后生活质量的调查问卷。全部过程将花费您大约30分钟的时间（时间需要）。

您可以自主决定是否参加此研究（自主同意），也可以在研究过程中的任何时间退出研究并不需要任何解释，这对您及您的卫生保健服务不会造成任何不利的影响（退出研究的选择权）。如果问卷中的某些问题，您感觉不愿意回答，您完全可以放弃回答该项题目。

在填写问卷时您不需要署名，问卷的每一页将被用数字的形式进行编码，在仼何时候问卷上都不会出现您的名字。在有关研究报告以及研究结果发表的论文中，您的名字也不会被提及。在这个研究中，所有的数据都将由李红女士一人收集，所有您填写的问卷连同这份签名的知情同意书都将进行保存。除了李红女士，没有人能知道哪份问卷是您填写的。在研究结束后，有您签名的知情同意书将被销毁（维护匿名权和保密权的办法）。

如果您在研究过程中或填写问卷后有任何疑问，或者对这个研究有任何建议，请拨电话88888888找李红女士联系（提供回答研究对象问题的途径）。如您在研究中感到自身受到伤害，或者您对这项研究的建议想向除研究者李红女士之外的人谈到，您可以拨打XX医院医学研究伦理审查委员会电话66666666并反映您的任何想法（提供有关研究对象权利保护机构的电话）。您如果决定参与这项研究，在这份知情同意书上签字之后，研究者将给您一份相应的知情同意书的复印件以便您保存（明确研究对象将被给予一份知情同意书的复本）。

我已经阅读这份同意书并自主同意参与这项研究。

研究对象签字：　　　　　　　　　　日期：

法定代理人签字（如果需要）：　　　　日期：

与研究对象的关系：我已经将研究内容向研究对象做了解释，并且已经得到他/她对于知情同意的理解。

研究者签字：　　　　　　　　　　　日期：

3. 在护理研究中如何遵循尊重人尊严的原则

为了在护理研究中遵循尊重人尊严的原则，研究者可以从以下几方面做起。

（1）研究者应充分告知研究对象有关研究的相关信息，如研究的目的、研究者的背景，研究是否被资助及由何种组织资助、研究的基本过程、需要研究对象如何做、参与研究对研究对象的益处与可能的风险或伤害有哪些，以及如出现伤害研究者会如何应对、研究对

象可以自由加入研究和退出研究的权利、如何保护研究对象的信息、如何解答研究对象的疑问等。这些告知的内容都是研究的知情同意书中必须明确列出的内容。

（2）研究者应告知研究对象在研究过程中，他们可以不回答任何一个他们不想回答的问题，如在问卷调查中，研究对象可以不填写某些他们不想回答的问题。研究者还要注意，不要在某些语句中或者问卷的开头语中强迫或暗示研究对象回答全部的问题，如"您如果漏掉回答任何一个问题，这份问卷将变成无效问卷"，"我理解您不想回答的心情，但是我还是想了解一下您在这方面是如何想的"，或者"您得到的报酬是在您回答全部问题的基础上计算的，如果您选择不回答一些题目，您的报酬将以实际回答题目的数量来计算"。

（3）研究者应给研究对象充足的时间去决定他们是否要参与研究。如研究者欲招募老年慢性糖尿病患者作为其研究对象，研究者可以在医院门诊处将研究的相关信息告知老年慢性糖尿病患者，并根据其意愿留下研究者自己的联系方式。告知这些患者如果他们同意参与研究的话，可以直接联系自己。这样做的目的就是为了给可能的研究对象留下充足的时间去决定他们是否参与研究。

（4）研究者要保护参与者的匿名权和保密权。带有研究对象签名的知情同意书应与其所填写的相应的问卷或者对应的数据文件分开保存，且问卷上或数据文件上没有研究对象的名字，只有相应的编码。此编码与对应的名字的链接信息只有研究者知晓，在未得到研究对象允许的情况下不得告知他人；带有研究对象名字的知情同意书往往在收集资料的过程结束时销毁，以确保研究对象的匿名权。进行公众汇报或公开发表研究报告时，研究者不得在其中使用研究对象的名字或其他个人身份易被辨别的信息，以防研究对象的身份被暴露，除非研究对象授权给研究者，准予公开其身份；没有研究对象的同意，除研究者外的其他任何人员，包括医护人员、研究对象的家庭成员、其亲密的朋友等都无权得到研究对象的原始资料。

（三）公正的原则

公正的原则是指在人人平等原则的指导下，确保所有研究对象在研究过程中得到公正与公平的对待。其内容主要包括两方面，即公平选择研究对象和公平对待研究对象。

（1）公平选择研究对象。过去由于社会、文化、种族和性别的歧视，导致受试对象选择上的不公平。当时受试者多是穷人、监狱犯人、濒死者等被认为是不被需要（undesirable）的人。而且他们的权利往往被研究者所忽视。伦理原则认为受试者的选择应基于公平的原则，利益和风险应公平分配。在进行护理研究时，有的时候为了验证某种护理干预措施的有效性，往往要设立试验组和对照组进行比较。试验组的研究对象接受新的欲验证的护理干预措施，而对照组的研究对象则接受既往的常规的护理指导等。因此，在选择研究对象和进行分组时，研究者一定要公平选择研究对象，选择的标准应取决于研究问题本身的需要，利益和风险公平分配，而不应根据研究对象的权力、地位、金钱、文化程度、是否容易合作、研究者个人对研究对象的态度等因素来决定。一些研究者因为喜欢研究对象，希望研究对象从研究中获益，或迫于权力、金钱等因素而将某研究对象纳入试验组，而把不容易合作、文化或经济地位低的研究对象纳入对照组，这些都是有悖伦理原则的做法。在护理研究中，如果条件允许，可以使用随机抽样和随机分组的方法对研究对象进行公平选择。如某研究欲探讨太极拳是否有助于脑卒中患者的肢体功能康复。该研究设立两个组别，分别为试验组和对照组。试验组的患者在常规康复训练的基础上再加以太极拳的锻炼，对照组的患者则只是继续接受常规的康复训练。研究者制作了两个签，一个签为试验组，一个签为对照组。每一个研究对象都通过抽签的方法来确认到底归入哪一组。这个随机分组的过程即体现了公正的原则。

（2）公平对待研究对象。公平对待研究对象主要指以下几项内容：①研究者和研究对象在研究中的角色事先应达成协议，研究过程中应严格按照协议内容进行，未经研究对象允许，不得擅自更改。如在上面所列举的有关脑卒中患者的研究中，如果某个试验组的患者不能每次都按时参加肢体功能锻炼课程，此种情况下，研究者也不能中途将其归入对照组中（即不需要参加肢体功能锻炼），否则将违背在进行随机分组时所达成的协议（研究对象随机分到试验组）。研究者可以询问研究对象不能每次按时参加肢体功能锻炼课程的原因，并共同讨论制定某些可以促进研究对象参与肢体功能锻炼课程的方法。如研究对象是由于时间冲突的问题而不能按时参加肢体功能课程，研究者可以将其调整至其他时间段的肢体功能锻炼班级，使得研究对象减少时间冲突；如果研究对象是由于交通不便，不能按时参加课程，研究者则要提供相应的解决交通问题的方法，如由研究者亲自接送研究对象参加肢体功能锻炼课程。②如果和研究对象约好会面时间，研究者应准时到达，并应在彼此认为合适的时间内终止资料的收集。③研究者许诺给研究对象的事情应努力做到。如研究者许诺研究对象在研究结束时，如果研究对象有兴趣，他们可以有权知道相应的研究结果，研究者就要给研究对象留下有效的联系方式。有时，某些研究的时间跨度较长，如持续 2～3 年的研究。研究者一定要确保自己所留给研究对象的联络方式在研究开始后的 2～3 年仍然有效，以确保研究对象能找到自己。④对研究对象不论年龄、性别、种族、经济水平等应一视同仁，对某些特殊疾病患者也应同等对待。如进行有关艾滋病或者吸毒方面的研究时，研究者一定不能以带有偏见的态度或轻视的态度对待患者。⑤对决定不参加研究或者中途退出研究的研究对象不能歧视或产生偏见，甚至打击报复。

三、护理研究中的伦理审查

在生物医学研究中，除了强调要让受试者充分地知情同意，并且对无法征得知情同意的受试者个人或者群体采取基本的保护措施等原则要求外，另一个保障贯彻实施伦理学原则的重要措施就是注重对生物医学研究项目进行科学性和伦理学的审查。研究者在正式开始研究工作前，应向所在单位的相关伦理审查委员会上报相应的伦理审查资料，获得伦理审查委员会批准实施后，才可以正式开始进行该项研究活动。

（一）伦理审查委员会的工作内容

伦理审查委员会（Institutional Review Board，IRB）是用来保证研究者在实施研究过程中遵守伦理准则的委员会。伦理审查委员会可在大学、医院以及医疗保健中心设立。每个 IRB 都至少包括 5 名具有不同文化、经济、教育等背景的成员。伦理委员会审查的内容包括：①研究的科学性。医学科研工作者在人体实验过程中应信守科学规范的道德原则，从研究设计到实施都应严格遵循普遍认可的科学原理、实验方法和分析方法，以保证研究的安全可靠。②伦理学的审查。是指审查研究设计中是否有关于伦理方面的考虑和陈述以及知情同意书等，包括：a. 研究带给研究对象的风险为最小；b. 与预期的益处相比，给研究对象的风险合理；c. 公平选择研究对象；d. 得到研究对象或其法定监护人的知情同意；e. 研究计划对资料收集过程予以监督，以确保研究对象的安全；f. 充分保护研究对象的隐私权，确保资料的保密性。

通过审查，伦理委员会可以对研究项目做出批准、不批准或者修改后再审查的决定。通过伦理审查的研究项目，在研究进行期间，研究方案的任何修改均应在得到伦理审查委员会的批准后才能执行。研究中发生的任何严重不良事件，也必须及时向伦理审查委员会报告。在国外，研究的伦理审查同意书常常有一定的期限，一般以 1 年为限。如果研究要持续进行 1 年以上，则研究者要在初次获取的伦理审查同意书的失效期结束之前再次递交相关的文件材料（如进行研究的 1 年内有无未预测的伤害发生，招募研究对象的情况，有多少研究对象进入研究，有多少人拒绝参加研究，以及有多少人中途退出研究等），以获得伦理审查同意书的延期。

（二）伦理审查委员会的人员组成

按照国际惯例，伦理审查委员会的成员应该包括多方面的人士，这样可以全面、充分地审议提交的科研设计。一般需 5 人以上，包括医学专业和非医学专业人员，最好还要有伦理或法律专业人员参加。为了保证伦理委员会的公正性，至少应有一名非本单位的成员。另外，如果其中某成员代表某个利益集团或涉及某个项目，则需注意回避。在国外，医院中的 IRB 通常由医生、律师、学者、牧师及社区中的非医学专业人员组成。近年来，护士也被纳入其中。

在我国，伦理委员会分为国家伦理委员会、省（市）级伦理委员会和单位伦理委员会。我国卫计委于 2000 年成立了卫计委医学伦理专家委员会，并明确规定委员会成员的选择要综合考虑各种因素。委员会的成员在学科、年龄、性别方面的分布要合理，既要有生命科学、医学方面的专家，也应有法律、伦理学、社会学、心理学等领域的专家；既要有专业人员，也应有能代表社区利益和社会道德价值观的公众；既要有德高望重的老专家，也应多吸收德才兼备的中青年学者参加；同时男女委员比例要适当，还应该考虑委员的民族、地理分布等因素。委员们应能胜任委员会的工作，并且有一定的时间保障。尤其需要注意的是，应避免有明显利益倾向的人参与，以保证委员会工作的客观性和公正性。

伦理委员会的工作应当相对独立，以《赫尔辛基宣言》等作为指导原则，并受我国法律、法规的约束，不应受临床试验组织和实施者的干扰或影响。在一些尚未设置伦理审查委员会的机构，对于护理研究项目，通常可以由具有一定护理科研知识和经验的权威人士，如学生的导师或者开题报告的评议组专家代表伦理审查委员会审查研究项目的科学性以及是否符合伦理学原则，并给予反馈。

四、研究中的学术道德问题

科学研究的目的是通过诚实地实施、报告和出版来产生科学知识。但近年来，世界范围内的报纸头条、新闻节目，还有各种书籍和杂志纷纷谈起"伪造的结果""科学骗局"和"不端行为调查"。一个科学刊物评论道："从什么时候开始，我们变得如此没有规矩？"那么，是否越来越多的科研人员变得不道德和不诚实了？科学研究的竞争性质是否给科研人员造成了太大压力，从而导致他们的不端行为？

（一）科研不端行为的定义

美国公共卫生署与国家科学基金会规定"不端行为"或"科研不端行为"是指伪造、篡改、剽窃或在研究的申请、执行或报告过程中严重偏离科学界公认的科研行为准则的行为，但不包括无意的错误和在数据判断与解读中出现的正常差异。其中伪造是指捏造数据或结果，并将其记录或报告；篡改是指操弄研究材料、仪器、过程，改变或删除数据或结果，以致研究不能准确地反映在记录中；剽窃是指盗用他人的创意、过程、结果或词句且没有给予相应的承认。一些学术团体、大学和研究机构制定了各自对学术不端行为的定义，但通常是直接引用美国公共卫生署与国家科学基金会的定义，或将它们作为修改的蓝本。

2007 年，中国科学院发布《中国科学院关于加强科研行为规范建设的意见》，明确将科研不端行为进行定义，并分为以下几类：①有意做出虚假的陈述，包括编造数据、篡改数据、改动原始文字记录和图片等；②损害他人著作权，包括侵犯他人的署名权、剽窃他人的学术成果等；③违反职业道德利用他人重要的学术认识、假设、学说或者研究计划等；④科研成果发表或出版中的科研不端行为，包括一稿多投等；⑤故意干扰或妨碍他人的研究活动，包括故意损坏、强占或扣压他人研究活动中必需的设备、数据、文献资料等；⑥在科研活动中违背社会道德，包括骗取经费、滥用科研资源等。

（二）对科研不端行为的管理

20 世纪 80 年代初，科研诚信在美国被提到了重要的地位。在随后的十年间，政府机构对此进行了充分的调查，一些国会议员积极追究一些不端行为案件的进展。90 年代初，美国制定了科研不端行为的定义与法规，接受联邦资助的机构也必须出台处理不端行为的政策。美国国立卫生研究院和国家科学基金会是美国资助生物医学和自然科学的两大机构，自 20 世纪 80 年代起，它们就不断发起和延长行动计划，以应对学术不端行为问题。国立卫生研究院扩大了下属的科学诚信办公室，并最终将其改名为科研诚信办公室。而国家科学基金会也在其内部设立了监察总长办公室。在教育方面，许多研究生课程中也常常含有科研诚信、研究道德或负责任的科研行为等内容。

我国经过二三十年的实践，政府管理部门和科技界逐步达成共识，即除了对少数恶性科研不端行为要诉诸法律外，对于其他科研不端行为，主要是通过政府法规条令、科研机构的政策和指南、专业学会的职业准则和科技规范、科技期刊的指导方针来加以约束，更重要的是要从源头采取措施，教育为本，努力让学术风气回归到科学的轨道。具体措施如下：

（1）教育引导。包括大力宣传科技界的治学典范和明德楷模，进行学术不端行为的惩戒案例警示教育，从正反两方面引导科技工作者严格自律并加强科学道德修养；另外，以研究生为重点，在高校更加广泛地开展科学精神、科学道德和科学规范教育。

（2）加强制度规范。从 20 世纪 90 年代开始，我国相关管理部门颁布了多项相关的政策规定，并逐步建立了多层次的管理机构。如中国科学院成立了科学道德建设委员会，科学技术部成立了科研诚信办公室，科技部、教育部、中国科学院、中国工程院、国家自然科学基金委员会、中国科学技术协会等部门建立了科研诚信建设联席会议制度。尤其是自2010年国务院科研诚信与学风建设座谈会召开以来，各有关部门相继出台针对科研不端行为的惩处措施，一个严肃惩处科研不端行为的高压态势已经初步形成。另外，近年来中国科协颁布了《科技工作者科学道德规范》《学会科学道德规范》《科技期刊道德规范》《关于加强我国科研诚信建设的意见》等文件，强化学会监督责任，发挥学术期刊在引导科技工作者严守学术规范中的重要作用，取得了一定的效果。

（3）强化监督约束。我国新修订的《科技进步法》以及《著作权法》《专利法》《知识产权法》等，都就学术不端行为的调查处理问题列有明确条款。

学术不端行为目前已成为世界各国关注的问题，面对科学道德受到挑战，全球范围都在行动。如建立"科学道德与责任常设委员会"，召开世界科学大会、世界科研诚信大会等。然而学术不端行为是一个复杂的问题，很难通过制度规范来防范所有的不端行为，科研人员的自律更为重要。这就要求从事研究和正在接受培训的科研人员都必须不断地检验自己的行为是否符合负责任的科研行为，研究活动是否遵守强制的和公认的标准。只有这样才能保证研究者所做的是"负责任的科研行为"。

本章小结

护理研究是临床护理工作中的重要组成部分。

护理研究是一种系统地探索和解决自然现象、社会现状中的问题，或是揭示事物本质和相互关系，或探索客观规律，从而产生新知识或新思想，阐明实践与理论之间关系的活动。科学研究的本质是创新和发展，科学精神最根本的原则是实事求是。

护理研究在很多情况下是以人为研究对象，因此在研究中遵循伦理原则是非常重要的。

课后练习

1. 正确陈述护理研究的作用和意义。
2. 以5名学生为一组，讨论一下各自对护理研究的认识。

第二章　选题

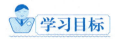

学习目标

通过本章的学习，学生应能够：

1. 了解选题的过程。

2. 掌握研究问题、研究目的、研究目标、具体研究问题及研究假设的概念并理解这些概念的区别。

3. 明确研究问题的来源。

4. 掌握研究目标、具体研究问题及研究假设的书写。

第一节　选题的基本概念和过程

一、选题的基本概念

选题是进行科研最重要、最有决定意义的一步，也是科研工作的起点。选题是指研究者根据自己的专业需要、社会需求或个人兴趣，在前人和（或）自己前期研究的基础上提出一个有学术价值，同时又能通过科学研究方法解决的科学问题。选题是一个过程，以观察现实世界为前提，以抓住研究主题（research topic）、提出一般性的问题（generate question）为开始，通过文献检索，凝练出研究问题（research problem）和研究目的（research purpose）并加以陈述，最后提出具体研究问题（research question）结束。这个过程建立在文献回顾和分析的基础上。研究问题是在学科领域中尚未被认识和解决的有科学研究价值的问题，其分为四种类型，分别是：①描述性的问题，即这个研究问题是什么？②解释性的问题，即什么造成这种问题？③预测性的问题，即这个问题造成什么样的后果？④控制性的问题，即什么样的措施可以解决这个问题或是这个问题造成的后果？同样，护理研究的目的和作用是对护理问题和现象进行描述、解释、预测和控制。在护理专业，研究问题就是指在护理实践中暴露出来的问题，如护理理论在护理实践应用中的矛盾之处，护理程序的实施过程中存在的问题等。这些矛盾或问题想要解释而又难以解释或解释不通，想要解决又得不到满意的结果。

研究领域（research field）是指研究问题所在的学术领域，或者所在的对象范围。研究方向（research direction）是研究领域的某一个分支。研究假设或具体研究问题是指在科学领域内，有明确而集中的研究范围和任务，能够通过研究加以解决的具有普遍意义的问题，它是科研的基本单元，其特征是目标明确，内容具体。所以，研究者一旦选定某个主题，经过反复思考和考察文献，提出具体研究问题和/或研究假设，就形成了研究课题。研究主题是比较大的研究范围或主攻方向；而研究课题是在该研究范围内需要解决的一个个具体的科学研究问题。作为护理本科生，在护理研究学习阶段需要养成勤于思考、善于观察以及关注护理相关杂志的习惯，为将来进入临床工作或接受研究生教育中开展护理研究奠定基石，也为自己今后的研究方向提供一定的参考。

二、选题的重要性

提出一个问题比解决一个问题更重要，因为解决问题是利用现有的知识或技能，而提出问题，则需要突破现有的知识或技能，从新的角度看待问题，需要有一定的创造性的想象力，只有这样科学才能真正地进步。选题是整个科研的第一步，如果选题合适，研究者可以在有限的时间和精力下从事有意义的科研工作，并取得令自己和社会满意的研究进展和研究成果；另一方面，由于自然科学研究领域的逐步扩大和深入，以及国家对基础研究资助力度的限制，选题的恰当与否直接关系到申请者能否获得资助。选题在一定程度上反映了科研工作的水平和研究成果的价值，好的选题是优秀科研成果的基础。所以，选题是一项重要的研究工作，是整个研究工作中的重要组成部分。选题能力的训练需要从本科生开始，学习如何发现问题（选题）和如何解决问题（研究设计和实施），这对以后独立从事科研工作起着至关重要的作用。

三、选题的步骤

在护理专业，研究问题可以看作是护理实践上所需知识的空白，这些问题的来源有：护理实践，研究者与同事间的相互交流，专业文献，各种理论以及科学基金指南。通过文献回顾可以进一步对研究问题进行了解：研究问题的哪些部分已经被调查，哪些部分需要进一步调查或重复验证，哪些部分还没有被调查。文献回顾要包括研究问题相关的理论和研究，以及问题的造成长期后果等。理论框架或概念框架是抽象、逻辑的结构，可以指导研究的方向，同时帮助研究者把研究的发现与护理实践联系起来。提出研究假设或具体研究问题是把抽象的研究问题具体化，是具体研究问题和研究设计及后期数据分析间的桥梁。

选题的步骤如表 2-1 所示。

表 2-1　选题的步骤

术语	例子
护理实践（nursing practice）	化疗药引起很多副作用，怎么护理？
研究主题（research topic）	化疗药的副作用
研究问题陈述（research problem statement）	恶心和呕吐是癌症患者使用化疗药后的常见副作用，目前为止较为有效的干预措施较少，能够减少或防止这些副作用的干预措施还有待于进一步研究
研究目的陈述（research purpose statement）	研究目的是为了检验干预措施减轻化疗药副作用的有效性，特别是比较患者管理吐药物泵和护士管理止吐药物泵对恶心和呕吐控制的有效性

续表

术语	例子
具体研究问题 （research question）	通过比较止吐药物的使用量和恶心呕吐的缓解情况，病人管理止吐药物泵和护士管理止吐药物泵中，哪个更有效？
研究假设 （research hypothesis）	①病人管理止吐药物泵比护士管理止吐药物泵要消耗更少的药物； ②病人管理止吐药物泵比护士管理止吐药物泵减轻恶心症状更明显； ③病人管理止吐药物泵比护士管理止吐药物泵减轻呕吐症状更明显
具体研究目标 （research aim/objective）	此研究的具体目标：①比较两种药物管理的有效性；②验证以上提出的假设；③为以后化疗药引起的恶心呕吐制定护理措施提供理论依据

第二节　发现研究问题

一、研究问题的来源

　　选题是研究过程中最难的部分，很多护理本科学生可能要花数小时甚至数天来思考这个问题——"我怎么才能选择一个有研究意义的问题？"护理的研究问题涉及与护士或护理工作相关的一些问题和现象，护理研究的目的是为了不断地构建护理学科的知识体系，以此来指导循证护理实践（evidence-based nursing practice）。但是，由于护理学科知识体系尚未成熟，护理学科领域中有许多问题尚未阐明，所以在实践工作中要善于观察，如果遇到一些问题或现象不能用现有知识进行解释或解决时，这就可能是选题的来源。护理研究者通常从以下五种途径来寻求护理研究课题：护理实践、学术交流、阅读专业文献、理论、科学研究基金指南。

（一）护理实践

　　研究问题的来源有很多，但是，最有意义的研究问题往往来自护理实践或研究者本人的一些临床经验。有关专家指出，护理实践是研究问题的重要来源。在护理实践过程中，临床护士积累了丰富的经验，只要勤于观察、认真思考、加强分析能力，就会发现日常护理工作中有不少的问题值得去研究。常见的问题可分为以下几种：

　　（1）普遍性问题或现象。其是指日常护理工作中经常遇到的问题或现象，试图寻求解决问题的方法或途径，可能涉及如何对这一问题或现象进行描述、解释、预测或控制。例如，乳腺癌患者术后易发生皮下积液、皮瓣坏死、上肢水肿等并发症。目前，临床上有药物、中药护理技术等措施来治疗这些并发症，但还是没法预防这些并发症。针对这样的现象，可以提出以下问题：同样是接受手术的患者，为什么有的患者发生并发症，有的不发生？为什么发生并发症的程度不一样？哪些因素会促发患者发生并发症？哪种方法是最经济有效的方法？如果这些方法只是单纯地治疗这些并发症，那么有没有预防患者术后并发症的方法呢？于是，可以从预防问题发生的角度找到解决问题的切入点，即术前纠正低蛋白、贫血等营养支持，术中游离皮瓣注意供血等措施来达到预防在先。以下两个例子，分别列举了干预性和描述性研究的选题。

例 接种疫苗可使接种者在短期内产生免疫力，更好地应对突发性传染性疾病的暴发流行，及时接种率是判断计划免疫服务质量的重要指标。目前计划免疫疫苗接种率普遍达95％以上，但及时接种率低于90％，其中流动儿童的疫苗及时接种率更低。研究显示，儿童家长对疫苗接种相关知识的掌握程度、对计划免疫的态度、对疫苗接种门诊服务的满意程度等均影响儿童及时接种疫苗。常规及时接种的健康教育方式为在接种操作过程中，相应的工作人员给予口头宣教，存在家长对宣教内容不重视、依从性低及沟通时注意力不集中等问题，本研究中，护士通过家庭访视、社区健康服务中心接种后观察期间进行有组织、有针对性的一系列健康教育活动，达到了家长为儿童及时接种、间接地减少了传染病发生的目的。

来源：马国珍，莫蓓蓉，姜鹏君，申红琳，邓军妹．改进健康教育方式对促进社区流动儿童及时接种疫苗的效果［J］．中华护理杂志，2017（01）：87—92．

例 2010年我国成年人中糖尿病患病率为11.6％。糖尿病足是糖尿病患者致残、致死的严重并发症之一，每年发生率为2％～3％，约15％～20％的糖尿病足患者可能出现足部溃疡。有研究显示，营养状态与糖尿病足的发生、发展密切相关，营养不良可导致糖尿病足患者机体免疫功能下降、感染增加、创面久治不愈、生存质量下降等，增加了糖尿病足患者的住院天数、住院费用、截肢（趾）率、病死率等。目前，关于老年糖尿病足溃疡患者营养不良状况的相关报告甚少，为充分了解老年糖尿病足溃疡患者的营养状况，应用微型营养评估量表（Mini-Nutritional Assessment，MNA）对182例住院治疗的老年糖尿病足溃疡患者的营养状况进行调查，并收集相关临床资料和实验室指标进行分析。为临床制定和采取针对性的干预措施、改善患者营养状况和促进疾病康复提供参考依据。

来源：吕丽雪，黄丽容，劳美铃，王甫能，誉昭红，魏爱生．老年糖尿病足溃疡患者营养状况调查及其影响因素分析［J］．中华护理杂志，2017，52（03）：332—335．

（2）新问题或新现象。当临床工作中遇到一些感到困惑或不解的新问题或新现象时，试图寻找问题的答案，可以追问：这种问题或现象为什么会出现？有没有规律？如何预防？如何解决？

例 出院准备服务，又称出院计划服务，是对患者离开医疗机构后进一步康复能力的评价，是患者对是否准备好出院的一种感知，也是对患者出院后过渡期安全的一种预测。国外研究发现，出院准备度得分越高的患者，应对出院后健康挑战的能力越强，再入院风险越低。目前我国内地医院对该服务的认识还较模糊，局限于经验性尝试。冠心病具有高病死率和高致残率的特征，我国的冠心病发病率有逐年上升的趋势。本研究旨在调查冠心病患者的出院准备度感知并初步探讨其影响因素，为临床实践中制定针对性的干预措施提供依据和建议，以保障患者出院后的安全，提高患者满意度。

来源：王冰花，汪晖，杨纯子，胡凯利，周舸．冠心病患者出院准备度现状及其影响因素的研究［J］．中华护理杂志，2017，52（02）：138—143．

（3）改进工作方法或程序。临床工作中遇到一些方法需要改进，就可以追问：护理工作或操作程序的核心要素是什么？关键环节是什么？能不能进行优化？如何优化？

例 护患关系是护理与需求关系的总称，影响护患关系的因素一直是社会各界探讨的热点，其普遍存在沟通不足、沟通障碍的现象，国内调查研究显示，仅24％的患者对沟通表示满意，许多护士因缺乏良好的沟通能力而激化了护患矛盾，而国内现有的沟通模式存在不实用、成效不明显的问题。因此，如何提高护患沟通水平，改善护患关系成为当前迫切需要解决的问题。美国加州大学洛杉矶分校综合医院提出以流程为导向的"C－I－CARE"沟通模式，由 6 个沟通步骤组成，要求每位医务人员按此模式与患者沟通，并将执行情况纳入绩效考核，取得较好的成效，此模式已在国外数家医院实施，效果较好。但是，直接将英文版"C－I－CARE"模式运用于国内医院，存在与语言文化习俗不匹配的问题。因此，我院通过成立专家咨询小组，对"C－I－CARE"模式进行汉化并修订，形成中文版"六步标准沟通流程"，并应用于全院 89 个科室，通过 2 年的临床实践，效果显著。

来源：宋剑平，金静芬，俞申妹，王华芬，封秀琴，姚梅琪，张玉萍．六步标准沟通流程在提高护士沟通能力中的应用研究［J］．中华护理杂志，2017，52（01）：63－66．

（二）学术交流

学术交流的方式包括学术会议、专题讲座、专题研讨会等。在优秀的专家参与主持的学术会议、专题讲座中，高水平的专家学者会高屋建瓴地综述研究领域的最新动态及未来发展趋势，有助于研究者及时更新学科知识，了解学术前沿信息，开阔研究思路，从而萌生更有价值的研究课题。在学术探讨过程中，同行就某一问题阐述不同观点，进行直面的讨论与争辩，研究者会加深对问题的认识，产生新的研究思路。

（三）阅读专业文献

文献（literature）是用文字、图形、符号、声像等技术手段，记录科学研究成果的物质载体，是研究课题的重要来源之一。按照文献发布的类型划分，文献可以分为图书、期刊、报纸、特种文献及电子文献，其中学术性科技期刊是科技工作者科技更新的主要文献信息资源。目前生物医学期刊已经超过 21000 种，约占全世界期刊的 1/5，且出版类型复杂多样，除了传统的印刷型之外，还有各种视听型（如录像带、幻灯等）、缩微型（如胶卷、平片等）、电子型（如光盘、电子文件等）。随着计算机技术的发展，目前电子期刊在文献储存和检索方面发挥着越来越重要的作用。高质量的综述可以全面透彻地分析某一研究问题的研究进展、已经形成专业共识的知识、尚有争议和需要继续研究的问题。论著类研究论文通常会在结尾部分指出本研究的局限性和进一步研究的方向，会给研究者提供选题思路。

通过阅读专业文献，发现同类研究的结论存在分歧，或者研究结论的可靠性较差，研究者可以对该研究课题进行复制，采用更严谨的设计方案，对研究结果进行求证，以寻求真理。研究课题的复制有准确复制（exact replication）、近似复制（approximate replication）、同时复制（concurrent replication）和系统复制（systematic replication）。准确复制要求保持最初研究者的研究设计的所有条件，并完全按照原来的方法、步骤、人群、测量工具、时间、地点、样本量等进行研究，以验证最初的研究结果是否会重复出现。近似复制要求研究者在相似的条件下尽量遵循最初的研究方法重复以往的研究过程，目的是验证当研究条件发生一些小的变化后，是否能够得到相同或相似的研究结果。同时复制是指最初的研究者还在收集资料，与此同时开始了后续的研究课题复制，常见的形式是同一个研究设计在两个或多个地点同时收集资料，即两中心或多中心的研究设计。系统复制是指后续的研究团队确定了一个相似的研究问题，但是采纳了新的研究方法来验证最初的研究结果，目的是延伸最初研究的结果，检验研究结果的可推广性和局限性。

研究课题的复制反映了科研的可重复性的本质。常见的研究课题的复制包括以下几种形式：

（1）从已有的研究课题的延伸中选题。此类选题占有相当比例。通过原有的研究课题的延伸，使科研步步深入，取得较大的系列研究成果。

例 老年高血压患者生活质量的现况调查。通过延伸变成：老年高血压患者社会支持和生活质量的相关性研究。

（2）从改变研究内容组合中选题。有意识地改变原有的研究课题中实验对象、施加因素、观察指标三个要素中的任何一个，可以形成新的研究课题。

例 对于"初产孕妇抑郁、焦虑状况及影响因素的研究"这一研究课题，可改变研究中的实验对象，从而形成新的研究课题：二胎孕妇抑郁、焦虑状况及其影响因素的研究。

（3）从其他学科移植中选题：将其他学科的新理念、新技术、新方法移植到护理学领域。

例 把其他学科的"客户满意度"移植到护理学领域，变成"患者满意度"。

（四）理论

理论是护理人员提出研究问题的重要来源，由于理论是对某种行为或现象的抽象解释，具有一般指导意义。理论可以是护理专业本身的，也可以来自所有与护理专业有关的学科的理论。可以是成熟的理论，也可以是尚有争议的学说。同时，目前为国际公认的护理理论还比较少，所以从护理理论中找到研究问题将会在很大程度上积累护理学科专业知识以及推动护理实践的发展，促进护理学科的进步。

例 Rogers 整体人是罗杰斯结合多学科知识提出的包含人、环境和健康在内的护理学元范式，为护理理论和护理实践结合提供了桥梁。Rogers 整体人理论在护理临床实践中应用广泛，包括围生期护理、高血压病人出院宣教、疼痛护理等。强调在实践中应关注人的整体性，人的整体性不单单指人本身作为整体，还指整体人与环境的相互融合。刘丽丹等在 2012 年发表的一篇脑卒中病人个案护理研究中，将整体人科学理论融入护理程序的 5 个步骤，从同质动态原则设置三方面问题，评估整体人、人与环境，根据整体性原则制订护理计划。Farren 将标准化护理语言和整体人科学理论相结合，对乳腺癌病人进行个案护理，从多角度促使能量场间的和谐，帮助病人实现最大的健康潜能。该理论作为临床护理实践中的指导思想，要求护士在护理的全程用敏锐的观察力去发现能量场间的不和谐，即综合考虑病人身心状况、社会关系等。该理论是目前倡导的"整体护理"概念的雏形。

来源：郑佳映，陈雪萍. 罗杰斯整体人理论及其在护理中的应用 ［J］. 护理研究，2017，31（01）：1—3.

（五）科学研究基金指南

科学基金是指为了从事科学研究活动的目的而设立的具有一定数量的资金。通常，国内外各级科研管理机构、基金组织、专业组织、政府医疗卫生机构都设有相应的科学研究基金，明确优先资助的研究领域，以引导科研选题的方向。根据我国国情，科学研究基金资助的选题有以下三种。

（1）指令性课题。各级政府主管部门考虑本地区医药卫生事业中迫切需要解决的问题，指定有关单位或个人必须在某一时段完成某一针对性很强的科研任务。这类课题的经费额度较大，但获得指令性项目必须具备较强的科研能力。

（2）指导性课题。国家有关部门根据医药卫生科学发展的需要，制定若干科研项目，引入竞争机制，采取公开招标方式落实计划。符合条件的研究者可以自由申报，经审核及同行专家评议，择优选用。常见的指导性课题主要包括国家自然科学基金、政府管理部门科研基金、单位科研基金等。

①国家自然科学基金。国家科技部每年颁发招标《项目指南》。有关医药卫生科学的主要类别如下：①面上项目，这类项目面广、量大，占所有资助的大部分。内容包括自由申请项目、青年科学基金项目、高技术项目与新概念、新构思探索项目。青年科学基金项目鼓励35岁以下且具有较高学位或科研能力较强的年轻人申报课题。②重点项目，即处于学科前沿并可能出现突破，具有重要意义的项目，此项目资助强度较大。③重大项目，即理论与应用意义重大，目标明确，基础坚实，可望在近期取得重大成果的项目。④新医药基础性研究基金，以资助新医药前期的关键基础性研究和实验。

②政府管理部门科研基金。国家、省市及地市科技、教育、卫生行政部门设置医药科学专用研究基金，主要资助应用性课题，重点放在常见病、多发病、地方病和职业病的防治研究上。

③单位科研基金。随着医疗卫生事业的发展，各单位的市场意识和科研意识增强，均拨出一些经费用于科技开发。资助对象向年轻人倾斜，重点资助起步性课题，为下一步申请国家及省级课题奠定基础。

（3）委托课题。委托课题来自各级主管部门、大型厂矿企业和公司，委托单位看中受托单位的技术力量和设备优势，目的是研制某项新产品、新技术和新方法，或测试某些产品的成分。

二、研究问题陈述

研究问题陈述（problem statement）是研究过程中的第一步也是最重要的一步。研究问题陈述为研究的设计提供方向。往往在论文、文章或报告的开头要进行研究问题陈述。一般在这些材料的开头要陈述问题是什么以及当今这个问题的相关性研究。通过相关的文献阐述研究问题及此研究问题解决后将来对实践、理论等的贡献，从而证明研究此问题的可行性。换句话说，研究问题陈述为研究提供充分的理由，并通过研究问题的陈述进而提出研究目的（research purpose）。

研究问题陈述是研究设计的基础。研究问题陈述包含几个方面：指出一个研究的问题的重要性；引用相关的文献资料来证明研究的可行性；并陈述研究的目标。由于页面的限制，在大多数期刊文章中都没有完整的研究问题陈述。

根据定义，研究问题陈述描述了需要调查的问题。研究问题的一个基本前提是，它必须是可研究的。研究人员可以通过收集和分析数据来研究一个可研究的问题。通过运用科学的方法，研究人员试图根据问题的关键概念来得出结论。为了收集这些数据，研究人员必须创建操作定义。

操作定义是如何度量变量的明确声明。如果定量研究是有意义的，这些定义是很重要的。为了使概念能够运作，研究者提供了可度量的定义，这些定义是对概念的有效反映。在大多数期刊文章中，在"工具"或"数据收集"子标题下的"方法"部分中发现了操作定义。

伦理和哲学问题是无法研究的。这类问题引出了一系列的观点，没有正确或错误的答案。例如，用不适当的措施延长死亡过程；照顾被误导的病人/家庭；或者不考虑病人的生活质量。研究可以用来评估人们对这些问题的看法，但无法解决这些问题。然而，对这些问题进行辩论可能会引出一些有用的知识。

研究问题陈述的另一个特点是，这个问题是否足够重要，足以保证一项研究。该问题应具有促进和扩展护理知识的科学主体的潜力。学者 Haber 已经确定了几个标准，作为选择研究问题的指导方针，见表 2-2。

表 2-2　选择研究问题的指导方针

选择研究问题的指导方针
※患者、护士、医疗社区和社会将会从这项研究获得的知识中受益
※研究结果将适用于护理实践、教育和/或行政管理
※研究结果有理论相关性
※研究结果将支持未经检验的理论假设，挑战现有理论，或澄清文献中的冲突
※研究结果将可能制定或改变护理实践或政策

一旦发现了问题，就需要考虑这项研究的可行性。不管问题有多大研究意义，也必须考虑以下变量来确定一个问题是否适合研究：研究对象的可用性、时间和金钱的限制、研究人员的专业知识、他人的合作、可用的资源以及任何伦理方面的考虑。提出的研究问题是否值得研究，能否通过科学研究得到结果，都应在开展具体工作之前做好充分论证和分析，可从以下几个方面进行评价。

（1）评价研究问题的重要性和可研究性。研究问题的重要性主要从是否符合研究需求，研究结果是否会给实践工作提供依据，或直接、间接地带来经济及社会效益等方面来衡量。研究问题的可研究性包括科研设计的科学性、严密性、逻辑性，是否违背道德、伦理，及立题的创新之处。

（2）评价研究问题的可行性。除了评价研究问题的价值及可研究性之外，还需考虑其是否可行，包括研究团队是否具备开展研究项目所需的技术能力、研究工作中的协作关系、实验仪器设备、时间进程、经费支持、人力物力等各方面条件是否完备。选题再好，若其中任何一个条件不可行，都会影响研究项目的顺利进行。

（3）评价伦理方面。护理研究的研究对象大部分是人，在不违反伦理的基础进行研究。可以在研究进行之前，把要研究的问题以研究计划书的形式，提交相关的伦理委员会审查，获得伦理委员会的认证后，再进行调查。

三、选题的原则

科研选题要符合需求性、创新性、科学性和可行性原则。这也是判断研究课题重要性的依据。

（1）需求性。需求性原则是评价研究课题有无价值及价值大小的基本原则，选题必须从国家经济建设和社会发展的需求出发，面向临床、面向生产、面向现代化，要贯彻"统贯全局，突出重点，有所为，有所不为"的原则，分析研究 21 世纪护理学面临的任务和挑战，针对当前及今后一段时间内对社会、经济和卫生事业发展有重大影响的关键问题开展重点研究。护理人员要深入护理实践，注意调查研究，从中发现问题。

（2）创新性。创新性原则是科研的灵魂，也是科研选题应当遵循的一条基本原则，具有创新的研究课题，是前人没有认识以及没有解决的问题，因而具有先进性和新颖性。基础研究的选题要以丰富和发展医学基础理论作为重点，通过研究，有获得新见解、新发现的可能性。选题的创新性体现在以下几个方面：①所研究的内容和提出的问题是前人未曾研究和涉及的，需要开辟新的领域或建立新的技术方法等，即填补某个学科中的空白。②目前尚存疑点和争议的问题，可以补充完善、发展、解决新的问题。③已有的理论不能解释的现象，某些客观事实与解释它的理论相抵触的问题。④国外对此问题有研究，但国内尚未起步或处于研究的初级阶段，结合我国国情研究该问题。

（3）科学性。科学性原则就是选题要以一定的科学理论和事实材料为依据，并以此为基础，借助文献资料和个人的经验体会，经过归纳、演绎、类比、分析、推理等科学思维而形成的科学假说。在实验设计上，选题具体明确，试验设计类型选择正确，统计学设计合理，专业设计的研究因素、研究对象及观察指标选择合乎研究目的的要求，设计规范合理，技术路线清晰，方案具体可行，试验步骤合理，试验方法先进。

（4）可行性。可行性原则是指选题实施的可能性，即是否具备实施的条件。包括申请者是否具备开展本项研究的工作经验和研究能力，是否具备相关的前期工作基础，申请单位是否具备相关的基本工作条件，课题组成员年龄层次，知识结构是否恰当，资金预算是否充足，研究时间是否充足等。

四、研究目的、研究目标、研究问题和/或研究假设

研究问题确定以后，下一步把研究问题具体到其相应的研究目的、研究目标和/或研究假设，通过研究目的、研究目标等指导研究设计过程。

（1）研究目的。研究目的是把抽象的研究问题具体化。一般研究的目的是一单独的陈述句，确定研究的具体目标或目的。研究目的在期刊文章中更常见，是客观地陈述，并指出进行研究的类型，如描述性研究、相关性研究、类实验或实验性研究。在一些期刊文章中，研究目的的陈述是在最后一段回顾文献的时候出现的。也有文章是通过单独一个段落来陈述研究目的。

例 接种疫苗可使接种者在短期内产生免疫力，更好地应对突发性传染疾病的暴发流行，及时接种率是判断计划免疫服务质量的重要指标。按规定的儿童免疫接种起始月龄和接种时间间隔开始接种，在规定时间的 1 个月内完成或最后 1 剂接种时间向后推迟 1 个月内完成全程接种为及时接种，目前计划免疫疫苗接种率普遍达 95％以上，但及时接种率低于90％，其中流动儿童的疫苗及时接种率更低。流动儿童是指户籍在外县（市、区）或无户口、随父母或其他监护人在流入地暂时居住的 6 周岁以下儿童。研究显示，儿童家长对疫苗接种相关知识的掌握程度、对计划免疫的态度、对疫苗接种门诊服务的满意程度等均影响儿童及时接种疫苗。常规及时接种的健康教育方式为在接种操作过程中，相应的工作人员给予口头宣教，存在家长对宣教内容不重视、依从性低及沟通时注意力不集中等问题，本研究中，护士通过家庭访视、社区健康服务中心接种后观察期间进行有组织、有针对性的一系列健康教育活动，达到了让家长为儿童及时接种、间接地减少了传染病发生的目的。

来源：马国珍，莫蓓蓉，姜鹏君，申红琳，邓军妹．改进健康教育方式对促进社区流

动儿童及时接种疫苗的效果 ［J］．中华护理杂志，2017，52（01）：87－92.

（2）研究目标、研究问题和/或研究假设是连接研究目的和具体研究设计及数据收集方法的桥梁。这三者是研究目的的具体化，具体到一到两个研究变量；确定变量间的关系；以及要研究的对象。

①研究目标是一些清楚而简明的陈述句，主要集中在一到两个变量，并指出变量如何被确定、描述或预测等，

例

a. 调查乳腺癌患者生活质量水平（描述性）；

b. 调查大学生专业满意度与就业意向的关系（相关性）；

c. 比较电子血压计和水银血压计两种方式测量老年人血压的效果（差异性）；

d. 评价社区健康教育讲座对提高老年高血压患者服药依从性的效果（预测性）。

②研究问题是一个或一些清楚而简明的疑问句，包含一个或多个变量，这些变量是可以测量或观察的。

例

a. 人民医院护士的临终护理知识、态度和行为处于什么水平？

b. 大学生专业满意度与就业意向间存在关系吗？

c. 开展社区健康讲座的老年高血压患者比对照组的老年高血压患者具有较高的服药依从性吗？

（3）研究假设是对特定人群中两个或多个变量之间可能存在的关系一种暂时性或是初步推测的陈述。研究假设是将研究问题转变成预期结果的预测。

例 开展社区健康讲座老年高血压患者比对照组的老年高血压患者服药依从性更好。

总之，科研是护士在护理实践中发现问题并用科学的研究方法解决此问题的过程，选题要符合选题的原则，解决护理实践中正在面临的问题，另外选题也需要有丰富的临床实践经验，在实践中发现问题，才能从根本上解决护理面临的各种难题。

本章小结

选题是研究过程中最难的部分。

护理的研究问题涉及与护士或护理工作相关的一系列问题和现象，护理研究是为了不断地建立护理学科的知识体系，以此来指导循证护理实践。

护理研究者通常从以下五种途径来寻求护理研究课题：护理实践、学术交流、阅读专业文献、理论、科学研究基金指南。

课后练习

1. 正确陈述护理选题的步骤。

2. 以 5 名学生为一组，选择和确定一个感兴趣的护理现象进行讨论。

第三章　研究设计

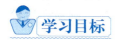

学习目标

通过本章的学习，学生应能够：

1. 正确解释研究设计的相关概念。
2. 正确陈述研究设计的常见类型。
3. 举例说明实验性研究的设计要素。
4. 比较各种实验性研究设计的设计要点及适用范围。
5. 正确描述类实验性研究设计特点。
6. 比较各种类实验性研究设计的设计要点及适用范围。
7. 正确描述非实验性研究设计特点。
8. 比较各种非实验性研究设计的设计要点及适用范围。

护理研究是以人（患者、学生或普通人群）为主要研究对象的科学研究，由于个体的文化、经济、民族及宗教信仰各不相同，生理特点、疾病特点、治疗要求也不相同，患病以后受社会、生理、心理综合因素的影响，研究对象对护理研究的依从性不同，以及其他不可控制因素的影响，护理研究容易出现偏倚和随机误差，影响护理研究的真实性和可靠性。严谨的研究设计是尽可能控制和减少偏倚及随机误差影响的最有效的办法。那么，在研究问题确立后研究者如何使抽象的研究目的具体化？如何按研究预期目的选择具体设计内容如研究对象、研究方法和安排研究计划等？如何选择与研究课题相应的论证强度高、可行性好的设计方案？本章主要阐述护理研究设计的主要方案与运用。

第一节　研究设计概述

研究设计（research design）是科研工作中很重要的一个环节，根据研究目的选择合理的设计方案，用以指导研究过程的步骤和方向，目的在于得到理想和可信的研究结果。

研究设计可使抽象的研究目的具体化，形成研究方案，指导研究工作者有计划地收集资料，归纳和分析资料，最后完成研究目的。

一、研究设计的相关概念

1. 确定样本

研究工作中的研究对象称为样本（sample），它是总体（population）的代表，需从样本的研究结果推论总体。因为科研资料来自样本，样本的选择要服从于研究目的，必须按设计规定的条件严格进行取样。在研究设计中选择样本的注意事项：①严格规定总体的条件；②按随机原则选取样本，并应注意具有代表性；③每项研究课题都应规定有足够的样本数，样本数过少则无代表性，而样本数过多对实验条件不易做到严格控制，则易产生较大误差。故应根据不同的课题内容，合理设计总体的条件和样本数。

2. 设立对照组

有对照才有比较，通过试验组和对照组（control）结果的比较，可以验证干预的效果，得出的结论更具有说服力。不是每个研究课题都要设对照组，但绝大多数研究需要设对照组，特别在护理研究中，样本的个体差异如性别、年龄、病情程度、病种、心理－社会状况，甚至环境、气候等都可能影响研究结果，采用同期对照方法就可以消除或减少这些因素的影响。因此设对照组目的是为排除与研究无关的干扰因素的影响，突出主要实验因素的效应，凡与实验无关的因素，两组应保持基本一致，即对照组和试验组尽可能在均衡的条件下进行观察，以减少误差，提高研究的精确度，使结果更具有可比性。合理对照是研究设计的重要原则之一。常用的对照方法有组间对照、配对对照、自身前后对照等。

3. 随机抽样与分组

按随机（randomization）方法对研究对象进行抽样和分组，使每个研究对象都有同等机会被抽取进入试验组和对照组，目的是排除主观因素的干扰，使所有干扰因素尽可能客观地、均衡地分到试验组和对照组内，使研究结果不受研究者主观因素和其他方面误差的影响，保证研究结果的准确可靠，并使所抽取样本能够代表总体。随机的方法有抛币法、摸球法或抽签法、随机数字表、分层随机法和均衡条件下的随机分组等。

4. 观察指标

观察指标就是确定研究数据的观察项目。通过观察指标所取得的各项资料，可归纳出研究结果。如研究一种新降压药，血压可以说明药物有无降压作用，所以血压是判断降压作用的重要的观察指标之一。又如身高和体重是反应儿童发育状况的标志之一，所以可选择身高和体重作为判断儿童发育情况的观察指标。

在选择观察项目过程中，应注意指标的以下特征：①客观性。客观指标多采用仪器或化验等方法测量数据，如测血糖、血钠、尿钙等，用客观指标会有较好的重现性。而主观指标如疼痛、焦虑等，是通过研究者或受试者自己判断结果，易受主观因素影响。②合理性。所选指标能准确反映研究的内容，且具有特异性。如判断泌尿系感染，用体温和血液白细胞计数升高说明有无感染，这些指标属非特异性指标，而采用尿常规、尿培养、膀胱刺激症状（尿频、尿急、尿痛）等作指标，就具有特异性，可大大提高合理性。③可行性。所选指标能够真正获得科学数据，有时虽然课题选得很好，但因所确定的指标达不到要求或不可行时，只能重新考虑修改内容或观察项目。④灵敏性。灵敏度高的指标应能明确反映指标真正的效果。⑤其他特征。包括指标的关联性、稳定性及准确性。

观察指标的选择主要取决于假设（研究的预期目的）和相关的专业知识，同时也要注意结合统计学的要求。通常每项科研设计都会选择多个指标，很少采用单一指标，指标选择的目的是使最后获得充分资料用于分析和做出更合理的判断。指标选择的多少应根据研究目的和内容而定，选择恰当数目的指标来综合分析问题，可以提高论点的说服力。

5. 确认变量

变量（variable）是研究工作中所遇到的各种因素，如体重、身高、血压、脉搏等，变量是可以观察到或测量出来的。研究工作中所遇到的各种因素都是一些变量，确认变量可以帮助完善科研设计。常见的变量主要可分为自变量、因变量和混杂变量等，有关内容将在第五章详述。

二、常见护理研究设计的类型

设计、测量和评价是科学研究方法学的核心内容，所以护理研究方法主要依据研究设计方法的不同而进行分类。按照设计内容不同可分为实验性研究、类实验性研究和非实验性研究；进行临床研究时，按照研究目的不同可分为回顾性研究和前瞻性研究；按照研究性质不同又分为量性研究和质性研究。

（一）实验性研究、类实验性研究和非实验性研究

（1）实验性研究（experimental study）。实验性研究属于干预性研究，能准确地解释自变量和因变量之间的因果关系，反应研究的科学性和客观性。实验性研究设计必须具备以下三项内容：①干预，即研究者有目的地对研究对象施加某些措施；②对照，为排除、控制混杂变量的影响设对照组；③随机，包括随机抽样和随机分组，使试验组和对照组能在均衡条件下进行比较，样本更具代表性。

（2）类实验性研究（quasi-experimental study）。类实验性研究与实验性研究方法基本相似，属于干预性研究，但可能缺少随机，或缺少对照，或两个条件都不具备。

（3）非实验性研究（non-experimental study）。非实验性研究中对研究对象不施加任何干预措施，主要观察研究对象在自然状态下的某些现象和特征，故相对前两类研究较容易操作，适用于对所研究问题了解不多的情况。

（二）回顾性研究和前瞻性研究

（1）回顾性研究。回顾性研究是运用临床现有的资料（如病例）进行分析和总结的方法。这种研究不需要预先进行设计和随机分组，资料都是从随访调查或查阅病历中得到。其研究结果除可总结经验外，还可发现问题或为进一步深入研究提供线索。回顾性研究的优点是较省时、省钱、省人力，易为医护人员采用，也是进行深入研究的基础。缺点是偏差大，常因记录不全而不够准确，且主观因素多。

（2）前瞻性研究。前瞻性研究多采用随机对照方法进行研究，如比较性研究中的队列研究（cohort study），观察已存在差异的两组或两组以上的研究现象，在自然状态下持续若干时间后，两组研究对象某现象的变化。前瞻性研究是一种科学的、合理的研究方法。

它有严谨的研究设计，会设对照组，并有明确的研究指标，一般研究人员也相对固定。因此，研究结果是可信的，可做出科学的结论。

（三）量性研究和质性研究

量性研究是对事物可以量化的部分进行测量和分析，以检验对某一现象的某些理论假设的研究方法。质性研究是以研究者本人作为研究工具，在自然情境下采用访谈和观察等多种资料收集方法对研究对象进行整体性探究，使用归纳法分析资料和形成理论，通过与研究对象互动对其行为和意义建构获得解释性理解的一种方法。

临床流行病学研究方法主要有描述性研究、分析性研究、实验性研究和理性论研究等。

长期以来护理科研设计大多选用临床流行病学常用的研究方法，如随机对照试验、队列研究、病例对照研究、描述性研究等，推动了护理科研工作的发展。但护理研究的目标更侧重于探讨人的整体健康状况和人与环境的不断互动，研究内容除医学知识外，还包括人文科学（如伦理学、心理学）和社会科学（如法学、教育学）等，因此护理研究方法需要进一步拓宽，并逐步发展和丰富。

第二节　实验性研究

实验性研究属于干预性研究，其干预在前，效应在后，属于前瞻性研究。是研究者采用随机分组，设立对照及控制或某些因素的研究方法。实验性研究的研究对象可以是社区人群，如对预防措施的干预性效果评价，也可以是针对住院患者的研究，又称临床试验（clinical trial）。

一、实验性研究的要素

在复杂的临床护理研究中，为了确保研究结果避免若干已知的或未知的偏倚因素的干扰，使研究结果真实可靠，经得起临床实践的检验，实验性研究必须具备以下三个要素：

（一）干预（intervention）

干预也称为操纵（manipulation），指研究者根据研究目的对研究对象施加人为的处理因素。在护理研究中则是在研究设计中加有护理的干预部分，及研究者有目的地对研究对象施加某些护理措施。这些施加因素多是作为研究的自变量来观察，其引起的结果则是该研究的因变量。例如"个体化健康教育对肠造瘘术后患者生活质量的影响"其中个体化健康教育即干预措施，是该研究的自变量，而生活质量则是该研究的因变量。干扰是实验性研究和非实验性研究的根本区别。

（二）设立对照（control）

设立对照又称控制，在实验性研究中，除了干预因素对研究结果产生影响外，还有一些非干预因素会对实验结果产生影响，设立对照就是为了控制实验中非干预因素的影响。

设立对照时要求所比较的各组间除干预因素不同外，其他非干预因素应尽可能相同，从而能够正确评价干预效果。例如"个体化健康教育对肠造瘘术后患者生活质量的影响"对研究对象的年龄、性别、教育背景、医疗费用支付情况、造瘘时间都应尽量控制。在护理研究中，选用对照组时应该使对照组和试验组的基本条件一致或均衡，两组的检查方法、诊断标准应该一致，并且两组在研究当中应受到同等的重视。这样才能尽可能地控制混杂变量，以降低混杂变量对研究结果（自变量和因变量的关系）的影响，提高研究的科学性和客观性。

合理的对照要求对照组和试验组的样本数尽可能相同，可以获得最佳的统计学检验效能。设立对照组的多少依照研究目的和需要控制因素的多少而定。任何一个实验性研究根据其施加的因素的数目至少设立一个对照组。对照的形式有多种，可根据研究的目的和内容加以选择。

1. 按照研究的设计方案分类

（1）同期随机对照（concurrent randomized control）。按严格规定的随机化方法将研究对象分配到试验组和对照组。同期随机对照由于采用了随机化分组方法，可以较好地保证各组之间均衡可比，有效避免了潜在未知因素对实验结果的影响；设置同期对照，可以同时对各组进行观察，有效避免了因试验先后顺序对结果的影响，使研究结果更有说服力；由于多数统计方法都建立在随机样本的基础上，采用本设计类型更有利于资料的统计分析。但是同期随机对照需要有一半对象充当对照，因此所需样本量较大；并且在有些情况下可能涉及伦理道德方面的问题。

（2）非随机同期对照（non-randomized concurrent control）。有同期对照，但试验组与对照组未严格按照随机化原则进行分组。如在协作研究中按不同病房进行分组，即一间病房作为对照组，另一间病房作为试验组。这种设置对照的方法简便易行，可避免一些与不公平相关的伦理问题，易被研究者与被研究者接受。但由于非随机分配，可能因偏倚导致两组基线情况不一致，可比性较差。

（3）历史对照（history control）。历史对照即非随机不同期对照。应注意，历史对照设计两组的间隔时间不要太长，以免在研究条件上发生太多改变。该设计较易产生选择偏倚，应审慎分析结果。

（4）自身对照（self control）。将研究对象分为前后两个阶段，施加干预措施后，比较两个阶段的变量差异。自身对照主要用于病程长且病情变化不大的慢性反复发作性疾病的干预性研究，其优点是消除研究对象的个体差异，减少一半样本量，并保证每个研究对象接受同样的干预措施，但是难以保证两个阶段的病情完全一致，可能存在处理先后对结果的影响。

（5）配对对照（matching control）。以可能对研究结果产生影响的混杂因素（如年龄、性别、病情等）为配对条件，为每一个研究对象选配一个以上的对照，通常采用1∶1或1∶2配对。配对对照的优点是可以保证比较组之间在这些主要影响因素上的均衡性，避免已知混杂因素对结果的影响。

2. 按照对照组的处理措施分类

（1）标准对照。标准对照指以目前公认的有效的处理方法（如某病的护理常规、有效的护理质量方法）施加给对照组，然后与试验组的干预措施（新护理方法）的效果比较。这类研究通常采用随机双盲设计，受试者随机分配至试验组和对照组，是临床研究中常用的对照方法。标准对照施加给对照组的处理措施效果稳定，较少引起伦理道德方面的问题。

（2）空白对照（blank control）。空白对照指对照组在试验期间不给予任何处理，仅对它们进行观察，记录结果，并将其与试验组的结果进行比较。空白对照仅适用于病情较轻且稳定的患者，即使不给予任何处理措施也不会产生伦理道德方面的问题。安慰剂对照本质上也是一种空白对照，但其可产生安慰剂效应，消除主观因素的效应。

（三）随机（randomization）

随机的含义包含两个方面：① 随机抽样，从目标人群选取研究对象时，要符合随机抽样的原则，将符合标准的研究对象纳入研究，并用样本所得的结果代表总体的情况，不得随意选择，任意取舍。随机抽样的目的是使研究对象总体的每一个个体都有同等被抽取的机会。② 随机分组，在随机抽样基础上使每一个研究对象的个体都有同等的机会被分到试验组或对照组的分组方法。随机化是护理研究设计中的重要研究方法和基本原则之一。在护理研究中，由于受到各种因素的影响，应采取随机化的方法对研究对象进行选择和分配，避免在选择和分配研究对象时可能出现的偏差，保证研究结果的准确性。如果违背了随机化原则，将会人为地夸大或缩小组间差别，使研究结果出现偏差。护理研究中常用的随机化方法有如下五种。

（1）简单随机化法（simple randomized method）。此类随机化的具体方法有很多种。目前该方法可用计算机进行（大研究常用），有关软件可经随机数发生器产生随机数。有些研究者为了方便，选择就诊顺序、住院号、就诊日期、患者生日等的奇、偶数进行分组，这为半随机法或准随机法，实际上不是随机化方法，因为当研究者预先知道下一位研究对象将被分配到哪一组时，主观上会对研究对象的某些资料进行一定的取舍，可能产生偏倚，应慎用。

（2）分层随机法（stratified randomization）。是先将研究对象按某一特征进行分组，然后在各层中采用简单随机的方法抽取研究对象组成样本，或在各层中按简单随机分配的方法，分出试验对象与对照对象，最后将各层试验对象与对照对象分别合在一起作为试验组与对照组。

（3）区组随机分组法（block random grouping）。是先研究对象分为不同区组，然后再对每一区组内的研究对象用简单随机法进行分配。这种方法保证各组人数相等，并便于逐渐累积临床病例。可每累计一个区组数的研究对象即可进行分组及开始试验，不需要把所有样本全部收集齐后再来分组展开试验。

（4）系统随机抽样法（systematic random sampling）。先将总体的观察单位按某种与调查指标无关的特征（如按入院的先后顺序，住院号，门牌号）顺序编号，再根据抽样的比例将其分为若干个部分，先从第一部分随机抽取第一个观察单位，然后按一固定间隔在第二、第三等各部分抽取观察单位组成样本。例如，欲从 2 000 个观察单位中抽取 100 个组成样本，即抽样比例为 5%（间隔抽样为 1/20），可先从 1～20（第一部分）随机抽出一个观察单位，如为 12 号，此后按每隔 20 抽取一个单位，即 35 号，52 号，72 号，一直到 1992号，由它们组成样本。若其均符合纳入与排除标准，则可随机等分成两组。

（5）整群随机法（cluster random method）。是以现成的群体（社区，街道，乡，村，医院，病房等）而不是以个体为单位，进行随机抽样或分组。在整群随机抽样中，抽到的群体中的所有观察单位，都将作为研究样本。采用整群随机法要求群间的变异越小越好，否则将影响样本的代表性或组间的可比性。一般情况下，用相同的样本含量，整群抽样的抽样误差最大，整群随机分组组间的可比性最小，在临床试验中几乎不用。但是，整群随机法具有节约人力、物力，方便，容易实施等优点，在实际工作中可行性比较好，适用于大规模研究。

二、实验性研究设计

（一）随机对照试验

随机对照试验是采用随机分配的方法，将合格的研究对象分别分配到试验组和对照组，然后接受相应的干预措施，在一致的条件下或环境中，同步的进行研究和观察干预效果，并用客观的效应指标对实验结果进行科学的测量和评价。

1. 设计要点

采用公认的诊断标准确认实验的研究对象，可从目标人群中随机抽样，也可来自住院或门诊的连续性非随机抽样的样本，再根据实验设计中确定的纳入和排除标准，选择符合标准且自愿参加试验的患者，采用明确的随机化方法对符合要求的研究对象随机分配至试验组或对照组，分别接受各自相应的干预措施，经过一段恰当的观察期后，测量干预后的效果。最后根据结果的资料类型，采用相应的统计学方法进行分析、处理数据资料，并进行评价。

2. 适用范围

（1）用于临床护理研究。探讨和比较某种护理或预防措施对疾病康复或预防的影响，为正确的医疗决策提供科学依据。

（2）用于病因研究。当研究的因素被证明对人体确实没有危险性，但又不能排除与疾病的发生有关时，可采用此种方法，但若已有研究证明某一种因素对人体有危害，就不允许将该因素用于人体进行随机对照试验。

（3）用于教育学研究。如批判性思维的护理教育模式与传统的护理教育模式的教学效果的比较。

（二）其他类型的随机对照试验

（1）半随机对照试验（quasi-randomized control trial）。半随机对照试验又称准随机对照试验，与随机对照试验的区别是研究对象的分配方式不同，其是按半随机分配方式，如按科研对象的生日、住院日或住院号等的末尾数字的奇数或偶数，将研究对象分配至试验组或对照组，接受相应的干预措施或对照措施。半随机对照试验由于分配方式的关系，容易受选择性偏倚的影响，造成基线情况的不平衡，其结果的真实性与可靠性不及随机对照试验。

（2）不对等随机对照试验（unequal randomized controlled trial）。由于样本来源和研究费用有限，研究者希望尽快获得结果，研究对象按一定的比例（通常为 2∶1 或 3∶2）随机分配至试验组或对照组。此种方法检验效能会降低。

（3）整群随机对照试验（cluster randomized controlled trial）。以一个家庭、一对夫妇、一个小组甚至一个乡镇等作为随机分配单位，将其随机分配到试验组或对照组，分别接受相应的措施，进行研究。整群随机对照试验在设计上与一般随机对照试验一样，不同之处在于因随机分配的单位不同，导致样本含量的计算和结果的分析方法有所差异，所需样本含量较大。

三、实验性研究的优点和局限性

实验性研究能准确地解释自变量和因变量之间的因果关系，反应研究的科学性和客观性较高。但是同其他研究方法一样，实验性研究也存在自身的局限性。

（1）实验性研究的优点。实验性研究是检验因果假设最有说服力的一种研究设计。由于这种设计通过设立对照组最大限度地控制了对人为施加处理因素的干扰，比较准确地解释了处理因素与结果即自变量与因变量之间的因果关系，反映研究的科学性和客观性较好。

（2）实验性研究的局限性。在护理问题的研究应用的普遍性上较差。①实验性研究需要严格地控制混杂变量，但是由于大多护理问题的研究对象是人，较难有效地控制混杂变量，如病情、环境等问题，因此降低了在护理研究领域应用实验性研究的普遍性。②由于伦理方面的考虑，很难做到以完全随机的方法进行分组。③在实际工作中，由于种种原因，难以找到完全相等的对照组而使实验性研究的应用受到限制。

实验性研究实例

题目：音乐对袋鼠式护理的产妇焦虑及早产儿反应影响的随机对照试验

目的：探讨袋鼠式护理期间音乐对产妇焦虑及早产儿反应的影响。

方法：招募台湾东部两家普通医院的两个新生儿监护室 30 名早产儿及其母亲，早产儿胎龄在 37 周及以下、体重在 1 500 g 及以上，根据早产儿性别分为两个区组，采用区组随机分组法将 30 对母子随机分入试验组或对照组，每组有 15 对母子。试验组在袋鼠式护理期间连续三天聆听经过挑选的催眠曲每天 60 分钟，对照组采用常规的袋鼠式护理。测量调查包括 1 次前测和 3 次后测（1 次/日），测量内容相同，包括母亲的焦虑与早产儿的生理反应（心率、呼吸频率及血氧饱和度）与行为状态。研究过程中虽然干预者与研究对象了解分组情况，但资料收集人员设盲，测量研究对象各指标时资料收集员不清楚其来自试验组还是对照组。

结果：两组背景资料情况是均衡的，早产儿的生理反应两组没有显著性差异，但试验组早产儿安静的睡眠状态较多，哭闹较少（$P < 0.05 - 0.01$）；试验组袋鼠式护理期间产妇焦虑显著降低（$P < 0.01$），每天产妇焦虑状态都有改善，表明累计计量效应。调查结果为：袋鼠式护理期间音乐作为基础干预对产妇及早产儿产生了稳定情绪、减轻焦虑的作用。

来源：Lai，HL，Chen，CJ，Peng，TC，etal. Randomized controlled trial of music during kangaroo care on maternal state anxiety and preterm infants' responses ［J］. International Journal of Nursing Studies，2006，43（2）；139—146.

第三节　类实验性研究

类实验性研究（quasi-experimental study）亦称半实验性研究，指在实验研究中，研究设计有对研究对象的干预内容，但可能没有按随机原则分组或没有设对照组，或两个条件都不具备。类实验研究的干预在前，效应在后，属于前瞻性研究。

一、类实验性研究设计的特点

类实验性研究结果虽对因果关系论述不如实验性研究可信度高，但其结果也能说明一定问题，在研究对象为人，且在自然场景下开展研究的领域比较具有可行性和实用性时，以及在护理研究、社会学研究中比较常见。在医院病房、社区、家庭等自然场景下开展对人的研究中，往往由于伦理问题或研究条件问题，很难进行完全的实验性研究，特别是要做到随机分组比较困难，这时选择类实验性研究的可行度较高。例如，某研究希望验证病友之间的同辈支持项目，该研究采用乳腺外科 A 病房接受同辈支持，乳腺外科 B 病房接受常规护理支持的分组方式，在该两病房原有的治疗方式、护理方式基本类似的前提下，该分组的方法提高了研究的可行性。

二、类实验性研究设计的内容

常用的类实验性研究包括不对等对照组设计（nonequivalent control group design）、自身前后对照设计（one-group pretest-posttest design）及时间连续性设计（time series design）等。

（一）不对等对照组设计

即流行病学的非随机同期对照试验（non-randomized concurrent controlled trial），指研究对象不是采用随机的方法分组，是由研究对象或研究者根据试验条件和人为设计的标准选择，并分配到试验组和对照组，进行同期的对照试验，例如研究某种新护理措施的效果时，将同一家医院的一个内科病房的住院患者作为对照组，另一个内科病房的住院患者作为试验组来研究。不对等对照组设计包括的不对等对照前后对照设计（nonequivalent control group pretest-posttest design）与不对等对照组仅后测对照设计（nonequivalent control group posttest-only design）均为同期对照试验。

（1）设计要点。人为地将符合纳入与排除的研究对象分配到试验组或对照组，然后试验组接受干预措施，对照组接受对照的常规措施，在一致的条件下或环境中，同步地进行研究和观察两组的实验结果，并进行科学的测量、比较和评价，其结果分析基本与随机对照试验相同。

（2）适用范围。不对等对照组设计是前瞻性的研究，多用于比较不同干预措施的效果，此种设计对象的分组分配采取的非随机化方式，会造成试验组与对照组之间在干预前即处于不同的基线状态，缺乏可比性。在研究过程中难以盲法评价试验结果，造成许多已知和未知的偏倚影响测量结果的真实性。但在实际工作中，有些情况下不适宜做随机对照试验，例如外科手术治疗、急重症患者抢救或贵重药物的选用等。因此，只能根据具体情况将患者分入试验组或对照组。其研究结果的论证强度虽不及随机对照试验，但尚无随机对照试验结果或不能获得随机对照试验结果时，应该予以重视。尤其对于样本量大的不对等对照组设计研究，仍有重要的价值。但是在分析和评价研究结果的价值及意义时，应持审慎的科学态度。

不对等对照组设计实例

题目：促进护士健康相关的体能运动的干预措施研究

目的：评估体能运动干预的影响。

方法：采用不对等对照组前一后对照设计。台湾中部地区医疗中心五个不同护理单元90名护士自愿参与这项研究，并自愿进入试验组和对照组，每个护理单元的试验组和对照组分别有8～10名护士，试验组45人，对照组有4名因故退出共41人。试验组和对照组所有参与者运动干预前完成护士的基本信息和健身的六项指标【包括身体质量指数（BMI）、握力、灵活力、腹部肌肉的耐久性、背部肌肉的耐用性和心肺功能的耐受性】两个量表。试验组执行三个月的干预方案，包括跑步训练；对照组保持自己平时的工作习惯，不参与任何干预。三个月后两组分别完成健身的五项指标的量表。

结果：干预前对照组的握力、灵活性及腹部肌肉的耐久性优于试验组，统计学有显著性差异（$P < 0.05$）。干预后，用logistic回归调整两组婚姻状况、工作时间、定期锻炼和工作量等干扰因素后发现，试验组体重指数、握力、灵活力、腹部耐久性、背部肌肉和心肺功能的表现显著高于对照组，具有统计学意义（$P < 0.05$）。

结论：干预方案的开发和实施可以促进和改善护士与健康有关的体能。建议护士在工作场所参与一项锻炼计划，可以降低肌肉骨骼疾病的风险，并提高工作效率。

来源：Yuan S，Chou M，Hwu L，etal. An intervention program to promote health-related physical fitness in nurses [J] . Jornal of Clinical Nursing，2009，18：1404－1411.

另外，不对等对照设计中还有一种特例，即不同期的不对等对照组设计，又称历史式对照设计，例如研究者在风湿科病房开展研究，验证新编的康复训练操对改善类风湿关节炎住院患者肢体功能的效果，因伦理问题难以在该病房进行同期对照研究，而该医院又只有一间风湿科病房，故采用"不同期不对等对照组设计"的方法，先入组对照组患者，分别在入院时和出院前测量其肢体功能，然后入组干预组（原对照组患者已出院，干预组为另一组患者）患者，入院后运用新的康复训练操进行肢体功能训练，出院前再次测量其肢体功能，再进行两组的比较。应注意，两组相隔的时间不能太长，以免在研究条件上发生太多改变。这类设计在论证强度上较同期对照试验弱，对结果应审慎看待。

不同期的不对等对照组设计实例

题目：连续侧向旋转疗法对有肺部并发症危险患者医疗结局的影响

目的：明确连续侧向旋转疗法（CLRT）对于有肺部并发症危险性的危重患者住院时间、重症监护病房停留时间、呼吸机使用时间及医疗费用的影响。

方法：连续侧向旋转疗法是通过床垫的膨胀和收缩，机械性地沿纵轴旋转病床，从而帮助患者翻身。如果患者的PaO2/FiO2<300，FiO2>50%超过一小时，呼吸末正压压力≥

8，或者 Predicus 平分≥5，视为有肺部并发症危险性。早期 CLRT 治疗组为 2002 至 2003 年期间有肺部并发症危险，48 小时内接受 CLRT 治疗并在整个住院期间保持清醒的患者，共 49 人。历史对照组为 2001 至 2002 年期间有肺部并发症危险但没有接受 CLRT 治疗的患者，共 46 人。采用非随机方法抽样。

结果：早期 CLRT 治疗组重症监护病房停留时间减少（P＝0.04），总住院费用及监护室费用均减少（P＝0.01、0.02）；但是在呼吸机使用时间和住院时间上没有显著性差异；此外早期 CLRT 治疗组插管率和再入重症监护室率较历史对照组低。

来源：Swadener-Culpepper，L；Skaggs，RL；VanGilder，CA；etal. The Impact of Continuous Lateral Rotation Therapy in Overall Clinical and Financial Outcms of Critically Ill Patients［J］. Critical Care Nursing Quarterly，2008，31（3）：270－279.

（二）自身前后对照设计

（1）设计要点。研究者没有设对照组，将符合纳入与排除标准的个体随机或人为纳入研究对象后做基线调查，然后接受干预措施，测量干预后的结果，最后将前后两次的测量结果进行比较。自身前后对照设计与流行病学的前后对照试验（before-after study in the same patient）稍有不同，后者是比较研究对象在前后不同阶段接受试验与对照两种措施的干预效果，并且两个阶段之间要有一定的洗脱期。

（2）适用范围。适用于干预措施简单且时间较短，需要迅速获得前后测试结果的研究。

自身前后对照试验设计实例

题目：分数奖励法纠正小学生不良饮食习惯的自身前后对照研究。

目的：了解分数奖励法对小学生不良饮食习惯的影响。

方法：采用方便抽样的方法，选取某小学 68 例有不良饮食习惯的小学生，采用自身前后对照研究，使用分数奖励法的干预措施对照家长原来以责备或体罚等惩罚为主的教育方法，观察及评估干预前后小学生不良饮食习惯的纠正情况。

结果：通过统计学分分析发现分数奖励法是一种纠正小学生不良饮食习惯的有效方法。

来源：陈华丽，黄师菊，李巧毅，等. 分数奖励法是纠正小学生不良饮食习惯的自身前后对照研究［J］. 循证医学，2002，2（1）：21－23.

（三）时间连续性设计

时间连续性设计其实是自身前后对照设计的一种改进。当自身变量的稳定性无法确定时，可以采用此种设计。

例如，某医院计划采用一种继续教育学分同晋升挂钩的方法并了解这种方法所带来的出勤率、参加业务学习的人数、工作的差错和患者的满意度等方面的影响。因不能在一个医院中实行不同的晋升政策而无法设立相等的对照组，又无法控制如人际关系、工作量、家庭负担、福利待遇等方面的因素，因此无法进行随机分组。于是采用了类实验设计中的时间连续性设计。具体方法是在实施政策前每隔一定的时间（如 1 个月）收集一次资料作为对比的基础资料。连续收集几次后再开始实行新的政策（施加处理因素 X），以后每隔一定时间用同样的方法收集资料并进行比较。

三、类实验性研究的优点和局限性

（1）类实验性研究的优点。类实验性研究的最大优点是在实际人群中进行人为干预因素研究的可行性高，同实验性研究相比更为实用。特别是在护理实践中当无法严格地控制混杂变量而不能采用实验性研究来回答因果关系时，类实验研究是较好的研究方法。

（2）类实验性研究的局限性。由于类实验性研究无法随机，已知的和未知的混杂因素就无法像随机试验那样均匀分布在各组中，特别是对于无对照组的类实验，效果更是很难完全归因于干预措施，故结果不如实验性研究的可信度高。

第四节　非实验性研究

非实验性研究（non-experimental study）即流行病学的观察性研究（observational study），指对研究对象不施加任何护理干预和处理的研究方法。这类研究常在完全自然状态下进行，故较简便易行。非实验性研究是实验性研究非常重要的基础，许多实验性研究都是先由非实验性研究提供线索再由实验性研究予以验证的，所以该方法适合在对所研究问题了解不多或该研究问题情况较复杂时选用。

一、非实验性研究的特点

非实验性研究包括描述性研究与分析性研究，两种方法的原理与特征各不相同，在临床研究中有不同的用途。

（一）描述性研究的特点

描述性研究（deseriptive study）是指利用已有的资料或特殊调查的资料，按不同地区、不同时间及不同人群特征分组，把疾病或健康状态和暴露因素的分布情况真实地描述出来。通过比较分析导致疾病或健康状态分布差异的可能原因，提出进一步的研究方向或防治策略的设想。

描述性研究具有以下特点：①收集的是比较原始或比较初级的资料，影响因素较多，分析后所得出的结论只能提供病因或疾病转归影响因素的线索。②一般不需要设立对照组，仅对人群疾病或健康状态进行客观的反映，一般不涉及暴露和疾病的因果联系的推断。③有些描述性研究并不限于描述，在描述中有分析，会比较不同变量之间的关系，如比较信息支持与生活质量的关系，这种分析有助于发现线索。

（二）分析性研究的特点

分析性研究是在自然状态下，对两种或两种以上不同的事物、现象、行为或人群的异同进行比较的研究方法。

分析性研究具有以下特点：属于观察法，暴露不是人为给予和随机分配的，而是在研究之前已客观存在的，这是与实验性研究相区别的重要方面，如在"糖尿病患者生命质量影响因素的病例对照研究"中，糖尿病患者的服药、血糖监测等因素是客观存在的，而不是干预因素。必须设立对照组，这是与描述性研究区不同的地方。

二、非实验性研究设计

（一）描述性研究

描述性研究主要包括历史或常规资料的收集和分析、病例调查、现况研究、纵向研究及生态学研究等。历史和常规资料的收集和分析是指利用已有的疾病登记报告系统或者疾病监测系统，收集既往或当前的疾病或健康状态资料并进行分析，描述疾病和健康状态的分布以及变动趋势。

描述性研究是目前护理领域应用最多的一种研究方法，当对某个事物、某组人群、某种行为或某些现象的现状尚不清楚时，为了观察、记录和描述其状态、程度，以便从中发现规律，或确定可能的影响因素，用以回答"是什么"和"什么样"的问题时，多从描述性研究着手，通过了解疾病、健康或事件的基本分布特征，获得启发，形成假设，为进一步分析打下基础。如"青光眼患者的照护者健康教育需求的调查""农村青少年艾滋病知识、态度与行为的调查"等。

描述性研究可能事先不设计预期目的，也可能不确定自变量和因变量（因为常常还不知道），但是在研究开始前，需要确定观察内容和变量，以便做到有系统有目的和比较客观地描述。在护理研究课题中如现状调查、相关因素和影响因索的调查、县需求的调查等都属于描述性研究的范畴。

1. **横断面研究**（cross-sectional study）

在特定的时间内（某时点或短时间内），通过调查的方法，对特定人群中某疾病或健康状况及有关因素的情况进行调查，以描述该病或健康状况的分布及相关因素的关系。横断面研究是护理描述性研究中最常用的一种方法。由于所获得的资料是在某一特定时间上收集的，类似时间的一个横断面，又称现况研究或现患率研究（prevelence study）。

横断面研究只能提示因素与疾病之间是否存在关联，而不能得出有因果关系的结论。该研究在设计时一般没有特别的对照组，但在资料分析时可灵活进行组间比较分析。

（1）设计要点。按照事先设计的要求在某一人群中应用普查或抽样调查的方法收集特定时间内特定人群中疾病或健康状况和相关因素的资料，以描述疾病或健康状况在不同特征人群中的分布，以及观察某些因素与疾病之间的关联。

（2）适用范围。①描述群体中事件的发生率、疾病的患病率与感染率等。②初步了解与事件或疾病发生有关的因素。③初步描述筛检与干预措施的效果、疾病预后等影响因素，以及干预措施在人群中的作用。④研究人群中医疗卫生服务的需求及其质量的调查。

横断面研究实例

题目：居家老年人营养不良患病率、发病率及危险因素的调查。

目的：调查居家老人营养不良的患病率、发病率、健康的自我感知与健康相关的生活质量；分析营养不良危险性的预测指标。

方法：在户籍登记处随机抽取居家老年人 579 人，基线调查后每年随访 2～4 次。采用简易营养评估量表、老年抑郁量表，简易精神状态检查量表、诺丁汉健康相关生活质量量表、健康自我感知量表、一般资料量表、体格检查及生化检验等收集资料。用 Logistic 回归分析营养不良危险性的预测指标。

结果：居家老年人营养不良患病率为 14.5%，发病率在 7.6% 和 16.2% 之间；营养不良，危险因素为较低的手握力强度与较低的健康自我感知力；营养不良相关因素为高龄、较低的健康自我感知力及有抑郁症状。有抑郁症状男性老年人患营养不良的风险也较高。

来源：Johansson Y, Bachrach-Lindstrom M, Carstensen J, et al. Malnutrition ina home—living olderpopulation：prevalence, incidenceand risk factors [J]. Journal of Clin—ical Nursing，2009，18（9）：1354—1364.

2. 纵向研究（longitudinal study）

纵向研究也称随访研究（follow up study），是对一特定人群进行定期随访，观察疾病或某种特征在该人群及个体中的动态变化。

（1）设计要点。不同时点对同一人群疾病、健康状况和某些因素进行调查，了解这些因素随时间的变化情况。该研究在时间上是前瞻性的，在性质上类似于横断面研究，可以是若干次现况研究结果的分析。

随访的间隔和方式可根据研究内容有所不同，短到每周甚至每天，也可长至一年甚至十几年。纵向研究观察的对象常常影响结论的适用范围，除了环境因素外，患者个体特征也影响疾病转归，如患者年龄、性别、文化程度、社会阶层等。因此，纵向研究时尽量考虑观察对象的代表性。纵向研究是无对照研究，所以在下结论时要慎重。

（2）适用范围。可做病因分析、某疾病症状的动态变化分析，也可全面了解某病的发展趋向和结局，认识其影响因素和疾病的自然发展史。例如，对化疗患者半年的化疗期间恶心呕吐症状的动态观察，了解其恶心呕吐症状随治疗周期进展而变化的规律，以帮助寻找有针对性的干预措施；又如对超体重者进行长期随访观察，同时了解其饮食习惯、体力活动等情况，观察其发展为糖尿病、冠心病的可能性有多大。

纵向研究实例

题目：消化道恶性肿瘤患者确诊初期生命质量纵向研究。

目的：消化道恶性肿瘤患者确诊初期生命质量的纵向变化，为针对性护理干预提供理论依据。

方法：采用癌症康复评价简表、MSAS 量表、社会支持评定量表、状态焦虑自评量表、贝克抑郁量表对 107 例确诊 3 个月内的消化道恶性肿瘤患者进行 6 个月的追踪调查。

结果：生命质量中生理、心理、社会及与医务人员的关系评分在 6 个月中较稳定（均数变化，$P>0.05$，相关性分析，$P<0.01$）；婚姻关系、性功能评分均显著增加（均 $P<0.01$）。确诊初期的生命质量、疾病时间长短、性别、教育层次是 6 个月后生命质量的预测变量（$P<0.05$，$P>0.01$）。

结论：患者确诊初期的生命质量为中等，6 个月后婚姻关系、性功能问题加重；生命质量的影响因素为确诊初期的生命质量、疾病时间长短、性别、教育层次。制定针对性的干预方案可望提高患者的生命质量。

来源：胡雁，Ken Sellick. 消化道恶性肿瘤患者确诊初期生命质量纵向研究 [J]. 护理学杂志，2003，18（10）：734—737.

（二）分析性研究

描述性研究是对一种现象的描述，而分析性研究是针对已经存在差异的至少两种不同的事、人或现象进行分析比较的研究。根据其性质和研究目的不同，可以将分析性研究分为队列研究（cohort study）和病例对照研究（case-control study）两种。

1. 队列研究

队列研究属于前瞻性的研究，是观察目前存在差异的两组或两组以上研究对象在自然状态下持续若干时间后的情况。

（1）设计要点。从一个人群样本中选择两个群组，一个群组暴露于某一可疑的致病因素（如接触 X 线、联苯胺、口服避孕药等）或者具有某种特征（如某种生活习惯或生理学特征，如高胆固醇血症），这些特征被怀疑与所研究疾病的发生有关。这一群组称为暴露群组；另一个群组则不暴露于该可疑因素或不具有该特征，称为非暴露群组或对照群组。两个群组除暴露因素有差别外，其他方面的条件应基本相同，即队列研究的分组为非随机化分配。两个群组的所有观察对象都按同样的方式追踪一个时期，观察并记录在此期间内所研究疾病的发生或死亡情况，即观察结局，然后分别计算两个群组在观察期间该疾病的发病率或死亡率，并进行比较，如果两组的发病率或死亡率确有差别，则可以认为该因素（或特征）与疾病之间存在着联系。

（2）适用范围。深入检验病因假设，可以同时检验一种暴露与多种结果之间的关联；也可用于评价预防和治疗效果及研究疾病自然史。

（3）特点。群组的划分是根据暴露因素的有无来确定的。暴露因素是客观存在的，并不是人为给予的。研究方向是纵向的、前瞻性的，即由因到果的研究方向，也就是说在研究开始时有因存在，并无果发生，在因的作用下，直接观察果的发生。可直接计算发病率，并借此评价暴露因素与疾病的联系。

队列研究的优点及局限性是与对照研究相比较而言的。首先队列研究能够直接获得两组的发病率与死亡率，以及反映疾病危险关联的指标，可以充分而直接地分析病因的作用；由于病因发生在前，疾病发生在后，并且因素的作用可分等级，故其检验病因假说的能力比病例对照研究强，且可以同时调查多种疾病与一种暴露的关联。但是队列研究所需投入的力量大，耗费人力、财力，花费的时间长；而且不适用于少见病的病因研究。

2. 病例对照研究

病例对照研究是一种回顾性研究，从因果关系的时间顺序来看是从果查因的研究方法，也就是从已患病的病例出发，去寻找过去可能与疾病有关的因素。它以队列研究的基本理论为基础，但又极大地简化了其实施过程，因而使其更具有广泛的使用价值。

（1）设计要点。选择所研究疾病或事件的一组患者作为病例组，无此病的但具有可比性的另一组人群作为对照组。通过调查回顾两组过去对某个因素或防治措施的暴露情况，比较两组间暴露率或暴露水平的差异。以研究该疾病或事件与这个因素或防治措施的关系，判断研究因素与疾病间是否存在着统计学联系及联系程度。

（2）适用范围。主要用于发病危险因素的研究，尤其适合于罕见疾病和潜伏期长的疾病的病因研究，也可用于临床回顾性研究治疗与探索预后因素的研究等。病因研究如著名的 Doll 的吸烟与肺癌关系研究及 Herbst 的雌激素与阴道腺癌关系研究；筛检试验效果评价研究如对宫颈图片检查宫颈癌及 X 线胸透筛检肺癌等进行评价；治疗效果评价如 Horwitz 评价利多卡因控制心肌梗死后心室颤动的作用等。

（3）特点。在疾病发生后进行，已有一批可供选择的病例；研究对象按疾病发生与否分成病例组与对照组；由研究对象从现在对过去的回顾，调查被研究因素或措施的暴露情况；该研究是由果推因；仅能了解两组的暴露率或暴露水平，不能计算发病率。

三、非实验性研究的优点和局限性

（1）非实验性研究的优点。其是在完全自然的状态下进行研究，可以同时收集较多的信息，是最简便、异性的一种研究方法。适用于对研究问题知之不多或研究问题比较复杂的情况，用来描述、比较各种变量的现状。另外，可以为实验性研究打下基础，是护理研究中最常用的一种研究方法。

（2）非实验性研究的局限性。没有人为的施加因素，也无法控制其他变量的影响，因此一般情况下无法解释因果关系。

本章小结

研究设计（research design）是科研工作中很重要的一个环节，根据研究目的选择合理设计方案，用以指导研究过程的步骤和方向，目的在于得到理想和可信的研究结果。

研究设计可使抽象的研究目的具体化，形成研究方案，指导研究工作者有计划地收集资料，归纳和分析资料，最后完成研究目的。

课后练习

1. 正确陈述研究设计的分类。
2. 以 5 名学生为一组，针对感兴趣的护理问题，选择合适的研究设计方法。

第四章　研究对象的确定

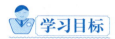 **学习目标**

通过本章的学习，学生应能够：

1. 准确说出总体、有限总体、无限总体、目标总体、可得总体以及观察单位的概念。
2. 准确说出样本与误差的概念。
3. 陈述样本含量估计的注意事项。
4. 准确附属抽样与分组原则。
5. 陈述常见的分组方法。
6. 比较系统误差、随机误差、抽样误差的差异。
7. 比较不同的抽样方法之间的区别和联系。
8. 根据研究目的、研究设计、统计学要求等情况，合理进行样本量计算。
9. 根据研究目的、研究设计，以及样本量大小等情况，选择合适的抽样方法。

第一节　基本概念

在护理研究中，研究者面对的研究对象总体可以是有限的，也可以是无限的。在实践中，研究者通常采用从总体中抽取部分观察单体即样本，进行实际的观察研究。样本值与总体值之间不可避免地产生误差，作为研究者，应尽可能地减少误差，保证结果的真实性与可靠性。

一、总体

总体（population）是根据研究目的确定的全部同质个体的某个（或某些）变量值。这里的个体又称为观察单位（或研究单位），其可以是一个社区、一个特定的人群、一个人、一个器官、一个细胞、一个血样、一个基因、一个蛋白等。例如，要了解某时某城市普通外科择期手术住院老年高血压病人术前 24 小时血压变化情况，总体是所有某时该市普通外科择期手术的住院老年高血压病人术前 24 小时的血压值。它的同质基础是同时同地区（某时某城市住院的普通外科择期手术病人）同观察时段（术前 24 小时）。

（一）有限总体

总体通常限定于特定的空间、时间、人群范围之内，若同时研究对象的所有观察单位的所研究变量取值的个数有限，则这个总体称为有限总体（finite population）。例如，研究某城市 2015 年普通外科择期手术住院老年高血压病人术前 24 小时血压值，则该研究具有了时间（2015 年）和空间（某城市）的限制，将其视为有限总体。

（二）无限总体

有时在另一些情形下，没有时间和空间的限制，同时研究对象的所有观察单位的取值个数为无限个数，则为无限总体（infinite population）。如研究普通外科择期手术住院老年高血压病人术前 24 小时血压变化，组成该总体的个体无时间和空间限制，其个体所组成的全体只是理论上存在，因而可将其视为"无限总体"。

（三）目标总体

目标总体（target population）是由研究目的决定的符合纳入标准的被抽取样本的所有个体数量值的集合体，是研究者所要将研究结论外推的整个集合体，其范围大小不等。

（四）可得总体

可得总体（accessible population）是目标总体的一部分，是研究者根据研究的需要能方便抽取的总体。例如，某研究者需要研究的目标总体是中国护士的职业疲劳程度，可得总体是某市护士的职业疲劳程度。在这种情况下，样本从可得总体中获得，样本研究的结果首先适用于可得总体，然后再推广到目标总体。

在研究实践中，不可能直接研究无限总体中每个观察单位。即使是有限总体，这个"有限"也是庞大的，要对其中每个观察单位进行观察或研究，受人力、物力、时间等条件限制，常常也不可能，而且没有必要。因此，从总体中抽取一部分具有代表性的观察单位作为研究对象，并用样本的研究结果来推断总体是必要的。

二、样本

从总体中抽取部分观察单位，并研究变量的实测值构成样本（sample）。抽样的目的是通过对样本的研究，根据样本信息了解总体，推断总体的特征。为了能用样本的特征推论总体的特征，必须保证被直接观察或测量的样本对于其所属的总体具有代表性（representative）。所谓代表性，就是指某观察指标在样本中的频数分布情况和该观察指标在总体中实际的分布情况比较接近，可以看作总体的缩影，否则，样本观察指标的结果向总体外推就缺乏可靠性。如果样本具有代表性，则样本测量或观察所得的结果外推到总体中则正确可靠，如用一滴外周血的化验结果，代表此人的全血成分；调查同一座城市中部分卫生机构中护士的工作压力水平来推断该城市整体护士的工作压力水平等。

三、误差

在护理研究中，由于各种因素的影响，如不同的研究者、研究方案及研究对象，不同的观察及测量方法，实际操作的规范性等，均可造成实际观察值与真实值之间的差异，即产生误差（error）。误差是研究中所得到的实际测量值与客观真实值之间的差异。误差是客观存在的，任何研究所得到的测量结果都只能在一定条件下无限接近真实值，而不可能做到绝对准确。护理研究者必须深刻认识到误差产生的原因以及各种原因产生的误差的特点，才能在护理研究的各个阶段有针对性地采取控制措施。常见的误差分为两类，即随机误差（random error）和系统误差（systematic error）。

（一）随机误差

随机误差又称机遇误差（chance error），或称偶然误差（accidental error）。由于研究对象往往来自某个特定总体的样本，样本与总体之间必然因被测定的生物学现象（或指标）的随机变异，以及测量方法本身的随机变异等原因而存在一定的差异，从而导致实测值与真实值之间的差异，这被称为随机误差。随机误差包括了抽样误差和随机测量误差等。

抽样误差是由于个体生物学变异的存在，在随机抽样研究中产生的样本统计量与总体参数间的差别，其大小随样本不同而改变。例如，分三批观察某种护理措施对高血压病人血压的影响，每一批随机抽取的样本含量均为 50 例病人。对这三批样本的观察值进行统计处理后，会发现三组结果之间会有所差异。这种差异既反映了不同样本间的差异，同时也反映了样本与总体间的差异。虽然使用了随机抽样的方法，但抽样产生的样本指标与总体指标之间仍存在差异。抽样误差越大，表明样本对总体的代表性越小，结果越不可靠。反之抽样误差越小，说明样本对总体的代表性越好，用样本信息推断总体信息的结果越准确可靠。随机测量误差则是指同一观察单位某项指标在同一条件下进行反复测量时，其大小和符号以偶然的方式出现的误差。

随机误差虽然看似随机、偶然且无法消除和避免，但究其本质，其分布必然存在一定的规律性。虽然随机误差的值可大可小，可正可负，但当研究的样本含量足够大时，随机误差服从正态分布。因此，通过增加样本量，通过在研究的设计阶段平衡或限制研究对象的特征（平衡各比较组间的研究对象的特征或如只考虑某一年龄段的个体），在实施阶段充分收集和利用有价值的信息，以及在分析阶段运用相对高效的统计分析方法，提高误差估计的精度等方式来尽可能控制随机误差。

（二）系统误差

系统误差亦称为偏倚（bias），它是由某些确定性原因而造成的确定性误差。通常表现为结果有规律的偏大或偏小。这种误差不像随机误差那样可以用统计的方法去刻画和研究其规律，并据此估计和控制其大小。例如，在测量身高时，每次视角向上倾斜，会使得测量结果比实际值偏高。偏倚可来自几个方面：①受试者，即抽样不均匀，分配不随机；②观察者，如在调查中调查员倾向性暗示或在检验操作中由于个人技术偏差所致；③仪器，因仪器未矫正，发生故障或使用不当所致；④外环境的非试验因素，如气候、地理等。上述因素使得观察值通常不是分散在真值两侧，而是有方向性、系统性或周期性地偏离真值。偏倚是影响研究结果内部真实性的主要因素，它可能夸大或缩小真实效应，从而高估或低估了研究因素与研究结果间的关联强度。偏倚可以发生在研究设计、实施、分析以至推理的各个阶段，可以通过正确的实验设计、严格的技术措施尽可能控制甚至消除。

偏倚可分为选择偏倚（selection bias）、信息偏倚（information bias）以及混杂偏倚

(confounding bias) 三大类。选择偏倚主要发生在研究的设计阶段,是在研究对象选取过程中,由于选取方式不当,导致入选对象与未入选对象之间在暴露或重要特征上存在差异,从而造成系统误差。信息偏倚又称观察偏倚(observational bias),是指由于测量或资料收集方法的问题,掩盖或夸大了研究因素与疾病(或事件)之间的联系,从而部分或全部地歪曲了两者之间的真实关系。引起混杂偏倚的外来因素称为混杂因素(confounder)。

第二节 抽样的原则及方法

护理研究中研究对象多是无限总体,无法直接获取研究总体的信息。即使研究对象是有限的总体,因各种条件的局限,也很难对总体进行研究。抽样(sampling)是指从全体被研究对象即总体中,按照一定的要求抽取一部分观察单位组成样本的过程。如调查某地2005 年 2 岁正常男童的体重,可从某地 2005 年 2 岁的正常男童中,随机抽取 110 名男童,逐个进行体重称量,得到 110 名男童的体重测量值,组成样本。当然获取样本仅仅是手段,通过样本信息来推断总体特征才是研究的目的。

一、抽样原则

抽样的原则是保证样本的可靠性和代表性。

(一)保证样本的可靠性

可靠性指样本中每一观察单位确实来自同质总体,如研究对象为病人,则对研究对象的确认要依据明确的纳入标准(inclusion criteria)和排除标准(exclusion criteria)。

纳入标准的要点是从复杂的群体中,选择具有相对单一临床特点的对象进行研究。例如某案例中研究的纳入标准为:①肿瘤病理分期为Ⅲ期或Ⅳ期;②估计生存期>6 个月;③KPS 评分>50 分;④年龄≥18 岁。

在纳入标准中,通常包括了诊断标准(diagnosis criteria)。诊断标准是对病种、病型、病程、病情等做严格区分,给出正确诊断。确定疾病诊断标准应注重参考国际上如 WHO所建议的通用标准,如高血压、心肌梗死、糖尿病等,取得诊断标准的一致,也便于国际比较和交流。

另外符合护理研究的实施和结果受着研究对象的来源、病情、社会经济地位、心理特点以及接受种种治疗的因素影响。为了防止这些因素的干扰,对符合纳入标准的潜在研究对象,还应根据研究目的以及干预措施的特点,制定相应的排除标准(exclusion criteria)。如在上述案例中,研究的排除标准为:①意识不清或无法配合者;②穴位按摩部位局部皮肤严重破损者。在纳入和排除标准的共同控制下,使符合诊断标准的入组病例相对单一,从而避免过多干扰因素,使研究结果有相对可靠的病理基础。

(二)保证样本的代表性

代表性指样本能充分反映总体的特征,要求样本必须满足两条原则。

（1）随机化原则。所谓随机化原则（randomization），是指在进行抽样时，总体中每一个体是否被抽取到，不是由研究者主观决定，而是每一个体按照概率原理拥有均等的被抽取到的可能性。因为在一个人群中，某些因素或某些方面的特征并不是均匀分布的，这就要求在抽取调查样本时，不能随意地，或主观地进行选择，而是采用一定的抽样技术进行随机抽样，因而有相当大的可能性使总体的某些特征在样本中得以体现，使样本能够代表总体。

（2）足够的样本容量。即应保证样本中有足够的变量值个数。"足够"的标准要根据研究的精度和变量的变异程度确定。通常精度要求越高，样本含量要求越大；变量的变异越大，样本含量要求越大。

只有满足上述原则，才能保证样本最大可能地代表总体，才能保证以样本信息为依据的研究结果推断总体特征的可能性。

二、抽样的过程

（1）明确研究总体。根据护理研究的目的界定恰当的研究总体，这个是研究的关键环节。如果研究的对象是病人，要根据研究的目的，对研究对象的人群特征及范围的大小有明确的规定，包括所依据的诊断标准、纳入标准和排除标准。还要考虑在这个人群开展研究的可行性问题。

（2）确定抽样框。在抽样之前，总体应划分成抽样单位，抽样单位互不重叠而且能集合成总体，总体中的每个个体只属于一个抽样单位。抽样框是一份包含所有抽样单位的名录和排序编号。

（3）明确合适的样本量。根据研究的相应目的、方法、要求和相关资料确定研究所需要的合适的样本量。

（4）确定抽样方法并抽取样本。当样本量确定后，应确定抽样方法并实施抽样。抽样方法的选择应根据研究对象的人群特征来进行。如果研究对象的人群特征差异较大（可分为若干层），可采用分层抽样方法。如果调查样本量大，涉及单位多，且各单位情况比较一致，可采用整群抽样方法。如果是一项大范围调查，可采取多级抽样方法。在抽样完成后，研究者还需要回顾、分析抽样全过程，保证抽样全过程合理，抽取的样本能够代表总体。

三、抽样方法

研究者确定采用抽样研究后，会根据样本量大小、研究性质、统计学方面的考虑等决定采用哪种具体的抽样方法。抽样方法有多种，可以归纳为概率抽样与非概率抽样两类。

1. **概率抽样**（probability sampling）

概率抽样又称随机抽样（random sampling），是根据概率理论，通过随机化的具体操作程序，保证总体中的每个研究个体均有相等的机会被抽中的抽取样本的方法。随机抽样和随机分配是两个不同的概念。随机分配是将实验对象随机分到研究的各组别中，即每个实验对象均有同等机会被分配到每组。常用的概率抽样法包括简单随机抽样、系统抽样、分层抽样、整群抽样和多阶段抽样。

（1）简单随机抽样（simple random sampling）。简单随机抽样又称单纯随机抽样，是指总体中的每个研究个体被选入样本中的概率完全相同，决定哪一个研究个体进入样本完全随机决定。它是概率抽样中被广为使用的一种方法，也被认为是最完全的概率抽样。简单随机抽样也是其他抽样方法的基础。具体方法是先将总体中的全部研究单位统一进行编号，再用抽签、随机数学表法或计算机抽取等方法随机抽取进入样本的号码，表明该号码代表的研究单位已经入选了样本，已经入选的号码在后续的样本抽取中一般不再列入，直至抽取到预定的样本量为止。正确运用随机数字表能保证抽样的随机性，但要求有随机数字表，并学会正确使用。

简单随机抽样方法容易理解，实施简单，但要求事先把所有研究对象编号，因此当研究对象较多时，甚为繁复，往往难以做到。当抽样比例比较小时，得到的样本对总体的代表性差。单纯随机抽样计算均数（或率）和标准误（是衡量抽样误差大小的指标，值越小，样本对总体越有代表性）比较方便。

例 简单随机抽样实例分析

某医学院老师要了解该校 2 000 名医学生的考试焦虑问题，计划采用随机数字表的方法抽取其中的 100 名医学生进行调查。如何从 2 000 名学生中抽取 100 名学生，如采用随机数字表法，具体方法如下：首先将 2 000 名学生编号：0000，0001，0002，……，1998，1999，然后在随机数字表中任意指定某行某列的一个数字，向任何一个方向摘录数字，以四个数字为一组，这些四位数中凡大于 2 000 直至 4 000 者，均减去 2 000；大于 4 000 直至 6 000 者减去 4 000，以此类推，使每一组数字都不大于 2 000。如后面得到的一组不大于 2 000 的数字与前面的数字相同，则弃去，共取 100 组不大于 2 000 的数字，与这些数字相对应的 100 名学生就构成本次调查的样本。

（2）系统抽样（systematic sampling）。系统抽样又称等距抽样或机械抽样。具体方法是：先将总体中的每个研究单位按某一特征顺序编号，并根据抽样比例即样本含量与总体含量之比规定好抽样间隔 H（抽样比例的倒数），再随机确定一个小于 H 的数字 K，然后以 K 为起点，每间隔 H 抽取一个编号，将这些编号所代表的研究单位组成样本。

系统抽样方法简便易行，被选入样本的研究单位在总体中的分布比较均匀，一般情况下，其抽样误差比简单随机抽样小，对总体的估计较准确。当研究者获得总体的所有按顺序排列的个体名单时，多采用该方法。但当编号所代表的研究单位具有一定的周期性趋势或单调递增（或递减）趋势时，系统抽样得到的样本会有明显的偏性。如，对某高校学生在校学习成绩进行抽查，若每一班的学号是按入学成绩由高到低或由低到高来编制的，则由于入学成绩与在校学习成绩有一定关系（即按学号，成绩存在单调递减或递增趋势），现如按学号做系统抽样，每班 30 人，如果抽样间距为 30，此时系统抽样就可能产生明显的误差，可能抽到的作为调查样本的学生的成绩普遍较好（或较差），因此所得到的样本对总体就缺乏代表性。因此，当研究单位分布比较均匀时，系统抽样才比较合适。但在分层抽样中，每层可以独立采用系统抽样。

例 系统抽样实例分析

某研究者欲调查医学院护理专业女生对乳腺癌自检技能的掌握状况，计划调查的样本量为 120。已知该医学院护理专业共有女生 1 200 名，如何从 1 200 名女生中抽取 120 名学生？若用系统抽样方法，具体方法如下：首先对全院女生按学号顺序统一编号：0，1，2，……，1198，1199，总体含量 $N=1\ 200$，样本含量 $n=120$，抽样间隔 $H=1\ 200/120=10$。随机确定 $K\ (K<H)$，例如 $K=6$，然后，每隔10，抽取一个编号，得到16，26，36，.……，1196，与6一起，共得到120个编号，这些编号所对应的120名学生组成该研究样本。

（3）分层抽样（stratified sampling）。分层抽样是指先按照某种特征将总体分为若干相互之间差异较大的组别、类型、区域等，称之为"层"（strata），再从每一层内按比例随机抽取一定数量的研究单位，合起来组成样本。如研究某医院护士的心理应激水平，该医院本科学历的护士占10%，大专学历的护士占50%，中专学历的护士占40%，假如想抽取一个100人的样本，则可以按学历分"层"，从本科、大专、中专学历的护士中分别随机抽取10人、50人、40人，合起来组成所需的样本。

在分层抽样时，还可对各层进行独立分析，但分层常使得各层在样本中所占的研究单位含量不相等，如上例，以学历来分层，本科学历、大专学历、中专学历的护士数目皆不相等。抽样时样本中每一层的个体数量，要根据它们在总体中所占比例确定，结果样本中本科学历的护士只有10人。假如研究者想对本科学历的护士做进一步深入探讨，这10名本科护士就不具有代表性，这时研究者应该放弃原有的比例而加大稀少部分的抽样数，使所抽取的样本更具代表性。

分层可以使各层内具有较好的均质性，然后在均质的各层内以随机方式抽出恰当的研究单位。这种抽样方法可以更好地保证样本对总体的代表性。各个层内的各研究单位的观察值变异越小，各层间均数（或率）差别越大，分层效果越好，抽样误差也越小。因此，分层抽样时要注意选择分层用的特征指标与分层标志，应能使各层内的差异较小，层间差异较大。

例 分层抽样实例分析

某研究者欲了解某初中学生心理健康状况，研究确定样本量为105，已知该初中学校有1 050名初中学生。研究者考虑到心理健康状况和学生的年级有关系，所以拟采用分层抽样的方法。按分层抽样的步骤，首先按年级分层，即分为初一年级、初二年级、初三年级三个层次，分层要求每层的各个个体互不交叉，即遵循不重复、不遗漏的原则。其次按比例确定每层抽取个体的个数。抽取每个年级学生人数比例为 $105÷1\ 050=10\%$。已知该初中学生一年级有400名，二年级有300名，三年级有350名，按比例计算出每个年级需要抽取的人数：一年级 $400×10\%=40$ 名，二年级 $300×10\%=30$ 名，三年级 $350×10\%=35$ 名，一共需要抽取105名；然后对每个年级的每个学生进行编号，再按照前面介绍的简单随机方法，如随机数字表法进行随机抽样。抽取出的105名学生即组成本次调查的样本。

在分层抽样过程中，可对不同层采用不同的抽样方法，如调查某市区医务人员工作的满意度，可将医务人员分为大型医院与社区医院两层，大型医院可以按照工资号进行系统抽样，社区医院可以采用整群抽样的方法。

（4）整群抽样（cluster sampling）。整群抽样是指将总体中所有的研究单位按某种属性分成若干个群体，再从这些群体中随机抽取其中一部分群体，其内的全部研究单位构成样本。即整群抽样不是从总体中逐个随机抽取个体，也不是从每个层随机抽取个体，而是以群为单位进行抽样。如研究的问题是某市社区医院护士的工作满意度及相关因素，调查的总体是一个市的所有社区护士，可以将该市的每所社区医院都看成一个群体。对所有的社区医院进行编号，从中随机抽出若干个社区医院，然后对被抽取社区医院中的所有护士进行调查，这称为单纯整群抽样。如果不是调查被抽取社区医院中的所有护士，而是在其中随机抽查一部分护士，那就是两阶段抽样（two-stage sampling）。这些医院称为初级抽样单位，而每一名护士称为二级抽样单位。整群抽样在下面两种情况下适用：第一种情况是由于时间等问题，不能进行简单随机抽样和分层随机抽样；第二种情况是组成总体的个体不明确，无法获得总体中所有个体的名单。

整群抽样易于组织实施，可节省人力物力，比较适用于大规模的调查。但当群体间差异较大时会增大抽样误差，所以在分群时应尽量使群体间差异较小，使抽取的群体数相对较多，可减少整群抽样带来的误差。如果确定所抽取的样本量是一定的，可以采用增加抽样的群体数而相应地减少每个群体内的研究单位数的方法减少误差。

例 整群抽样实例分析

某研究者欲调查某市社区医院护士工作满意度及相关因素，需调查200名社区护士。已知该市一共有30个社区，总共拥有社区护士人数为900名。因获得总体中每一个护士的名单比较困难，所以采用随机数字表、系统抽样法或分层随机抽样难度较大，因而研究者拟采用单纯整群抽样。具体方法是把该市的30个社区按1，2，3，……，28，29，30编号，因每个社区平均护士人数为900÷30＝30人，总共需要200名社区护士，初步估算要抽取200÷30＝7个社区，随后通过随机数字表法或计算机随机选出7个社区，如果这7个社区的所有护士人数不够200名，可以再随机抽取一个社区；如果抽到6个社区，社区总护士人数已达200名，则也可以抽取6个社区。这些抽到的社区中所有的社区护士组成研究的样本。

上述四种抽样方法都是单阶段抽样，其中的简单随机抽样是最基本的方法，也是其他抽样方法的基础。四种抽样方法按抽样误差大小排列为：分层抽样＜系统抽样＜简单随机抽样＜整群抽样。

（5）多阶段抽样。在实际抽样时，不仅要考虑抽样误差的大小，同时也要考虑操作上的可行、方便，所以往往多种抽样方法联合使用或多级抽样。这是大型调查时常用的一种抽样方法。从总体中先抽取范围较大的单元，称为一级单元（如县、市），再从抽中的一级单元中抽取范围较小的二级单元（如区、街），这就是二阶段抽样。若再继续从已抽出的区、街中抽取选民，这就是三级抽样。还可以推而广之，做更多阶段的抽样，三阶段以上的抽样通称为多阶段抽样（multistage sampling）。多阶段抽样过程也常结合使用上述不同的基本抽样方法，以保证样本的代表性。

例 多阶段抽样实例分析

某研究欲了解某市居民对健康影响因素和健康行为的认知程度，欲调查7 200名居民。已知该市共有51个街道，每个街道包含有若干个社区。由于本研究总体单元数目较大、分布较广，若实行简单随机抽样，需要对所有研究对象进行编号，实施过程非常困难；如果按照街道采用整群抽样，则要求研究者对各个街道、社区的分布情况了解得十分清楚，做到划分的群组（街道）之间的研究对象差异尽量小、组内的研究对象差异尽可能大才可能保证抽取的样本具有最好的代表性。显然各个街道的研究对象之间的差异研究者无法控制，也很难通过重新划分群组来减小各个街道之间的差异，所以该方法不适用于本研究。而如果采用分层抽样，则研究者需要对51个街道单元的社区数量以及每个社区的人口分布情况都了解得很清楚，然后才能根据比例进行样本的抽取，这对大型研究来说不可行，也不可取。因此本研究采用多阶段抽样的方法，预计抽取 18 个街道，每个街道抽取 2 个社区，每个社区抽取 100 户家庭，每个家庭抽取两名居民，若该家庭不足 2 名居民，则在该社区增加家庭户数，直到样本量达到 7 200 名。具体方法为：首先进行一级抽样（从总体中抽取范围较大的单元，本研究中较大单元为街道），从该市 51 个街道中随机抽取 18 个街道；然后进行二级抽样（从抽中的单元中抽取较小单元，本研究较小的单元为社区）：从每个街道中抽取 2 个社区；进行三级抽样（从抽中的较小单元中抽取更小的单元，本研究中指家庭），从抽中的每个社区随机抽取 100 户家庭；再从抽中的每户家庭随机调查 2 名居民；最终每个社区调查约 200 人，最后抽取的 7 200 名居民为该研究的调查对象。这样既使抽样工作简单化，也尽可能地保证了样本的代表性。

2. 非概率抽样

非概率抽样（non-probability sampling）也称非随机抽样，是指抽样未采用随机抽样的方法，总体中的每一个研究单位被抽取进入样本的概率是不确定的。研究者可以根据自己的方便或主观判断抽取样本。虽然根据样本调查的结果也可以在一定程度上说明总体的某些性质和特征，但是无法用统计推断的结果来推论总体。因此非概率抽样的样本代表性方面不如概率抽样。但是在许多专业的研究中其仍是较实用的获得研究样本的方法，包括社会学、护理学等仍较多地应用非概率抽样。非概率抽样主要有四种方法：方便抽样、配额抽样、目的抽样及滚雪球抽样。

（1）方便抽样（convenience sampling）。方便抽样是指样本限于总体中易于抽到的一部分，如将容易找到的人或物作为研究对象。如教师用本校的学生，护士调查本病房的病人等。常见的方便抽样是偶遇抽样（accidental sampling），即研究者将在某一时间和环境中所遇到的每一总体单位均作为样本成员。"街头拦人法"就是一种偶遇抽样。方便抽样是非随机抽样中最简单的方法，其优点是方便、易行、省时省钱。其缺点是被抽到的样本不一定能代表总体，会造成较大的偏差。因其准确性和代表性差，一般应尽量避免使用。如果只能采用这种方法，在分析结果时，应特别慎重。

例 方便抽样

研究者欲通过问卷调查了解某三甲医院门诊病人就诊体验的满意度情况，计划调查 500 人，已知该医院每天门诊量约 5 000 人。由于门诊病人就诊地点主要集中在门诊部，流动性大，病人随意性高，且一般就诊完毕即离开医院，无法对每位病人进行编号，实施随机抽样，即使进行了编号也无法保证每个被抽取的病人一定在场，他们可能已经就诊完毕离开医院。因而本研究采用方便抽样的方法，首先确定调查地点为某三甲医院门诊部，这样可以更方便地纳入实验对象；发放问卷时对遇到符合标准的门诊病人就纳入进来，依次标记为 1，2，3，……，498，499，500。不考虑就诊顺序，就诊病种等差异，直到填写问卷的人数达到 500 人即组成该研究的样本量。

（2）配额抽样（quota sampling）。配额抽样是指研究者根据总体内有层的特性，将总体依照某种标准分层（群），根据总体内各层（群）的构成比，按比例抽取各层（群）中的研究单位作为样本。配额抽样与分层概率抽样相似，但分层概率抽样的各层样本是随机抽取的，而配额抽样的各层标本是非随机的。如研究者想调查护生对护士角色的看法，准备抽取 40 人的样本。某护理学院的学生共 200 人，一、二、三、四年级分别占 20%、25%、

30%、25%。进行配额抽样时，按照各年级学生占学院学生总数的比例，分别从一、二、三、四年级分别抽取 8 人、10 人、12 人、10 人，至于选到哪位学生进入研究样本，则不是随机的。配额抽样是在方便抽样的基础上增加了分层配额的抽样策略，是经常使用的非概率抽样。

例 配额抽样

某研究欲通过网上问卷调查的方式了解医学院毕业学生的健康相关行为知晓率，计划纳入学生 400 名。由于医学生的健康相关行为跟所学专业相关，因而按专业抽取样本，代表性会更好，但考虑到该调查方式需要学生自愿参加填写，无法对参加的学生进行随机抽样，因为本研究采用配额抽样的方法。具体方法是：①首先根据专业进行分层，即分为临床医学专业、医学检验专业、护理专业、医学技术专业和康复医学专业 5 个层次；②计算出需要抽取的比例，已知该医学院共有毕业医学生 4 000 名，则抽取比例为：400÷4 000＝10%；③然后进行配额计算：其中临床医学专业学生 1 600 名，医学检验专业学生 600 名，护理专业学生 700 名，医学技术专业学生 600 名，康复医学学生 500 名。按照比例，每个专业需要调查的人数为：临床医学 160 名，医学检验专业学生 60 名，护理专业学生 70 名，医学技术专业学生 60 名，康复医学学生 50 名。

第三节　样本含量估计

护理研究人员在抽样设计中需要解决有关研究所需样本含量的问题。样本含量（sample size）是研究者在保证研究结论的可靠性的前提下，确定的该研究中所需要的最低研究单位的数量。

一、样本含量的估计方法

（一）与样本含量相关的一些参数

（1）检验水准（α 值）。检验水准即本次研究允许的第一类错误概率，也称假阳性率，是统计学上显著性水平，通常 α 值设定为 0.05 或 0.01。这就是希望在 $\alpha=0.05$ 的水准上发现差别，还是希望在 $\alpha=0.01$ 的水准上发现差别。α 越小，即假阳性率越低，另外还应明确是单侧（α）或双侧（$\alpha/2$）检验，一般认为双侧检验较为稳妥。此外，估计样本含量时还应当根据专业知识确定用单侧检验还是双侧检验。同一实验，若既可用单侧检验又可用双侧检验，则前者所需例数要少些。

（2）检验效能（power of test）。检验效能也称把握度（power），即在特定的 α 水准下，若总体间确实存在差异，该项研究能发现此差异的能力（真阳性）。β 是第二类错误的概率，即不能否定无限假设的概率，也称假阴性率，一般取单侧。而把握度就是 $1-\beta$，其意思是如果两组确有差别，则在每 100 次实验中平均能发现出差别的概率。把握度可用小数（或百分数）表示，一般取 0.99、0.95、0.90 或 0.80。样本容量越大，检验效能越高；样本容量越小，检验效能越低。

（3）总体标准差 σ 或总体率 π 的估计值。它们分别反映计量资料和计数资料的变异程度。一般是根据前人经验或文献报道做出估计。如果没有前人经验或文献报道作为依据，可通过预实验取得样本的标准差 S 或样本率 P 分别作为 σ 和 π 的估计值。σ 的估计值越大，π 的估计值越接近 0.5，所需样本含量越大；反之，σ 越小，π 的估计值越远离 0.5，所需样本含量越小。

（4）容量误差 δ。容量误差是研究者要求的或客观实际存在的样本统计量与总体参数之间或样本统计量间的差值。由于抽样误差的影响，用样本指标估计总体指标常有一定的误差，因而要确定一个样本指标与总体指标相差所容许的限度。此值要求越小，所需例数就越多。对于计量资料，δ 为两均数差值或实验前后的差值等。对于计数资料，δ 为具有临床意义的有效率或患病率等差值，可通过预实验，也可以通过查阅文献，以专业上有意义的差值代替。容许误差既可以用绝对误差来表示，也可以用相对误差来表示。在其他条件确定的情况下，容许误差越小，样本含量越大；反之，容许误差越大，样本含量越小。

（二）确定样本含量的方法

护理研究中，通常可以通过经验法、查表法、计算法等方法确定样本含量。

（1）经验法。根据前人无数次科研实践经验所积累的一些常数作为大致的标准。例如，在干预性研究中，一般认为采用计量指标的资料如果设计均衡，误差控制得较好，样本含量可以小些，每组样本含量为 30～50 例，采用计数指标的资料则样本要大些，即使误差控制严格，设计均衡，每组样本含量也只有 50～100 例；在调查性研究方面，一般认为确定正常值范围的研究项目样本含量至少需要 100 以上；地区性调查样本含量通常为 500～1 000；全国性调查样本含量为 1 500～2 500；脑瘤死亡率调查不能少于 10 万人口；估计人口年龄，性别构成的抽样为总人口数的 1/10；描述性研究一般样本含量应为总体的 10%～20%；如果做判别分析，样本含量可为自变量个数的 10～20 倍。

（2）查表法。利用根据数理统计已专门编制成的样本量查询表，一查即得，十分便利。查表前，也需要提前确定检验水准 α、检验效能 $1-\beta$，容许误差和差值 δ，以及总体标准差 σ 或总体率 π。在预试验中所获得的某些初步数据，常可为样本含量估计提供有用的参考资料。

（3）计算法。计算法亦称数学法，通过一定的数学公式估算出所需样本含量。研究资料的性质不同、研究的科研设计不同、抽样方法不同，估算样本含量的公式也不相同。

二、样本含量估计的注意事项

（1）选择恰当的估算样本的方法。因为研究目的、研究设计、抽样方法等不同决定了估算样本的方法、公式的不同。如样本均数与总体比较（或配对比较）、两样本均数比较、两样本率比较等，均有各自相应的样本估算公式。因此，应按照相关适用标准的说明，选用正确的估算样本含量的方法。

（2）尽量选择单一总体，保证指标客观。减少研究单位的个体差异，如比较吸烟与不吸烟的肺功能时，采取同年龄、同性别比较等；尽量选择客观指标，取数值变量、计量指标、多变量综合指标等；选择较优的实验设计方案，严格控制实验条件，如配对设计、交叉设计、随机区组设计等；多组设计时，各相同的样本含量最好相等。

（3）多种样本含量估计方法相结合。如确定临床参考值，要求 n 应大于 100 例；若采用计算方法进行估计时，可多做几种估算方案，以便选择；如粗估样本率可以取几种不同的值作估算。

（4）必须考虑样本的丢失情况。由于估算的样本含量是最少需要量，在抽样过程中，受试者不合作、中途失访、意外死亡等都会减少有效观察对象，故进行实验时尚需增加 10%～15%，而有的重复调查的失访率可以更高。

 本章小结

研究对象包括有限总体、无限总体、目标总体和可得总体。

研究对象抽样过程中存在系统误差和随机误差。

抽样的过程包括明确总体，列出抽样标准和选择合适的样本量及抽样方法，保证样本的代表性。

 课后练习

1. 正确陈述研究设计的分类。
2. 以 5 名学生为一组，针对感兴趣的护理问题，选择合适的研究对象，并计算样本量。

第五章 研究变量和研究工具

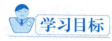

通过本章的学习，学生应能够：

1. 准确说出变量、自变量、因变量、外变量的概念。
2. 准确说出研究工具和效度的概念。
3. 根据研究目的和研究设计，确定干预性研究中的自变量、因变量及混杂变量。
4. 根据研究目的及研究变量之间的逻辑关系，确定研究的主要结局指标和次要结局指标。
5. 根据研究变量选择恰当的研究工具。

第一节 明确研究变量

一、变量的概念

在每一个研究课题中，包含常量和变量两个类概念。常量是指一个不变值的概念，如护士、医生、糖尿病患者等，与常量对应的概念是变量（variable），其是在研究过程中可以测量、操纵或控制的具有不同抽象程度的概念，如体重、身高、血糖、血压等。变量可以观察或测量，变量的观测值就是变量值，有时也称数据或资料（data）。另外，变量又分为具体的概念和抽象的概念，其中具体的概念有年龄、体温、呼吸、脉搏等，抽象的概念有生活质量、工作满意度、社会支持等。

二、确定研究变量的方法

明确研究问题之后，需要进一步明确研究变量。通过文献查阅并结合研究目标可以确定研究变量是什么以及研究变量的测量指标是什么（即理论性定义与操作性定义）；其次，根据研究设计的类型把研究变量进行分类，这样更加明确变量间的相互关系与作用；最后，明确研究变量如何测量，即如何从操作性定义转为研究测量工具。

（一）根据文献分析确定研究变量

（1）从研究变量到测量指标。通过文献以及结合研究目标和变量间的逻辑关系，明确研究变量可测量的指标是什么，其中研究的主要结局指标是什么，次要结局指标是什么。

（2）明确研究变量的理论性和操作性定义。变量的概念可以从理论性定义（theoretical definition）和操作性定义（operational definiton）来界定。理论性定义指对研究变量本质的概括，以揭示其内涵，并将其与其他变量区别开来。操作性定义指对用可感知、度量的事物、事件、现象和方法对其变量或指标做出具体的界定。通过文献查阅与分析，就是要确定概念的理论性定义与操作性定义。

（二）根据研究设计确定研究变量

无论是描述性研究设计还是干预性研究设计，都涉及人口学变量。人口学变量是指研究正被测量的研究对象的一些特征，用于描述样本，如性别、年龄、民族、教育水平、收入等。存在健康问题的人群的研究，常常还需要描述其诊断、患病时间、住院时间等疾病和治疗相关的信息。除了人口学变量之外，还应根据研究的目的和研究设计，确定研究中的主要变量。

1. 描述研究中的变量

指研究的目的是观察或测量，且在没有施加人为干预措施的自然环境下的变量。这类变量的特点是没有被操纵，也不测量变量间的因果关系。例如，研究"老年高血压病患者的生活质量如何"，

2. 实验性研究和类实验性研究中的变量

指与研究有关的条件、措施、方法、现象或特征，在这一类的研究中，变量分为自变量、因变量以及混杂变量。

（1）自变量（independent variable）。是指能够影响研究目的的主要因素，自变量不受结果的影响，却可以导致结果的产生和影响结果，在一个研究中，自变量通常是研究者控制和操作的变量。例如，在"社区干预对老年慢性病患者生活质量的影响"中，社区干预就是自变量。

（2）因变量（dependent variable）。指要观察的结果或反映，它随自变量改变而改变，也可受其他因素的影响。在"社区干预对老年慢性病患者生活质量的影响"中，生活质量就是因变量。

（3）混杂变量（extraneous variable）。混杂变量又称外变量或干扰变量。指某些能干扰研究结果的因素，应在研究设计中尽量排除。对于外变量，可通过设立对照，采取随机分组，盲法等进行控制。在护理研究中，为判定自变量与因变量之间关系的确定性，要尽可能控制外变量，以降低外变量对研究结果的影响，提高研究结果的客观性和科学性。

在"社区干预对老年慢性病患者生活质量的影响"中，病人的年龄、文化程度、患病时间长短及对疾病的认识等就是混杂变量。

第二节　研究工具的概述

研究工具是指研究人员针对某个概念或变量收集资料所采用的工具，广义上，研究工

具也是研究人员处理和解释资料的一种专业性技术和手段，因此研究工具在科学研究中对结果的真实性和可靠性有着至关重要的作用，本节主要介绍研究工具的类型。

研究工具既包括有形的研究工具，如测量工具实验设备、计算机以及众多用于研究的特定物品，也包括无形的研究工具，如研究某一问题的特有方法、实验程序和数据分析处理技术等。

以下介绍几种常见研究工具的类型。

（一）仪器、设备、试剂等测量工具

在临床护理研究中，经常使用一些仪器、设备、试剂等工具进行资料收集，如 CT、X线、血液常规检查、B 超、血压计、体重计、各种检查试剂等；在实验室基础研究中，常见的有低温冰箱、分光光度仪、离心机、抗体试剂等。在护理心理学研究中，常见的有斯金纳箱、生物反馈仪、错觉仪等。

（二）问卷或量表

问卷（questionnaire）和量表（scale）均是护理研究中经常使用的资料收集工具。问卷和量表均是为了收集人们对某个特定问题的态度、价值观、观点或信念等信息而设计的一系列问题。一般而言，问卷的范畴相对宽泛，只要针对某一主题而设定的一系列相关问题的集合都可称作问卷，其内容可包括人口学资料（如性别、年龄、婚姻状况等）、事实性资料（如身高、体重、检查结果等），以及态度和心理学概念性资料（如满意度、知晓度、焦虑等）；其问题形式和应答项可多样化（见本章第三节）。如艾滋病相关知识答卷、宫颈癌病人出院健康需求问卷、糖尿病病人健康自我管理评估问卷等。而量表则以测量心理学上的概念为主，通常一个量表只测量一个心理学的概念，该概念可有下位概念；其应答项往往统一形式，如李克特量表、Beck 的抑郁自评量表、SF-36 生活质量评定量表、家庭功能量表等。在实际研究中，可以采用已经被公认的问卷，或自行编制；量表的应用也可以采用已经被广泛公认的、具有较好信效度的量表，或是应用经过翻译、回译和文化调适后的国外量表；如果要自行编制量表，则需要进行量表信效度的测评，达到相应标准之后，方可应用。

（三）图书馆及其所拥有的资源

在进行一般综述、系统评价和 meta 分析（也称荟萃分析）时，研究的对象是已经发表的文献，此时，图书馆及其所拥有的数据库等资源就是研究者的研究工具，用于全面查询相关文献。

（四）计算机及其软件、互联网

随着互联网技术的日益发达，大数据库的综合应用，利用计算机网络系统进行数据收集和整合，以及数据的分析和处理显得越来越高效。此外，计算机作为辅助资料收集工具在各国研究中较为常见，如将调查问卷制作电子版，通过软件设计，使研究对象在填写时更为直观和清晰，并直接与统计软件连接，减少了资料手工输入的环节，也提高了资料录入的准确性。

（五）研究者本人

在质性研究中，研究者本人则为研究工具，研究者通过观察、访谈、文献查询、归纳等对文字性和图像性等资料进行收集和分析。相关内容在第十章质性研究中阐述。

第三节　问卷的编制

在调查研究中最主要的研究工具之一就是问卷，在选择问卷时，要遵循以下原则：首选已在研究人群中使用，被广泛认可的问卷。若没有该类问卷，则查询在不同文化人群中研究相同概念的问卷，进行翻译及文化调适，以适合本研究人群。若前两者均无，则需要根据问卷编制的原则，通过文献检索、专家咨询、研究对象访谈等方式编制问卷。

一、问卷编制的原则

（一）目的明确

问卷要根据研究的课题和研究的概念（变量）来编写条目。如果研究目的明确、重点突出则没有可有可无的问题。

（二）结构合理、逻辑性强

问题的排列应有一定的逻辑顺序，符合应答者的思维程序。一般是先易后难、先简后繁、先具体后抽象。如通常将人口学资料列在最前面，而将抽象的生活满意度、敏感性的话题如性行为等放在靠后的位置。

（三）通俗易懂、适合应答者

问卷的结构应使应答者一目了然，并愿意如实回答。如对于老年人可以设置较大字体，对于儿童可以使用视觉模拟问卷等。问卷中语气要亲切，符合应答者的理解能力和认识能力，避免使用专业术语。对敏感性问题采取一定的调查技巧，使问卷具有合理性和可答性，避免主观性和暗示性，以免答案失真。

（四）问卷长度适宜

可以根据一般的经验或预试的结果确定适当数量的题项。一般用于成人的问卷，完成时间不应超过 30 分钟；针对儿童的问卷，完成时间不应超过 15 分钟。

（五）便于资料的校验、整理和统计

在提出问题时，应充分考虑问题的统计分析方法，避免出现无法分析、处理或使处理过程复杂化的问题和答案。

二、问卷编制的方法

问卷编制时，首先明确问卷内容的主体结构，即问卷由哪几部分组成。一般而言，问卷应包括两大部分：一是人口学资料部分；二是与调查研究主题相关的资料部分，该部分又可分为事实性资料、态度性资料、心理学概念性资料。

(一) 总体步骤

（1）明确问卷编制框架。列出研究目的和主要研究概念，明确所需要设计的问卷主题。

（2）编写问卷条目。编写问卷条目可以有两种方式。一种是运用有问卷中的条目。查找文献，在已运用成熟的问卷中只找测量相关概念的条目，在原作者同意下，可修订整个问卷或部分条目，使其满足自身研究需求。运用现成条目的一个优点是可以确保条目的表面效度，但是若现成条目运用于不同文化人群，需要通过预调查以确保其适用性。另一种是自行编写新条目。新条目可按照推理法进行编制，即根据研究目的和理论依据推论出能测评出这些内容的项目，对要测量的概念进行操作性定义，该步骤一般通过查阅相关文献、回顾以往经验、参考专家意见、访谈相关研究人群、参考相关调查表等方式完成。在编写条目初期，强调条目丰富性，将尽可能多的条目纳入条目库，以备甄选。条目编写也需要遵循特定原则，具体见本节后文"编制问卷条目的注意事项"部分。

（3）条目的筛选与排序。编写的最初条目数一般要大于最终形成的条目数。通过编写者的反复推敲可以酌情增加或删减条目数。同时，要根据研究目的或研究概念，对编写的条目进行排序，如根据概念的类属关系将条目分成几组；或者根据问题答案种类，将类似问题放在一起，以利于研究对象填写答案；或者根据其他的逻辑顺序，如时间、从全局到个人等顺序。

（4）设计答案形式。详见本节后文"问卷条目类型"部分。

（5）编制指导语。每份问卷前应有简短的指导语，目的是说明问卷调查的目的和内容、填写的方法、填写问卷大致需要的时间。

（6）润饰文字。问卷总体要求是简洁、易读、易懂，尽量避免使用术语。

（7）专家效度评定。请该领域资深专家对问卷初稿进行内容效度评价，找出不相关和不清楚的条目，进行修订和调整。

（8）问卷预试验。问卷在正式运用于研究之前，需要在小范围研究对象中预试验，以确保同种语言的可读性、条目应答项的完整性、测量内容的合适性等。如编制的是标准化的问卷或量表，则在进行预试后要经过探索性因子分析和验证性因子分析进行结构效度的考评。

(二) 问卷条目类型

大部分的问卷条目可以自行编制，如果测量态度和心理学概念，则也可以使用公认的量表。问卷的条目类型多样，可以根据测量的主题自行设置。

1. 封闭式问题 (close-ended question)

封闭式问题是结构性最强的问题，答案预先设定，研究对象在事先设定的选项中进行选择。封闭式问题相对而言快捷有效，特别是在有限的时间内或者对于敏感性问题，封闭式问题较容易获得答案。如询问对方的经济收入，以开放式问题的形式直接询问"您去年家庭年收入大约是多少?"容易引起研究对象的疑虑甚至反感,改为封闭式问题的形式,给予其选项较易获得答案。封闭式问题也有缺陷。由于其答案是固定的,当答案中没有一个符合研究对象的意愿,他又必须在其中选择一个时,则会造成资料的偏差。相对而言,封闭式问题有可能会忽视某些有重要意义的信息,同时所得到的答案也比较肤浅。封闭式问题和开放式问题应互为补充。根据问题的性质和敏感程度、研究对象的表达能力、资料收集的时间等因素,选择合适的形式。

根据答案的设置不同,封闭式问题又可分为两分制式问题、单选题式问题、多选题式问题、编序式问题、等级式问题等。

(1) 两分制式问题(dichotomous question),又称是非题型问题,答案以"是""否"的回答方式表示。两分制式的问题适合收集事实性信息(factual information),也适合收集小儿的资料。

例 您在过去一周包括今天是否有便秘发生?

□A. 是　　　　　　　　　　　　　　□B. 否

(2) 单选题式问题(single choice question),该问题一般提供 3～5 个应答项,填写者仅能选择一个应答项。该类问题适合测评知识知晓度或掌握度的资料。应答项的设置需要有且只有一个合适选项。

例 您认为成年人腋下体温正常值范围是哪一项?

□A. 35～36 ℃　　　　　　　　　　□B. 36～37 ℃

□C. 37～38 ℃　　　　　　　　　　□D. 不知道

(3) 多选题式问题(multiple choke question),该类问题一般提供 3～8 个答案,适合收集态度和意见方面的资料。该类答案设置需要一定的经验,要包含所有可能答案。如果答案设计者不能确定是否已包含所有可能选项,可增设"其他"选项,以帮助研究对象准确表达信息。

例 您是如何得知我们糖尿病自我管理项目的?(可选多项)

□A. 报纸　　　　　□B. 电视　　　　　□C. 收音机

□D. 社区宣传栏　　□E. 医院健康教育　□F. 病友介绍

□G. 家人或朋友推荐　□H. 网络

□L. 其他(请写明)

(4) 编序式问题(rank-order question),要求研究对象对所列的选择项目按某种程度排序,常见的有重要程度、偏向程度、难易程度等。排序具有多样性,可以是将所列选项排出前面几个,如三个,也可以是将所有选项排序。在该类问题设计中,由于放在第一位的选项可增加其备选率,为了减少偏差,可以将所有选项随机排序。

例 请按照 HIV 病毒在体内的浓度的大小进行排序,浓度最大的列为 1,浓度最低的列为 6。

排列以下选项:

(　　　)A. 眼泪

(　　　)B. 血液

(　　　)C. 精液

(　　　)D. 伤口渗液

（　　）E. 唾液

（　　）F. 阴道分泌物

（5）等级评分式问题（rating question），要求研究对象对某一事物或事件进行程度评定，可用文字、数字、线段等表现。等级评分式问题又可分为数字评分（如1~10评分）和Likert条目（Likert item）。数字评分见下例。

例　您对坚持体育锻炼的信心是：0表示一点也没有信心，10表示非常有信心，请您根据您的实际了解情况在相应数字上打"√"

0　1　2　3　4　5　6　7　8　9　10

Likert条目以心理学家Rensis Likert的姓命名，其选项是对事物或事件的双向、对称评价，包括同意、评价和频度方面的评定，条目答案的选择项一般可有4个、5个、7个，以5个选项最为多见。当选项数目为奇数时，有中间不表明态度选项；若为偶数，没有中间选项，研究对象一定要表明倾向。

5个选项的Likert条目答案表示赞同程度、行为出现频率、满意程度的表现方式。

例　护士给我做操作时，我感到她们在敷衍我

☐（1）非常不赞同

☐（2）不赞同

☐（3）不明确

☐（4）赞同

☐（5）非常赞同

例　最近一周，我感到自己很疲乏

☐（1）从来没有

☐（2）偶尔

☐（3）有时

☐（4）经常

☐（5）总是这样

例　您对目前的工作环境满意程度是

☐（1）非常不满意

☐（2）不满意

☐（3）不确定

☐（4）满意

☐（5）非常满意

封闭式问题答案的设置需遵循详尽和互斥的原则。详尽是指所设置答案包括了所有可能选项，研究对象不可能再其他的答案来回答问题。

例　你在化疗当天，呕吐了多少次？

☐A. 没有　　　　　　　　　☐B. 1~2次

☐C. 3~4次　　　　　　　　☐D. >4次

而下一个问题答案设置就违反了详尽这个原则。

例　请选择您的最高学历

☐A. 小学　　　　☐B. 中学　　　　☐C. 大学

对于未接受正规教育或者受过研究生教育的研究对象，这个问题就没有可供选择的选项。在某些情况下，如研究者不知道有可能出现的答案，增设一个选项"其他"，并留空白让研究对象填写，可以得到更全面的信息。

互斥原则是指选项互不重叠，研究对象能够快速辨别出适合其特点的选项。例如下一个答案设置即违背了此原则。

例 您每个月需要去医院多少次？

□A. 0 次 　　　　　　　　　　□B. 1～2 次

□C. 2～3 次 　　　　　　　　　□D. ＞3 次

2. 开放式问题 (open-ended question)

开放式问题没有对答案进行任何预先设定。开放式问题形式自由，特别适合于比较合作、善于表达的研究对象，能提供较深入的信息资料，在质性研究中常用。在量性研究中，某些问卷会在最后有几个开放式问题，以得到更全面的信息。在设计开放式问题时，应在卷面留出足够的空间让研究对象填写。

例 您对本次肿瘤造口护理培训班的建议有哪些？

3. 权宜式问题 (contingecy question)

权宜式问题是指那些对某些研究对象适用，而对其他研究对象不适用的问题。研究对象是否需要回答该问题，取决于其在其他问题中的答案（通常这个问题会设置"跳转"的提示）。如某研究拟调查照顾死亡病人的经历对护士职业观、价值观的影响，若该护士没有这样的经历，则不用回答某些问题。

例 您为濒死的病人提供过护理服务吗？

□是

□否（请跳转下面的 8～10 题，直接回答 11 题）

此外，几乎所有的问卷均会包括被调查者的人口学资料（demographic data），包括性别、年龄、受教育程度、宗教信仰、职业、年收入、民族、出生地、居住地等，用于描述研究对象特征，或者探讨人口学特征与研究关键变量之间的关系。人口学资料涉及的问卷条目类型一般包括封闭式问题和开放式问题。

例 常见人口学资料的条目类型

出生年月：_____年_____月

性别： 　　□女 　　　　　　□男

教育水平：□小学及以下 □初中 □高中 □大学及以上

婚姻状况：□单身 　　　□已婚 □离婚 □丧偶

（三）编制问卷条目的注意事项

（1）用词选择。保持语言简洁、清晰、直截了当，避免烦琐、冗长，尽量避免使用专业术语。如"您对我们的护理程序是否满意"，有些病人对该问题中的"护理程序"不太了解，这样的问题使病人不知所云。

（2）避免双重问题。双重问题（double-barreled question）是指一个条目中询问两方面的问题，但只允许一个答案。这种问题容易引起偏差，因为不能够确定研究对象是回答问题的哪个方面。在设计问题时，一个条目应只代表一个意思，避免在一个条目中问两个问题。通常可以通过检查问题中"和""或"等连接词的使用来判定。

例　您对您目前的工资待遇和同事关系是否满意？

问题分析：一个条目中询问了 2 个问题。

修改建议：可对两个主题分开提问。

（3）避免暗示答案。使用一些倾向性或者情绪性词语，容易给研究对象造成暗示，造成群体答案偏移。对于该类问题，应尽量使用中性词语。

例　您是否认为吸烟是很讨厌的习惯？

问题分析：暗示答案。

修改建议：您对吸烟的态度是？

（4）适于研究对象的阅读水平。问卷难度要与研究对象的文化水平相适应。如果研究者对研究对象的文化背景不确定，比较保守办法是假定研究对象的阅读水平相当于小学五年级学生。

（5）确保研究对象匿名。在条目设计过程中，遵循医学伦理中的隐私原则，问题不能暴露研究对象身份。例如，一般问卷中不询问研究对象的姓名和家庭地址。

（6）处理敏感问题和个人资料的方法。

①设计问卷时应考虑到问题的措辞是否可能遭人拒绝，例如家庭收入，婚姻关系等，采用列出范围让对方选择的方法比用开放式让对方写出具体数字更能获得有效答案。

②问题应无倾向性，应制造一种包容的氛围，对答案的对与错不加评判，例如文化程度中出现"文盲"往往具有歧视性。

③某些敏感性问题采用第三人称的方法更能让人接受，例如"我化疗后的脱发使我感到外出见朋友很尴尬"，改为"化疗后的脱发让人感到外出会见朋友时会很尴尬"。

④对某些敏感性问题，也可以先表明调查者的态度，例如询问性取向的问题，可以用这样的题干："有些人喜欢异性，有些人喜欢同性，有些人既喜欢异性也喜欢同性，这很正常。请问您喜欢的是？"

⑤对一些可能暴露隐私的问题或是敏感性问题，可提供"拒绝回答"的选项，以充分尊重研究对象的自主权。

（7）提供"不知道"或"没有意见"选项。对于一些知识、态度性问题，可以考虑提供这样的选项。

例　你认为 HIV 是下列哪个的简写？

A. 艾滋病　　　　　　　　　　B. 艾滋病病毒

C. 联合国艾滋病规划署　　　　D. 艾滋病防治协会

E. 不知道

（8）编写指导语。问卷前应有简短的指导语，目的是说明调查的目的、填写的方法、填写问卷大致需要的时间，对保密性的承诺等。

例　"病人满意度调查表"的指导语。

为促进医院的护理服务质量，我们将调查病人住院后对护理工作的满意度。请您回忆住院以来的护理情况。便话十分钟左右，在符合您想法的地方打钩（√），不影响您的任何治疗和护理。您所提供的资料将作为医院提高护理质量的参考，并严格保密，谢谢您的合作。

三、问卷编制实例分析

以编制一项"镇痛泵使用病人健康教育需求"的调查问卷为例，展示编写思路并评价编制好的已经应用的问卷。

（一）问卷编制的思路

（1）明确问卷要测量的主要概念。如"健康教育需求"，又分为几个二级概念，包括健康教育方式、健康教育时间、健康教育人员资质，健康教育内容（其中又包括了 PCA 的原理、安全性使用效果、镇痛知识等）。

（2）编制问卷条目。对于主要概念可以参考现有的问卷条目，以及咨询临床的护理工作者对于人口学资料和疾病相关资料则根据研究的假设设置。如果假设家庭月收入和有无医保可能影响病人的健康教育需要，则需要列出收集该资料的条目。

（3）条目的筛选和排序。可以考虑将人口学资料放在最前面询问，之后是疾病相关的资料，最后是健康教育需求的条目。

（4）设置问题的应答项。对于主要概念的问卷条目采用了李克特的分级应答方式。对于人口学资料和疾病相关的资料可采用封闭式问题和开放式问题相结合的方式。

（5）编写指导语。问卷基本成型后，编写指导语，用于介绍本研究的目的，告知填写者如何填写问卷，以及可能涉及的科研伦理原则的遵守情况，以取得调查对象的配合。

（6）请专家进行效度评定。问卷设计完成后，请专家对测量概念的清晰度、条目的完整性语言的可读性和适应性等方面做评价，增删条目，完善修订。

（7）进行预实验。测试问卷的可行性

（二）评价已经编制好的问卷

1. 符合问卷编制的原则

该问卷目的明确，旨在调查使用镇痛的病人对健康教育的需求问卷结构合理，分为两个主要的部分，一是人口学资料部分。二是镇痛泵健康教育需要调查部分。问卷条目通俗易懂，长度合适，本部分问卷在 5～10 分钟。每个条目均有清晰的标号且应答项目也均有阿拉伯数字标示，如 0、1、2 等，这些项目标识符号可作为变量名直接录入数据库，而应答项的数字也将作为数值型变量直接录入数据库。从而方便了定义变量名和变量值。

2. 问卷条目和应答项考虑周全，保证信息的全面和准确

（1）指导语清晰、准确，符合伦理规范。问卷前的指导语是知情同意书的缩略版。任何研究在纳入研究对象的时候都要征得研究对象的知情和同意，并签署知情同意书。开始问卷填写之前，再次将重要内容重复，以体现对研究对象的尊重，保障研究对象的权利。

（2）条目的应答项齐全，无重复性应答项。如婚姻状况的应答项和经济收入的应答项均很全，无遗漏，同时也无重复的现象，对于尚未列入应答项的特殊情况，增加"其他"选项，使特殊情况者可以填写。如职业一题，如果为农民，则可选择"其他"。

（3）问题设置的类型多样。本问卷中既有开放式问题，如年龄、文化程度，也有封闭式问题。

关于问题设置为封闭式问题还是开放式问题，要从问卷设置的可行性、方便填写者作答、隐私性保密等方面考虑。如"年龄"可以设置为开放式问题，因为如果涉及应答项，则可有近百个选项，不切实际，而且开放式问题，填写者只需要填写数字，较容易。而"文化程度"相对而言，只有5个左右的选项，可以设置为封闭式问题较好，如为开放式问题，填写者需要填写文字，增加了填写者的负担。对于"家庭月收入"的问题，采用封闭式问题可以在一定程度上保护患者隐私。

（4）问卷项目的提问没有双重提问的情况，没有暗示性问题存在，题目简单、易懂。

例　自控镇痛泵健康教育需求问卷

各位病友你们好，感谢你们愿意参与本次研究，此次研究目的在于了解不同病人对自控镇痛泵健康教育的需求，有针对性地为病人提供个性化的自控镇痛泵期间护理，有效地减轻病人的焦虑心理，充分调动病人的主观能动性，使病人的疼痛降低到最低程度，发挥PCA最佳效应。

PCA即病人自控镇痛，就是病人感到痛时，自行按压与PCA装置相连接的一个给药键，它就会将一定量的药注入体内，从而达到止痛的效果。

下面请根据实际需求填写以下问卷。

基本资料记录表

您好！

下面我们将会了解您的基本情况，请在横线上如实填写：在相应选项后的括号内打钩。

1. 性别：男（　　　　）　　　女（　　　　）

2. 出生年月＿＿＿＿年＿＿＿＿月

3. 职业＿＿＿＿
(1) 事业单位（　　　）　　(2) 企业（　　　）　　(3) 机关团体（　　　）
(4) 个体从业（　　　）　　(5) 其他（请写明）（　　　）

4. 文化程度＿＿＿＿

5. 婚姻状况
(1) 已婚（　　　）　　(2) 未婚（　　　）　　(3) 离异（　　　）
(4) 分居（　　　）　　(5) 丧偶（　　　）　　(6) 其他（　　　）

6. 家庭月均收入水平
(1) ≤2 000元（　　　）
(2) 2 001～4 000元（　　　）
(3) 4 001～6 000元（　　　）
(4) 6 001～8 000元（　　　）
(5) ＞8 000元（　　　）

7. 家庭居住地：
(1) 上海（　　　）　　(2) 外地（　　　）

8. 医疗费用支付形式：
(1) 医保（　　　）　　(2) 自费（　　　）　　(3) 公费（　　　）

9. 第一次使用PCA：(1) 是（　　　）　　(2) 否（　　　）（第几次）

10. 手术名称（调查者填写）：＿＿＿＿＿＿＿＿＿

11. 麻醉方式（调查者填写）：＿＿＿＿＿＿＿＿＿

12. 疾病诊断（调查者填写）：＿＿＿＿＿＿＿＿＿

第四节 研究工具性能的测定

在收集资料的过程中，要使用到各种各样的研究工具，如收集资料所用到的问卷、量表或是测量仪器等。研究工具质量的高低，将影响所收集到的资料的准确程度和可靠性，从而影响研究结果的可信性以及结论的可靠性。质量低的研究工具，不仅会影响收集到的资料的准确性，有时也会破坏整个研究设计。信度和效度是用来反映研究工具质量高低的两个指标，高信度和高效度的研究工具是良好科研的必需条件。

一、信度的概念及测定方法

1. 信度的概念

信度（reliability）是指使用某研究工具所获得结果的一致程度或精确程度。当使用同一研究工具重复测量某一研究对象时所得结果的一致程度越高，则该工具的信度就越高。同时，越能准确反应研究对象真实情况的工具，其信度也就越高。如果用体重计对同一病人同一情况下进行体重的重量测量，第一次测量与第二次测量之间仅间隔 2 分钟。如果两次测量得到的数值是一致的，则说明这台体重计的信度较高。相反，如果测出的两个数值之间有较大的差别，则说明这台体重计的信度低可信度较差，要慎重使用。再如，在护理研究中常使用的问卷、量表等研究工具，研究者希望通过它们能准确获取到被研究对象的真实情况，如有关护理满意度的问卷是否能反映出病人的真实感受和其对护理工作的评价。如果该问卷确实能准确地反映出病人的真实感受，则意味着该问卷的信度较高。

2. 信度的计算方法

稳定性、内在一致性和等同性是信度的三个主要特征。信度的不同特征对应着不同的信度计算方法。具体选择哪些特征来表示研究工具的信度，则取决于研究工具的特性和研究者所关注的研究工具的信度特征。

（1）稳定性。

①稳定性（stability）是指用同一测量工具在不同的时间对研究对象进行测量所得到的结果间的一致程度。重测信度（test-retest reliability）常用来表示研究工具的稳定性的大小，即研究者使用同一研究工具两次或多次测定同一组研究对象，所得结果的一致程度。一致程度越高，则研究工具的稳定性越好，重测信度也就越高。

②计算方法：重测信度用重测相关系数（r）来表示，范围是 0~1，相关系数越趋近于 1，则重测信度越高。

重测信度的具体计算方法：使用研究工具对研究对象进行第一次测量，隔一段时间后对同一组研究对象再使用同一研究工具进行第二次测量，然后计算两次测量结果间的相关系数，这个系数即为重测相关系数。下面以"老年痴呆病人照顾者生活质量调查"的研究为例，以 SF－36 生活质量量表进行测量，测量得到 20 名痴呆老年人的生活质量，2 周后再进行第二次测量，计算该"生活质量量表"在该人群中的重测信度。

该问卷的重测信度即为前后两列数据间的相关系数。具体计算公式为

$$r = \frac{\sum(x-\overline{x})(y-\overline{y})}{\sqrt{\sum(x-\overline{x})^2 \sum(y-\overline{y})^2}} = \frac{\sum xy - \frac{\sum x \sum y}{r_2}}{\sqrt{\sum x^2 - \left[\frac{(\sum x)^2}{n}\right]\left[\sum y^2 - \frac{(\sum y)^2}{n}\right]}}$$

$\sum x$：第一次测试 10 名研究对象个得分之和

$\sum y$：第二次测试 10 名研究对象个得分之和

$\sum xy$：10 名研究对象各自第一次与第二次测试得分乘积后的和

$\sum x^2$：第一次测试 10 名研究对象各得分平方之和

$\sum y^2$：第二次测试 10 名研究对象各得分平方之和

N：样本例数

生活质量量表的两次量值见表 5-1。

表 5-1　生活质量量表的两次测量值

研究对象	第一次测量结果	第二次测量结果
1	55	57
2	49	46
3	78	74
4	37	35
5	44	46
6	50	56
7	58	55
8	62	66
9	48	50
10	67	63
11	55	57
12	49	46
13	78	74
14	37	35
15	44	46
16	50	56
17	58	55
18	62	66
19	48	50
20	67	63

根据表 5-1 中的数据相关系数计算后得到 0.953，即 SF－36 生活质量量表在老年痴呆症病人中的重测信度为 0.953，说明该量表的重测信度很高。对重测信度的计算也可以使用

计算机软件进行，如 SSPS 或 SAS 统计分析软件，研究者将两次测量数值输入计算机后，即可通过计算机运算求得两组数据间的相关系数也即重测信度。表 5-2 所示的即为使用 SPSS 统计软件将数据输入后进行相关分析所得的结果，用圆圈圈画的即为重测信度。

表 5-2　SPSS 统计软件做重测信度示例（相关性）

	第一次测量	第二次测量
第一次测量 Pearson 相关性	1	.953＊＊
显著性（双侧）		.000
N	20	20
第二次测量 Pearson 相关性	.953＊＊	1
显著性（双侧）	.000	
N	20	20

注：＊＊在.01 水平（双侧）上显著相关

③注意事项：重测信度法的优点是简单、直观，但重测信度的计算结果受重测时间、测量环境等多种因素影响，故在使用重测信度时，要注意以下几个问题：a. 两次测量之间的间隔时间：总的原则是时间的间隔要足够长到使第一次的测量对第二次的测量结果不会产生影响，但是也不能太长以免客观情况发生改变。在进行重测信度测量时，有的研究在对研究对象进行第一次测量后紧接着就可以进行第二次测量，也有的研究需要相隔两周或者更长的时间再测量第二次。这就需要研究者根据研究工具所要测量的研究变量的具体情况确定间隔时间。如检验体重计的重测信度，可以在测量完第一次数值后马上进行第二次的测量。如要考学生会不会药物的剂量换算，可在刚考完收回考卷后立刻再考一次同样的考卷，只需将两次题目的次序颠倒打乱，使学生不容易将两次题目互相比较。通过这两次考试分数所得的相关系数，即可反映考卷这一研究工具重测信度的大小。相反，假如研究工具是用来了解病人的人格类型，刚给完问卷立刻再问一次就没有多大意义，因为病人会记得他刚才的答案，这样得到的重测信度会非常高。但是可能只是代表病人的记忆力的好坏，并不一定代表研究工具的重测信度高。在这种情况下可间隔两周后再进行第二次测量。一般而言，通常建议的测量间隔时间在 2~3 周。b. 研究工具所测量的变量的性质：由于重测信度的计算需要间隔一段时间进行再次测量，因此当研究工具用于评估性质相对稳定的问题，如个性、价值观、自尊、生活质量、成人的身高、生活习惯等变量时，可用重测信度来表示研究工具的信度。而诸如测量疼痛、行为、情绪状态、知识、应对方式等性质不稳定变量的工具，则不宜使用重测信度来反映其稳定性的高低。例如，某护士用一问卷对一组病人进行测量以了解病人的疼痛程度，过一周后她再次使用该问卷对这一组的病人进行测量，以了解该问卷的重测信度如何。病人第二次的答案可能与第一次有很大的不同，这不能说明研究工具的信度低、不可信，极有可能是这一星期病人使用了控制疼痛的药物，使问卷应答项发生了改变。因此，在使用重测信度来表示研究工具的稳定性时，应考虑此研究工具用来测量的变量性质。只有用来测量的变量较稳定时，才适合选用重测信度来表示研究工具的质量。c. 测量环境的一致：在进行重测时，应尽量保证第二次测量的环境与第一次测量的环境相同，以减少外变量的干扰。如保持相同的测试者、相同的测量程序、相同的测量时间以及相似的周围环境等。因此，在进行研究工具的重测信度的测试时，一定要交代清楚进行工具重测的过程以及间隔的时间。如

某研究者对其所拟制的"护士工作压力源调查表"进行重测信度的测试。该研究者在进行有关信度测试的描述内容中明确指出，"50 名临床护士进行了第一次调查表的填写，间隔 2 周后，再次将该调查表发给这 50 名护士进行调查表的二次填写。两次调查结果的相关系数为 0.85，即该调查表的重测信度为 0.85"。

（2）内在一致性。内在一致性（internal consistency）是指组成研究工具的各项目之间的同质性或内在相关性，内在相关性越大或同质性越好，说明组成研究工具的各项目都在一致地测量同一个问题或指标，也说明该工具的内在一致性越好，信度越高。如某问卷用于测量护理人员的工作满意度，如果组成这个问卷的所有项目都是与工作满意度相关的，则说明此问卷的内在一致性就好，信度就高。内在一致性的测量是信度测量中应用最多的，因为与重测信度相比，它只需进行一次测量，更加经济，而且内在一致性的测定更适合测定心理社会方面的研究工具。

计算内在一致性常用的方法有 Cronbach's α 系数与 Kuder-Richardson formula 20 值（KR-20）。它们都是通过计算研究工具中所有项目间的平均相关程度以反映该工具的内在一致性的。其中 KR-20 值是 Cronbach's α 系数的一种特殊形式，适用于二分制答案的研究工具，如回答"是"或"否"、"正确"或'错误'的研究工具。

Cronbach's α 系数与 KR－20 值的计算较为复杂，可通过计算机来进行，如目前统计分析软件即有 Cronbach's α 系数与 KR'20 值的计算程序（图 5-1）。在计算过程中，如果问卷条目的应答方式为二分制时，Cronbach's α 系数即相当于 KR-20 的值。

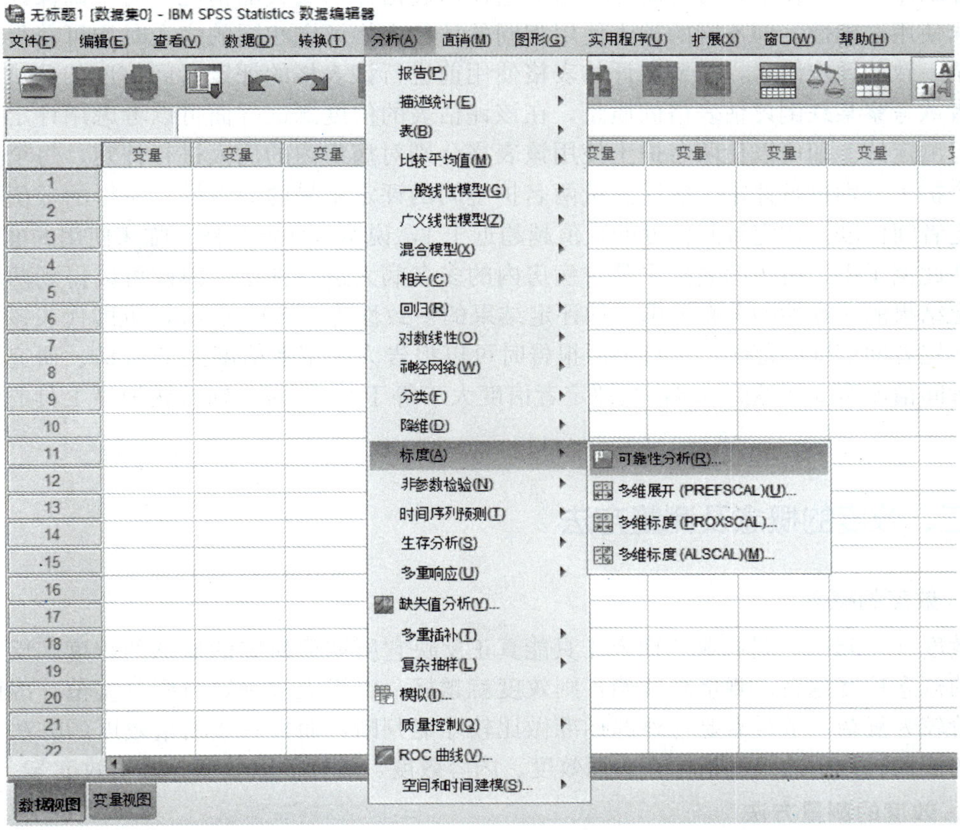

图 5-1 Cronbach's α 系数与 KR'20 值的计算程序

在进行研究工具的信度报告时，如果研究者对该工具进行了内在一致性的测定，则研究者要明确指出使用的哪种方法进行的内在一致性的测试。如某研究者将国外普遍使用的痴呆病人照顾者的主观负担量表翻译成中文后用于中国的痴呆病人照顾者的研究。在研究报告中，其明确指出"中文版痴呆病人照顾者的主观负担量表的 Cronbach's $\alpha=0.85$"。从此报告中，可以明确该研究者进行了该量表在内在一致性方面的信度的检测，使用的是 Cronbach's α 的计算方法。

（3）等同性。等同性（equivalence）是指不同观察者使用相同研究工具测量相同对象时所得结果的一致程度，常使用评定者间信度来表示。

在计算评定者间信度（interrater/interobserver reliability）时，可以用评定者间的评定结果的一致程度来表示。如两个观察者使用同一评定工具同时观察某护士在进行护理操作中的洗手情况，可用两个观察者最后所得的两份评定表中取得的一致结果的项目数，除以一致结果和不一致结果的项目的总数来简单估算信度。如果观察结果是用数字表示的，则可计算观察者们的观察结果之间的相关系数，用此系数可以表示评定者间信度的大小。

如在此例中，假设两个观察者同时观察某一护士在进行护理操作中的洗手情况，两个人都同时使用含有 20 个条目的洗手行为观察表格进行观察，观察结束后对比两人之间的评定结果。两份评定表中评定结果相同的条目有 15 条，其余 5 条评定结果不一致，因此评定者间信度就可计算为 $15/(15+5)=0.75$。

在临床护理工作中，常常需要使用某些评估表格评估病人的情况。为了确保评估表格的临床使用准确性，即不同的护士使用相同的评估表格评定相同的病人时均可获得非常相近甚至一致的评定结果，需要在评估表格使用前进行该表格的评定者间信度的测试。如某研究者欲考察某跌倒评估表格的质量，在该评估表的信度测试方面可以考虑用评定者间信度进行测定的。即可以让两名护士使用该表格分别对病房内的病人进行评定，每个病人都由两个护士分别进行评定，然后测量两名护士间的评定结果的一致性，所得的数值即可代表评定者间信度。评定者间信度的数值越趋近于 1，说明该评定表格在临床使用的准确性越好。在此例子中，由于两名护士是对病房内的多名病人进行评定，因此可以得到两名护士间评定结果的一致性的分布范围，如评定结果的一致性为 $0.80\sim0.87$，也即代表该评估表格的评定者间信度的范畴，进行书面报告时可以报告为评定者信度大于 0.80。研究者认为评定者间信度至少要达到 0.6，当评定者信度大于等于 0.75 时，则被认为该工具的信度非常好。

二、效度的概念及测量方法

1. 效度的概念

效度（validity）是指某一研究工具能真正反映它所期望研究的概念的程度。反映期望研究的概念程度越高，测量越准确，则效度就越好。由于无法确定目标真实值，因此效度的评价较为复杂，常常需要与外部标准做比较才能判断，而且一些测量效度的方法并没有数据的依据。常用的效度指标有表面效度、内容效度、效标关联效度、结构效度等。

2. 效度的测量方法

（1）表面效度（face validity）。表面效度是指条目书面表达的意思是否为研究者真正要测定的内容，这是一个主观指标，常由研究者和专家评阅确定，他们尽其判断能力来判定条目是否合适。

（2）内容效度（content validity）。内容效度是指研究工具中的项目能反映所测量内容的程度。内容效度是根据理论基础及实践经验来对工具是否包括足够的项目而且有恰当的内容分配比例而做出判断。内容效度需建立在大量文献查阅、工作经验以及综合分析、判断的基础上，多由专家委员会进行评议。

（3）效标关联效度（criterion-related validity）。效标关联效度侧重反映的是研究工具与其他测量标准之间的相关关系。相关系数越高，表示研究工具的效度越好。效标关联效度可分为同时效度（concurrent validity）和预测效度（prdictive validity）两种。同时效度和预测效度的主要区别是时间上的差异。

（4）结构效度（construct validity）。结构效度是最具有理论形式的效度，是指研究工具能够反映所要研究的概念的事实。结构效度反映的是工具与其所依存的理论或概念框架间的相结合程度。目前有关结构效度数字计算，应用较多的是因子分析（factor analysis）。

本章小结

研究变量是研究过程中可以测量、操纵或控制的具有不同抽象程度的概念，变量的概念可以从理论性定义和操作性定义来界定。

描述性研究中的变量是没有施加人为干预的自然情境下存在着的变量。实验性和类实验性研究中的变量分为自变量、因变量和混杂变量。

研究变量到研究工具其本质是将操作性定义转化为研究测量工具。

信度和效度是用来反映研究工具质量高低的两个指标，高信度和高效度的研究工具是良好科研的必需条件。

课后练习

1. 正确进行变量的分类。

2. 正确区分信度和效度的概念及分类。

3. 以 5 名学生为一组，针对感兴趣的护理问题，找出变量，并讨论如何测量并查阅文献，找到相关的工具。

第六章 资料收集

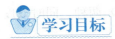**学习目标**

通过本章的学习，学生应能够：

1. 熟悉护理研究常用的收集资料的方法。
2. 正确应用问卷法收集资料。
3. 熟悉观察法的分类、步骤及注意事项。
4. 熟悉访谈法的分类及内容。
5. 了解生物医学测量法及德尔菲法。

　　资料的收集是统计工作的基础，直接关系到整个科研工作的质量。研究人员应严格按照科研设计的要求，遵循准确性、完整性、及时性三个原则收集数据信息。"准确性"是指观察、测量、记录或计算的数据无虚假错误之处，尽可能做到界限明确，真实可靠，不造成混淆；"完整性"是指研究分析的项目没有遗漏、重复和缺失；"及时性"是指资料在一定条件下，按规定要求的时间完成填表和调查登记。若收集的资料不准确、不完整，即使运用正确的统计学方法进行处理，所得结果也不可靠。在护理研究中常用的资料收集的方法有观察法、问卷调查法、访谈法、测量法等。本章将重点介绍这些收集资料的方法。

第一节　收集资料前的准备

　　资料收集是指收集研究问题相关信息和测量研究变量的过程，是一个系统的有计划的过程。它是回答研究问题、证实研究假设的重要步骤。

一、研究数据的种类

　　（1）计量资料（measurement data）。计量资料是指用仪器、工具等测量方法获得的数据，也叫定量数据。如身高、体重、血压、脉搏、血红蛋白值、肌酐值等。计量资料的特点如下：①可以是任意数：整数、小数或正数、负数；②有明确的计量单位。

　　（2）计数资料（enumeration data）。计数资料是按某种属性分类，然后清点每类的数目，也叫定性数据。如按性别分组后各组的人数，按检查结果分组后阳性和阴性的人数等。计数资料的特点是：①只能是大于或等于零的正整数；②以"个"数来衡量；③计数资料的分类是无序的。

（3）等级资料（ranked data）。等级资料是指把观察对象先按照某种属性的不同程度分组，然后清点各组数目所得到的数据。如文化程度分为初中及以下、高中及中专、大专、本科及以上；按妊娠周数分为早期妊娠、中期妊娠、晚期妊娠；伤口分类：清洁伤口、可能污染的伤口、污染伤口等。等级资料的特点是：本身是计数类型的资料，但程度上的差异是有序的。

二、资料的来源

资料根据来源的不同分为一手资料和二手资料。一手资料是指自己直接搜集整理和直接经验所得的资料。绝大多数的资料是指研究者根据研究目的和研究计划，通过使用不同资料收集方法所收集的一手资料，包括对研究对象直接进行调查、观察、访谈等方式收集的资料。二手资料是指借用他人的经验或者成果的资料。一些研究者在其他课题的现有资料基础上进行二次分析，得出新的研究结论，则其资料属于二手资料，包括期刊论文、病历、档案、会议资料、各种疾病信息登记库等。

第二节　收集资料的方法

一、问卷法

问卷法（questionnaire）是研究者通过事先设计好的问题来获取有关信息和资料的一种方法。研究者以书面形式给出一系列与研究目的有关的问题，让被调查者做出回答，通过对问题答案的回收、整理、分析，获取有关数据。

（一）问卷法适用范围

问卷法可应用于以人为研究对象的不同设计研究，包括横断面调查、实验性或类实验性研究。

（二）问卷的种类

根据问卷中问题的表达形式、所采用的问卷的标准化程度，以及问卷的发放方式的不同，可把问卷分为以下类型。

1. 封闭式问卷和开放式问卷

封闭式问卷（closed-ended questionnaire）也称结构式问卷，是指调查问卷的问题有限定的答案（如是或否）或分等级、分层次的答案。封闭式问卷一般指要求被调查者从所限定的答案中做出选择。由于封闭式问卷对问题答案做了限定，在统计数据时较为简便，但容易丢失一些重要的信息。

开放式问卷（open-ended questionnaire）又称无结构式问卷，是指调查问卷中只设问题，不限定答案，由被调查者按自己的认知和想法回答问题。开放式问卷有利于了解一些有关建议、观点、动机、思想等方面的问题，给被调查者以充分发挥的空间，但统计结果时难度较大。

2. 标准化问卷和自编问卷

标准化问卷（standardized questionnaire）是指由专家研制、使用面广泛、关于某些特殊问题测量的量表性问卷。标准化问卷一般在项目的编制、施测、评分和结果解释上都有一套系统的程序和规定。常见的量表类型有评定量表、Likert 量表、语义差异量表、视觉类似量表等。

自编问卷（self-made questionnaire）是研究者根据研究目的和研究对象的特点而自行编制的问卷。与标准化问卷相比较，自编问卷在项目编制、结果分析和结果解释方面的标准化程度较低。自编问卷的运用范围比较窄，它只适合特定的调查研究课题。

3. 邮寄问卷、现场问卷、电话问卷、网络问卷

邮寄问卷（mailed questionnaire）是指调查者通过邮寄的方式将问卷寄给被调查者，被调查者作答后再寄回给调查者的方式。一般来说，邮寄问卷包括三部分：问卷首页、问卷正文、写明回寄地址并贴足邮票的信封。问卷首页要注明研究目的和意义，表述邀请研究对象参加的意向和谢意，必要时还需附注研究者除邮寄地址以外的联系方式及身份证明材料。问卷正文应结合被调查者的特点，采用被调查者感兴趣的版式。邮寄问卷回收率较低，常需要重复邮寄。因此，研究者应准备数量充足的问卷，若在规定时间内未收到寄回的问卷，可电话联系研究对象，必要时重复邮寄。

现场问卷（on-spot questionnaire）指由调查者当场发放问卷并当场收回，因此，调查者能就问卷内容向被调查者做适当的解释或说明，另一方面，问卷回收率较高。

电话问卷（telephone questionnaire）是指通过电话的方式一对一收集资料，相对于邮寄问卷，电话问卷有一定的互动，可以增加问卷的应答率和准确率。在电话问卷的调查过程中，被调查者对于调查者的信任度和依从性往往不如其他几种方法，访谈时间也不宜过长。

网络问卷（online survey）又称在线调查，是指通过互联网及其调查系统把传统的调查、分析方法在线化、智能化，研究对象可利用网络平台填写问卷。如问卷星，即可在有网络连接的任何地点，应用计算机或手机作答问卷。与传统的问卷发放方式相比，网络问卷更为快捷、便利，但所得资料的真实性和可靠性往往会受一定影响。

（三）问卷的问题类型

问卷的问题一般分为人口学问题（demographic question）、封闭式问题、开放式问题和权宜式问题。相关内容已在第五章第三节做过详细介绍，此处不再赘述。

（四）问卷编制的步骤

（1）明确研究目的并拟定与研究内容相关的问题。首先要明确研究的目的，明确所需要设计的问卷主题，调查者可以在已经广泛应用的问卷中查找相关内容的条目，征求原作者同意后，可将部分条目进行修改以满足自身研究的需求。运用现成条目的优点是可以确

保条目的表面效度，但是若现成条目运用于不同的文化人群，则需要通过预试验以确保其适用性。

如果一些主题不能用现成条目来体现，则需要调查者编写新条目。按心理测量学原理，新条目可以按照推理法进行编制，即根据研究目的和理论依据推论出能测评这些内容的条目。该步骤一般通过查阅文献、回顾以往经验、参考专家意见、访谈相关研究人群以及参考相关调查表等方式完成。

编制新条目时应选择简洁、明确、清晰的词语来阐述问题，并与被调查者的文化程度相适应，使患者易于理解并有兴趣继续作答；应避免二重问题的出现，如"您对我院的病房环境和服务态度是否满意?"该条目一次询问了两个问题，而答案通常只有一个；避免暗示答案，如"您是否认为B超检查会对胎儿产生不良影响?"该条目容易给被调查者造成暗示，导致群体答案偏移；对于敏感或涉及被调查者隐私的条目，应选择合适的措辞或提问方式来获得有效答案，如家庭人均收入这一问题，可在答案设计中列出具体数字范围让被调查者选择。

（2）对问题进行整理、归纳、排序。将问题分类，同类问题归纳到一起，并按逻辑顺序进行排序。

（3）设计答案形式。

（4）编写问卷指导语。问卷前应有简短的指导语，目的是说明调查的目的、填写的方法、填写问卷大致需要的时间、对保密性的承诺等。例如"调查初产妇母乳喂养情况"的指导语为："恭喜您新添了一位可爱的小宝宝！母乳是婴儿天然的最佳食品，它具有营养全面、易吸收、提高新生儿免疫功能、利于母体恢复及促进母婴情感交流等诸多优点。本研究旨在研究我市初产妇母乳喂养情况，将花费您15分钟的时间参与我们的调查。本次研究的参与完全是自愿的，您可以选择拒绝作答。整项研究完全保密，问卷只用编号进行资料分析，不会泄露您任何隐私。谢谢您的合作。"

（5）润饰文字。问卷初步编写完成后应重新润饰文字，应确保文字简洁、通顺、易懂，忌使用专业术语。

（6）通过相关专家对该问卷初稿进行评价，评定问卷的内容效度。

（7）对问卷信度和效度进行测定。问卷在正式运用于研究之前，需要在小范围被调查者中进行预试验。自编问卷在完成后应通过大样本测试，进行项目分析和信度、效度的测量，一般每个项目需10名样本进行测量，以形成该问卷的常模。

二、观察法

观察法（observation）是研究者通过对事物或现象仔细观看和认真考察，以获得一手资料的方法。观察是认识现象的一种手段，是通过视觉和思维对现象做出详细记录和判断的过程，由于在护理研究过程中，大部分护理问题是很难测量的，所以观察法是护理研究中常用的收集资料的方法之一。

一般可观察的现象包括个人特征和情形、活动形态、语言性沟通行为、非语言性沟通行为、护理技术熟练程度、环境特征等。观察法适合不容易测量的情形，如老年痴呆患者的睡眠情况。

（一）观察法分类

1. 按观察情形分类

（1）自然观察法（naturalistic observation）。自然观察法是指在日常工作或生活情形中对观察对象（被调查者）的行为的观察。例如，观察护士手卫生的依从情况。应用自然观察法观察者可观察到的行为范围较广，但需要花费较多的时间与观察对象进行接触。另外，观察者还必须具备深刻的洞察力。由于观察者需要观察研究对象在自然状态下的行为，这些行为可能缺乏较强的目的性和集中性，因此研究者必须具备较强的洞察力才能收集到有效的研究资料。

（2）实验观察法（experimental observation）。实验观察法又称标准情形观察法，是在人为设置的实验环境下观察研究对象对特定刺激的反应。例如，观察某药物引起的皮肤不良反应。实验观察是观察者预先精心设计的，按一定的程序进行，每一个观察对象都接受同样的刺激，观察到的结果具有较高的可比性。但可观察到的行为与自然观察相比较为有限。

2. 按观察结构分类

（1）结构式观察法（structured observation）。结构式观察法是指观察前有详细的观察计划书，明确的观察指标体系，有现成的、正式的记录格式，规定观察者要观察哪些现象和特征，用哪一种方式进行记录，要求观察者在观察时严格按计划进行，能对整个观察过程进行系统的、有效的控制和完整、全面的记录。

（2）非结构式观察法（unstructured observation）。非结构式观察法是指没有先期具体设计要求的观察类型。它一般只要求观察者有一个总的观察目的和要求，或一个大致的观察内容和范围，但是并没有很明确的研究假设和具体的观察内容与要求；也不是仅专注于某些特定的行为与现象，而是到观察现场去根据当时环境和条件变化随时进行观察内容和观察角度的调整。非结构式观察法比较灵活，适应性较强，而且简便易行，因此最为常用。但非结构式观察法所得的材料分散在许多方面，也没有制定适于量化的观察结构，故无法进行定量分析和严格的对比研究。它主要用于对观察对象的定性分析。

3. 根据观察者与观察对象的关系分类

从观察者在观察中扮演的角色，又可将观察法分为参与观察和非参与观察。参与观察是指观察者参加到被观察者的活动中进行观察。非参与观察是指观察者不介入被观察者的活动，而是作为局外人，通过观察，来收集所需要的资料。在参与性观察过程中，观察者首先通过观察、倾听获得整体印象，然后逐渐参与研究对象的活动，并逐渐加深参与程度，成为主动参与者，以深入研究被观察者行为，最后通过反思性参与观察和理解被观察者的活动。参与观察和非参与观察，根据被观察者是否知道被观察，又分为隐蔽和公开两类。

（1）公开的局外观察者（overt nonparticipant observer）。观察者身份公开，通过征得被观察者的同意，观察者进入被观察者的活动领域，但不参与被观察者的活动，观察记录研究所需的资料，如用录像或隔着玻璃等方式进行观察。

（2）隐蔽的局外观察者（covert nonparticipant observer）。观察者在被观察者不知晓的情况下观察被观察者的行为活动。通常因该类观察不符合伦理要求，使用前需征得被观察者的同意。

（3）公开的参与观察者（overt participant observer）。观察者参与到被观察者的活动中进行观察，其活动以参与为主，观察为辅。观察者在观察时应尽量维持情景正常，使被观察者表现出真实的情况。

（4）隐蔽的参与观察者（covert participant observer）。即参加到各种活动中却不暴露自己的观察身份，目的是不影响被观察者的行为和语言。

（二）观察法收集资料的步骤

1. 非结构式观察法收集资料的步骤

（1）观察的内容。质性研究中应用非结构式观察法，首先要收集一些所观察场景的环境方面的特征，如病房的物理环境、布局、护理人员的组织结构图等，然后寻找观察的重点。具体地讲，所观察的重点应包括研究对象的基本特征、研究对象的活动和相互作用方式、研究对象的活动过程、其他因素（指隐藏在行为后边的信息，或非语言性沟通的方式等）。观察可以以时间为观察单位，也可以以事件为观察单位。

（2）非结构式观察的记录。

①记录内容。不同学派的研究者记录的侧重点也不相同，总的来说包括以下内容：a. 客观环境：包括建筑结构、房间摆设等；b. 人物特征：包括衣着、行为方式、交流方式等；c. 活动内容：包括日常活动和特殊事件；d. 对话；e. 事件日记：以事件为单位记录一天发生的事情；f. 反思日记：观察者进入观察情景前和在情景中的经历、感受和体会，可能对观察结果产生的影响。

②记录时间。可以采用现场记录或事后记录。现场记录是在观察现场对被观察者的情况进行记录，这种方法可以确保所有观察内容的记录，但在记录过程中会对被观察者造成压力，或者部分被观察者要求查看记录内容，这些因素均会影响观察的进展，因此，为了避免上述情况的出现，可以选择被观察者不在场的情况下记录，或者与被观察者建立良好的关系，取得其信任。事后记录有两种方式，可以紧接观察时间，在观察场所附近进行记录，如医院花园、病房接待室等；也可以选择在所有观察内容结束以后，离开观察现场，再对所观察的内容进行反思、总结，事后记录可能会因为观察者的遗忘导致某些观察内容的遗漏或丢失。

③记录方式。记录内容可选择第一人称，也可以选择第三人称。第一人称往往代表观察内容是从某一观察者的角度进行；第三人称方式代表客观地从他人角度陈述，但有些学者认为通过观察法未必能够真正了解他人的想法和感觉。以时间为单位记录，是指在统一的时间段内，按事件发生的时间，逐个记录；以事件为单位记录是指选定某些类别的事件，如同类事件或相反事件，按事件类别进行记录。

2. 结构式观察法收集资料的步骤

（1）制定分类系统。制定分类系统是应用结构式观察法收集资料的第一步。研究者应将计划观察的行为或现象归于不同的类别，要避免类别的重复。例如，要观察社区护士解决问题的行为，设计的分类系统为：①寻找信息；②给予信息；③问题的描述；④提出建议；⑤建议支持性措施；⑥建议不宜采取的措施；⑦总结性行为；⑧其他。研究者还应对每个类别所属的行为做出详细的说明。

分类系统还可以采用"列项"的方式，即先将各类可能出现的行为列出，然后再观察这些行为出现的频率。例如，将中风后患者的日常活动进行分类：①饮食行为（用手抓饭吃、用匙吃饭、用吸管喝水、用杯子喝水）；②个人卫生（洗脸、刷牙、剪指甲、梳头）；③穿衣服的技巧（解/扣扣子、拉/解拉链、系/解鞋带、系/解皮带），研究者通过观察研究对象（中风患者）每日出现这些行为的次数。

结构式观察还可以结合评定量表的形式进行记录，即研究者将观察到的行为在评定量表上做相应的评定和记录。如儿童孤独症评定量表（CARS），主要采用观察和交流相结合的方式进行评定。

儿童孤独症评定量表（节选）

一、人际关系

1分：与年龄相符的害羞、自卫及表示不同意的行为。

2分：轻度异常：缺乏一些眼光接触，过分害羞，对检查者反应有轻度缺陷。

3分：中度异常：回避人，要使劲打扰他才能得到反应。

4分：严重异常：强烈地回避，儿童对检查者很少产生反应，只有检查者强烈地干扰，才能产生反应。

二、模仿（词和动作）

1分：与年龄相当：与年龄相符的模仿。

2分：轻度异常：大部分时间都模仿，有时激动，有时迟缓。

3分：中度异常：在检查者极大的要求下才有模仿行为。

4分：重度异常：很少用语言或运动模仿别人。

（2）选择观察样本。观察样本的选择是方便抽样还是随机抽样，应根据研究目的和研究对象确定。观察样本可以按时间进行抽样（time sampling），例如痛风患者在清晨的行为表现；也可以按事件进行抽样（event sampling），选择完整的行为，例如心脏外科术后患者发生 ICU 综合征的行为表现。

（3）选择观察时间和地点。观察时间首先考虑被观察者活动集中的时间，观察时间的选择需要提前进行实地考察、预观察或者咨询与被观察者熟悉的人员等方式来确定；观察的地点需要征求相关部门的同意，以保证观察的过程不影响被观察者的治疗、护理及日常行为活动。

（4）准备观察时需要的辅助工具。应用观察法收集资料，常需要一些辅助工具的支持，如血压计、听诊器、B超、X线等。同时可采用录像的方式收集资料，以便观察活动结束后反复观看、分析，捕捉细节的变化，但应事先获得观察对象的同意。

（5）训练观察员。某些研究常需要多个观察员对被观察者进行观察，为了纠正人为因素造成的影响，应在观察活动正式开始前对每个观察员进行严格培训。要求观察员在观察过程中，应以中性的、非判断性的态度去看待所观察的现象和行为，不应将自己的观点加于其中。对研究目的、行为特征、抽样方法、归类方法、记录工具的应用也应统一培训，以保证所得资料的准确性。

（三）观察法的注意事项

（1）观察法易受观察者的主观判断和分析能力的影响。尤其是非结构式观察法，更具有较大的主观性。因此应对观察者进行有关研究目的、记录工具的应用和观察内容的培训，以便于统一观察标准。

（2）在观察过程中易出现"霍桑效应"，即当被观察者意识到他们正在被观察时，则可能或多或少地改变自己的行为和反应状态。因此观察者应该在正式观察和记录之前，用一定的时间与被观察者在一起，以使双方尽量熟悉，建立一个自然的互动关系，从而获得真实可靠的资料。

（3）对于可能涉及的伦理问题，应事先与被观察者沟通，获取同意。

三、访谈法

访谈法（interview）是指研究者通过与研究对象面对面或通过电话进行有目的的会谈，直接从研究对象处获取资料的方法。访谈法是一种口头形式的自陈法，一般可收集到较深入的资料，它是护理研究中常用的一种收集资料的方法。比如，欲了解各科室护士长对实习护士的看法，可以面对面与护士长谈话，获得他们对该问题的观点、态度和意见等。

（一）访谈法分类

根据研究人员是否有访谈格式，可将访谈法分为以下三种类型。

（1）结构式访谈（structured interview）。结构式访谈是一种标准化的访谈，其访谈的内容、程序事先都已经设计成固定的访问调查表，对每一个受访者都用同样的方式进行，而受访者的回答，也是从已经固定编好的答案中选择。在访谈中，研究者严格控制访谈的进展。

（2）开放式访谈（unstructured interview）。这种访谈没有事先设计的固定结构，没有固定的访谈问题和程序，对受访者的反映也没有什么限制，虽然访谈围绕一定的目的进行，但访谈的内容、顺序、语言都可以由访谈的双方自由选择。开放式访谈由于形式灵活而具有较强的优势，特别是对未知的新领域的探索性研究尤为适合，研究者通过开放式访谈可以获得更多的信息。

（3）半结构式访谈（semi-structured interview）。半结构式访谈也叫半开放式访谈。这类访谈具有一定的结构，研究者对访谈有一定的控制，访谈之前有一个准备好的访谈提纲，半结构式访谈并没有去追求把结构标准化，没有将获得的资料进行统计分析的目的，它的性质还是开放的。与结构式访谈相比，研究者通过半结构式访谈可以获得更多的信息和资料，但同时由于研究者部分地控制访谈，可在一定程度上避免研究对象的访谈内容偏离主题。

（二）访谈问题的设计

设计访谈问题的原则是从广泛、普遍的问题开始，逐步过渡到具体的、敏感的问题。

由于访谈需要研究者与研究对象面对面地进行交谈，因此广泛、普遍的问题易于二者展开话题，相互熟悉，这是进一步交谈的基础。访谈的问题一般按内容进行分组，应注意内容安排的合理性和逻辑性。访问主题要简洁、具体、明确，要给访问对象充分的表述空间。

（三）访谈者培训

如果一项研究需要多个访谈者通过访谈的方式获取资料和信息，那么在访谈正式开始之前，应对所有的访谈者进行严格培训，以避免人为的偏差。培训内容应包括如何向研究对象解释研究目的、研究内容、详细的访谈过程、每个访谈问题的意义和注意事项。可通过模拟访谈、角色扮演等方法培训访谈者。同时要求访谈者在语言表述上不能带有倾向性和引导性，同时对涉及隐私等敏感问题应事先承诺访谈内容的保密性。

（四）访谈准备

正式访谈之前，研究者应与研究对象约定访谈的时间和地点。访谈时间和地点应以优先考虑研究对象为原则。访谈地点应安静、舒适、隐秘，避免干扰。研究者在访谈前应让研究对象放松，关心询问研究对象的一般情况以消除对方的紧张和戒备心理。此外，研究者还应该就研究目的、内容及相关保密性条款向研究对象解释清楚。

（五）访谈记录

访谈记录可分为现场记录、随后记录和现场录音、录像等方式。现场记录能保证访谈内容不被遗忘，但会在一定程度上打扰访谈的正常进行，可能会遗漏某些信息。随后记录常常会造成访谈内容部分遗忘。现场录音或录像是较好的记录方法，可以更全面地记录信息且省时省力，但是必须事先获得研究对象的同意，同时应消除研究对象由于录音或录像而产生的紧张情绪。

（六）访谈技巧

在访谈中，人际交谈的互动性对访谈的进展起着决定性的作用。研究者应从研究对象熟悉的内容开始，逐渐过渡至访谈的主题，访谈过程中语气应平和、友好。研究者应善于运用倾听技巧和交流技巧，鼓励研究对象进一步交谈。访谈的整体氛围应该是接纳性、包容性的。研究者的个人观点和情感不应表露，否则会影响访谈的进展。对于开放性的问题，一般采用一些中性的、鼓励性的语言，例如，"还有呢？""为什么会这样说？""答案并没有对错之分，我只是想了解你的想法。""能举个例子说明一下吗？"此外，访谈的记录不应打扰访谈的正常进程。会谈结束后研究人员应对会谈要点做简短总结，并鼓励研究对象补充未表述的观点。

四、测量法

在护理研究中，单一的资料收集的方法已经不能满足各种资料的收集。除上述三种资料收集的方法外，测量法也是一种常用的资料收集的方法。它是指研究者借助特别的仪器设备和技术测量出准确的数据作为研究资料的方法。在护理研究中最常使用的是生物医学测量法、Delphi 法。

（一）生物医学测量法

生物医学测量法（biophysiological measure）是通过使用特别的仪器设备和技术，从研究对象中测量获取的生理、生化资料，比如血压、血气分析、血氧饱和度等。生物医学测量已广泛应用于各个领域：生命科学研究、医学研究及临床诊断、病人监护、治疗控制、人工器官及其测评等。

1. 生物医学测量法分类

（1）机体指标的测量（vivo measurement）。通过体检生理指标的测量直接从生物体测得结果，如体温、血压、脉搏、呼吸的测量，中心静脉压的测量等。机体指标测量时所需要的工具（如心电图仪）一般包括刺激源、受刺激的本体（如人或动物）感受器、信号处理器、显示器、资料收录和转化器六个部分。

（2）实验指标的测量（vitro measurement）。不是从生物体体内直接测量的结果，而是抽取标本后通过实验室检验测得的结果，包括化学测量法、微生物测量法、组织细胞测量法。例如，血常规的检查、痰培养检查、组织细胞病理检查等，一般需要相关技术部门协助完成。

2. 生物医学测量法的应用

（1）测量与护理有关的基本生理指标。例如，观察有创动脉压和无创动脉压的区别；不同洗澡频率对新生儿皮肤及体温影响的相关研究。

（2）评价护理干预效果。将干预方法与传统方法进行比较，例如，可冲洗气管插管联合声门下吸引和传统口腔护理方法预防呼吸机相关性肺炎的比较；急诊护理路径与传统方法对急性心肌梗死患者抢救效果的影响。

（3）改进标本采集的方法。例如，床旁血气分析与实验室血气分析仪测量结果分析；两种血糖仪与全自动血生化仪测量糖尿病大鼠血糖的比较。

（4）基因检测。基因检测通过收集血液、其他体液或细胞并进行 DNA 检测，可应用于诊断疾病，也可以用于疾病风险的预测，是当今最新和最复杂的技术之一。虽然基因检测在护理研究中并不多见，但也是一种趋势。例如，人类白细胞抗原基因 HLA−B＊58：01 基因型的快速低成本鉴别方法。

3. 生物医学测量法的特点

应用生物医学测量法所获得的资料相对更客观、精确、可信度高，

但仪器和工具的精确度和功能会影响测量的结果，所以在使用之前一定要做好仪器和工具的校对工作，以免产生偏倚。生物医学测量法必须使用某些设备，因此资料收集成本偏高，而且可能对研究对象有一定影响，在开展研究之前需要经过医学伦理委员会讨论审批。

（二）德尔菲法

德尔菲法是采取匿名的方式征求专家意见，经过反复多次的反馈修正，最后得到有关

专家的综合意见，从而对评价对象做出评价的方法。德尔菲法是目前在护理研究中应用非常广泛的研究方法之一，主要应用于护理教育的发展、护理研究的优先顺序、角色的改革、能力发展、护理程序等方面。

1. 德尔菲法专家的选择

应邀专家应对研究问题具有渊博的知识和深刻的见解。这些专家能够对研究问题提出有价值的意见。因此，专家的选择是德尔菲法的关键一步。德尔菲法拟选的专家一般指在该领域从事 10 年以上技术工作的专业人员。专家人数以 15～50 人为宜，对于一些重大问题，专家人数可适当扩大（100 人以上）。选择的专家过少，可能由于应答率低而得不到结果或是得到的结果没有实际意义，如果选择专家过多，会使研究时间延长，花费的精力和物力也会相应增加。

2. 德尔菲法的匿名性

传统德尔菲法通常是在参与者之间相互匿名。专家可以以匿名的方式随意发表自己的观点，不受他人影响，确保研究资料的真实性和多样性。

3. 德尔菲法的步骤

（1）编制专家咨询表。按评价内容的层次、评价指标的定义、必需的填表说明，绘制咨询表格。

（2）分轮咨询。传统的德尔菲法一般需要经过四轮咨询，如果问题比较简单或进程顺利，也可以少于四轮。

第一轮：将咨询表发给各位专家，让他们根据自己的知识和对评价对象的了解情况，填写表格。

第二轮：回收表格，对结果进行统计处理。将前轮的结果填写在咨询表中新增的"前轮结果"栏内，再将新的咨询表发出，让各专家根据反馈信息，对自己的判断做出调整，如果评价的结果和反馈的信息差距较大，应叙述理由。

第三轮：根据第二轮修改后的专家咨询表，专家再一次进行判断并进一步提出修改意见，并充分陈述理由。

第四轮：在第三轮的基础上，专家们再次进行判断和论证，或仍保留第三轮的意见。这个过程实际上是专家和领导小组的互动过程，直到统计分析的结果显示专家的意见趋于一致，问卷的轮回即可结束。

在实际的应用中，研究者大都没有完全按照传统的德尔菲法实施，而是进行了一些改进。在第一轮着手设计专家咨询表之前，事先制定一个事件预览表，这个事件表应事先以其他方式征求专家的意见，比如召开部分专家座谈会或是对个别专家进行访谈。这样做实际等于完成了第一轮的工作；对某一研究主题，提供本领域和相关边缘学科的背景资料，使专家们有一个共同的起点并能在较短时间内，根据背景资料，结合专家本人的专业技术及专业经验，做出判断和逻辑推理。许多研究表明，应用德尔菲法，通过两轮函询和反馈后，意见已经相当协调，因而一般采用三轮较为适宜。如果在短期做出预测，采用两轮也可能得到可靠的预测结果。另外，为了防止有些专家只是简单地向中位数靠拢，研究者采用部分取消反馈的办法，不提供中位数，只向专家提供前一轮预测值的上下四分点。有些研究，如对"护士的工作内容"的研究，由于临床上很多工作都是必需的，无法给予等级的判断，因此不能用整体协调系数来判断专家意见的一致性，因为协调系数的计算需要专家给出各条目的等级数。这时可以比较不同轮次的各条目得分的变异系数，如果变异系数逐渐变小且接近于零，也说明专家的意见趋于一致。

 本章小结

　　资料收集是指收集研究问题相关信息和测量研究变量的过程，是一个系统的、有计划的过程。它是回答研究问题，证实研究假设的重要步骤。

　　护理研究中常用的收集资料的方法包括生物医学测量法、观察法、问卷法、访谈法等，其中问卷法和访谈法又归类为自陈法。

 课后练习

　　1. 请说出问卷和量表的区别。

　　2. 运用大学生学业满意度量表自评，计算得分并解释结果。

　　3. 以 5 名学生为一组，针对感兴趣的护理问题，讨论如何进行资料收集。

第七章　资料的整理与分析

学习目标

通过本章的学习，学生应能够：

1. 了解使用 SPSS 软件建立数据库的基本方法。
2. 正确使用描述性统计的基础方法。
3. 正确描述统计学中假设检验的基本步骤。
4. 根据数据类型和研究目的选用适宜的统计学方法。
5. 准确绘制统计表和统计图。

在社会各项经济活动和科学研究过程中会获得大量数据，若要准确、科学地提取这些信息，就要应用合适的统计分析方法进行数据分析。通过数据的基本统计描述，可以得到数据的分布状况、数据的主要特征值、时间序列的趋势性、数据的大致图形以及是否存在异常值等。当然，要实现对数据的统计分析和描述，首先要从建立数据文件开始。这一章主要介绍数据文件的建立和科研资料的统计学分析。

第一节　资料的整理

一、收集和核校原始数据

原始数据的获得有两种方式。一种是直接获得，通过设计调查方案，设计好调查问卷，选择合适的调查组织形式，组织人员进行调查获得数据。另一种是间接获得，收集官方公布或已调查好的数据。在进行问卷调查之前，应做预调查，以便提高数据收集的质量。间接数据的获得，应注意指标的内涵与外延，以及时效性、客观性和可比性。

在收集原始数据后，应审核调查材料的准确性和完整性，以便剔除不符合要求和不完整的调查表。为了避免缺项、错填等情况的出现，调查问卷可附着问卷说明。因问卷设计者与调查人员或填报人员可能对于问卷中某些问题的理解上存在分歧，问卷说明能够很好地避免这类情况的出现。

二、SPSS 软件数据库的建立

SPSS（Statistics Package for Social Science）for Windows 是一种运行在 Windows 系统下的社会科学统计软件包。SPSS 软件包集数据整理、分析过程、结果输出等功能为一体，采用窗口操作界面，成为世界上应用最广泛的专业统计软件之一。SPSS 软件统计分析方法涵盖面广，用户操作使用方便，输出数据表格图文并茂，并且随着它的功能不断完善，统计分析方法不断充实，大大提高了统计分析工作的效率。

1. SPSS 统计软件的特点

（1）SPSS 软件提供多种实用分析方法，从基础的统计特征描述到非参数检验、生存分析等各种高层次的分析，同时采用完全的 Windows 风格界面，可以通过使用描述性菜单和简单的对话框便可完成操作。

（2）兼容多种数据文件格式，SPSS 软件可打开".dat"".xls"".dbf"等多种数据文件。同时 SPSS 软件还具有强大的图表功能，将分析结果用多种表格或图形表示。

2. SPSS 软件数据库的建立

SPSS 软件数据库的建立主要有两条途径：一是在 SPSS 软件中建立数据文件；二是从 SPSS 外部调用已建立的数据文件。

SPSS 软件启动的方法主要有两种：一种为双击桌面上的 SPSS 快捷方式图标；另一种是点击"开始/SPSS for Windows"即可出现一个对话框，如图 7-1 所示对话框，包括一个六选一单选对话框和一个复选对话框，其具体内容见表 7-1。

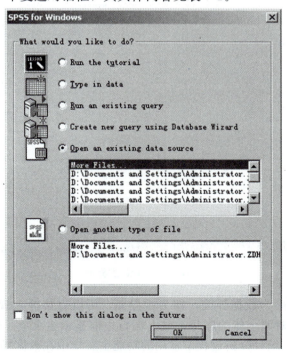

图 7-1　SPSS 启动后操作对话框

表 7-1　SPSS 启动后操作对话框的含义

菜单项	中文含义
Run the tutorial	运行操作指南
Type in data	输入数据选项
Run an existing query	运行一个已经存在的数据文件选项
Create new query using Database Wizard	用数据库处理工具建立新文件
Open an existing date source	打开一个已经存在的数据文件
Open another type of file	打开其他类型的文件

当从上图的对话框选择"Type in data"后，点击 OK，系统将显示出 SPSS 软件数据编辑主窗口，并进行数据文件的建立，如图 7-2 所示。数据编辑窗口可以显示两张表，分别是"Data View"界面和"Variable View"界面，通过点击左下方的 2 个窗口标签按钮实现切换。数据编辑区是 SPSS 的主要操作窗口，是一个二维平面表格，用于对数据进行各种编辑；标尺栏有纵向标尺栏和横向标尺栏，横向标尺栏显示数据变量，纵向标尺栏显示数据顺序（如时间顺序）。

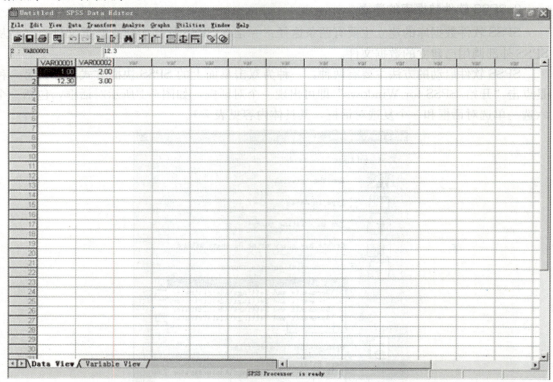

图 7-2　SPSS 主界面

"Data View"界面为数据界面，即为主界面，可以直接输入观测数据值或存放数据，表的左端列边框显示观测个体的序号，最上端行边框显示主菜单。各项主菜单的含义及其主要功能见表 7-2。在统计分析过程中常用的功能主要集中在数据操作、数据转换、数据分析、统计图形的建立与编辑等操作上。

表 7-2　Data View 界面主菜单的含义及功能

菜单项	中文含义	包含命令项
File	文件操作	新建、打开、保存、另存为、读取数据库数据、ASC 码数据、显示数据文件信息、打印
Edit	文件编辑	撤销、恢复、剪切、复制、粘贴、定义系统参数
View	视图编辑	状态栏、工具栏、表格线的显示或隐藏、字体设置
Data	数据操作	定义变量、日期、模板、插入变量、观察量，对观测量定位、排序，对数据文件拆分、合并组合，对观测量选择、加权、正交设计
Transform	数据转换	计算新变量、随机数种子设置、计数、重编码、自动重编码、重置缺失值
Analyze	统计分析方法	概括描述、自定义表格、均值比较、一般线性模型相关、回归、对数回归、聚类与判别、数据简化、标度、非参数检验、时间序列、生存分析、多元响应、缺失值分析
Graphs	图形编辑	统计图概览、交互作图方式、概览中所列的统计图的建立与编辑
Utilities	实用程序	变量列表、文件信息、定义与使用集合、自动到新观测量、运行稿本文件、菜单编辑器
Windows	窗口控制	所有窗口最小化，激活窗口表列
Help	帮助	主题、培训、SPSS 主页、语句指南、统计学指导、问我、关于本软件协议

Variable View 表用来定义和修改变量的名称、类型及其他属性，如图 7-3 所示。

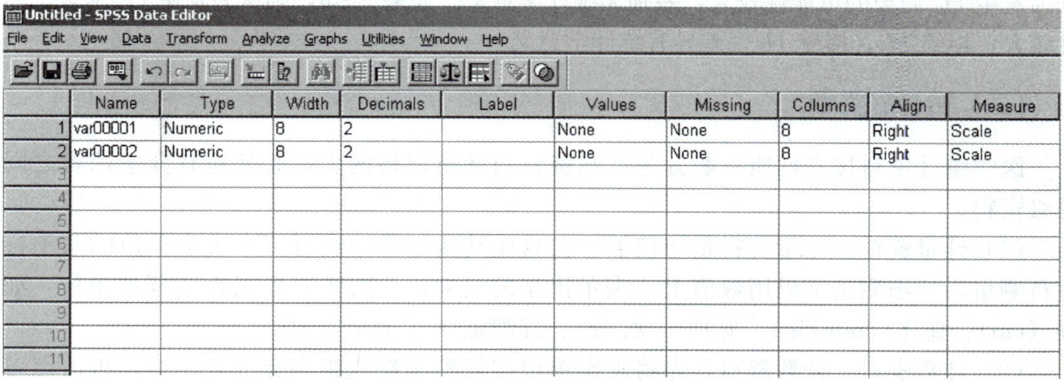

图 7-3　Variable View 界面

第二节　资料的统计学分析

一、概述

统计理论和方法作为定量分析的工具学科，对数据的分析应从基本统计分析入手，掌握数据的基本统计特征，把握数据的总体分布形态。在掌握统计学原理的基础上能够正确地运用计算机做各种统计分析，掌握统计分析软件的操作是非常有必要的。为了便于理解，本节结合案例解释 SPSS 软件的操作步骤和方法，并且对统计分析的输出结果进行相应的解释和分析。

（一）概率和假设检验

（1）概率。是描述随机事件发生可能性大小的一个度量，统计学中用符合 P 表示。必然发生事件的概率为 1，不可能发生事件的概率为 0，因此 P 值范围在 $0\sim1$。$P\leqslant0.05$ 表示事件发生的可能性等于或小于 5%，说明事物差别有统计学意义，$P\leqslant0.01$ 表示事件发生的可能性等于或小于 1%，说明事物差别有高度统计学意义，两者被称为小概率事件，均说明某事件发生的可能性很小。

（2）假设检验。假设检验又称为显著性检验，是指应用统计学的原理由样本之间的差别去推断样本所代表的总体之间是否有差别的一种重要推断方法。

假设检验的一般步骤为：①建立假设：建立两种假设，一种是"无效假设"，用 H_0 表示，另一种是"备用假设"，用 H_1 表示，H_0 和 H_1 假设都是对总体特征的检验假设，相互联系且对立。H_0 总是假设样本差别来自抽样误差，无效/零假设。H_1 是来自非抽样误差，有单双侧之分，备择假设。②确定显著性水平：显著性水平（常用 α 表示）是用来判断小概率事件是否发生的标准，是人为规定的。当某事件发生的概率不大于 α 时，则认为该事件为小概率事件，即发生的可能性较小。通常取 α 为 0.05（5%）或 0.01（1%）。③计算统计量：根据资料类型和研究目的，选择适当的公式计算统计量，如计算 t 值或 x^2 值。④确定概率值 P：计算出统计量后查找相应的工具表可得出概率 P 与 α 大小的关系。⑤做出推断结论：如果 $P>\alpha$，我们认为发生 H_0 假设的可能性较大，差别无统计学意义。如果 $P\leqslant\alpha$，则认为发生 H_1 假设的可能性较大，拒绝 H_0，接受 H_1，差异有统计学意义。

（二）资料的类型

医学统计资料按其性质一般分为计数资料与计量资料两类，此外还有介于两者之间的等级资料。

（1）计量资料。计量资料是用仪器、工具或其他定量方法对每个观察单位的某项标志进行测量，并把测量结果用数值大小表示出来的资料，一般带有度量衡或其他单位，如身高（cm）、血压（mmHg）、脉搏（次/分）、红细胞（万/mm³）等。

（2）计数资料。计数资料是先将观察单位按某种属性或类别分成若干组，再清点各组观察单位个数所得到的资料。如要调查某人群的血型分布，先按 A、B、AB、O 四型分组，再清点各血型组人数。计数资料中每个观察单位之间没有量的差别，但各组之间具有质的不同，不同性质的观察单位不能归入一组。

（3）等级资料。等级资料又称为半定量资料，将观察单位按某种属性或某个标志分组，然后清点各组观察单位个数得来，但所分各组之间具有等级顺序。这些资料既具有计数资料的特点，又兼有半定量的性质。如某病住院病人的治疗结果，按治愈、好转、无效、死亡分组，同样各组之间具有顺序与程度之别。

在医学实践中，根据分析研究的目的，计数资料与计量资料可以互相转化。例如血压值本是计量资料，但如果将一组 20～40 岁成年人的血压值分为血压正常与血压异常两组，再清点各组人数，于是这组血压资料就转化成为计数资料了。假若将这组血压值按低血压

（130/90～110 mmHg）、重度高血压（＞130/＞110 mmHg）的等级顺序分组，清点各组人数，这时这组血压资料又转化为等级资料了。

（三）常用统计分析方法简述

数据统计分析包括两方面的内容：一是统计描述；二是统计推断。统计描述是数据统计分析的基础性工作，主要是以统计图表和统计量来描述资料的数量特征及其分布规律，从而为统计推断奠定基础。统计推断是通过样本信息推断总体特征。在进行统计分析时，首先应确定资料的类型，根据资料的类型和研究目的选用相应的统计学方法。表 7-3～表 7-5 是对不同类型资料的统计分析方法的陈述。

表 7-3 计量资料常用的统计学分析方法

统计分析的类型	分析目的	可采用的指标或方法
描述性统计	了解变量值的平均水平或集中趋势	均数、几何均数、中位数、众数
	了解变量值的变异情况或离散趋势	全距、四分位数间距、标准差、变异系数
推断性统计	估计总体均数的大小	点值估计、可信区间估计
	样本均数与总体均数的比较	t 检验、u 检验
	两个样本均数的比较	t 检验、u 检验（秩和检验）
	配对样本均数的比较	配对 t 检验（秩和检验）
	两个以上样本均数的比较	F 检验（秩和检验）
	两个以上样本均数间的两两比较	q 检验（秩和检验）
	了解客观事物或现象间相互关系的密切程度与方向	相关分析
	了解某一变量随其他变量的变化而变化的数量关系	回归分析

表 7-4 计数资料常用的统计学分析方法

统计分析的类型	分析目的	可采用的指标或方法
描述性统计	反映某种随机事件发生的频繁程度	率
	反映某一事物内部各组成部分所占的比重或分布	构成比
	反映某一指标是另一指标的多少倍或百分之几	相对比
推断性统计	由样本率推断总体率	点值估计、区间估计
	样本率与总体率的比较	u 检验，二项分布
	两个样本率的比较	直接概率法
	多个样本率或构成比的比较	u 检验、四个表卡方检验
	配对样本的比较	行 X 列表卡方检验 配方卡方检验
	了解分类变量间有无联系	四格表或行 X 列表卡方检验

表 7-5 等级资料常用的统计学分析方法

统计分析的类型	分析目的	可采用的指标或方法
描述性统计	反映各等级所占比重	构成比
	反映某一等级的数量是其余等级数量的多少倍或百分之几	相对比
推断性统计	比较单向等级资料的内部构成有无差别	行×列表卡方检验
	等级资料的两样本比较	两样本比较的秩和检验
	等级资料的多个样本比较	多个样本比较的秩和检验
	了解按等级分类的两变量间的关联程度	等级相关系数

二、描述性统计

(一) 频数分析

通过频数分析可以了解变量数据分布范围和分布特征，考量变量数据的异常值和缺失值。现以一个公司职员数据表为例进行频数分析，其中有年龄、性别、受教育年限等5个变量。读取数据文件后，按照 Analyze/Descriptive Statistics/Frequencies 顺序逐一单击鼠标键，打开频数分析对话框（图7-4），选中一个或多个变量送入 Variable（s），单击 Statistics 按钮，得到对话框（图7-5），将所要运算的描述性统计指标选中，按 Continue 按钮回到上一界面，按 OK 后即可得到频数分析结果。

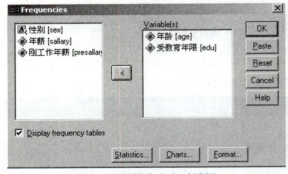

图 7-4 频数分布主对话框

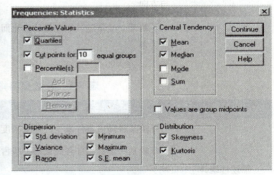

图 7-5 频数分析中的 Statistics 对话框

Statistics 统计分析表结果见表7-6，其中 Mean 为均值，Minimum 为最小值，Maximum 为最大值，Std. Deviation 为标准差，四分位数间距（Quartile Range）是由第3四分位数和第1四分位数相减而得，则本组数据中 $Q=P（75）-P（25）=50.00-36.00=14.00$。

表 7-6 Statistics 统计分析表结果（年龄）

N 数据个数	Valid 有效值	70
	Missing 缺失值	0
Mean 均值		42.66

续表

N 数据个数	Valid 有效值	70
Std. Error of Mean 均值的标准误		1.223
Std. Deviation 标准差		10.232
Skewness 偏度		.775
Std. Error of Skewness 偏度的标准误		.287
Kurtosis 峰度		−.010
Std. Error of Kurtosis 峰度的标准误		.566
Minimum 最小值		24
Maximum 最大值		70
Percentiles 百分数	25	36.00
	50	39.00
	75	50.00

（二）描述分析

通过描述分析可以准确把握数据的集中趋势和离散趋势等特征。集中趋势：频数最多的组段代表了中心位置（平均水平），从两侧到中心，频数分布是逐渐增加的。离散趋势：从中心到两侧，频数分布是逐渐减少的，反映了数据的离散程度或者变异程度。

描述统计分析是对数据进行基础性描述，可以得出数据的平均值（Mean）、和（Sum）、标准差（Std deviation）、最大值（Maximum）、最小值（Minimum）、方差（Variance）、极差（Range）、平均值标准误（S. E. Mean），峰度（Kurtosis）、偏度（Skewness）等统计量。

以某年全国不同性质公司职工平均工资表为例，介绍描述统计分析的具体操作步骤如下：读取数据文件后，按照 Analyze/Descriptives Statistics/Descriptives 顺序逐一单击鼠标键，展开 Descriptives 对话框，如图 7-6 所示，选择一个或者几个变量进入右框中，单击 Options 按钮，打开 Options 对话框，如图 7-7 所示，将所要运算的描述性统计指标选中，按 Continue 按钮回到上一界面，按 OK 后即可得到描述分析结果。

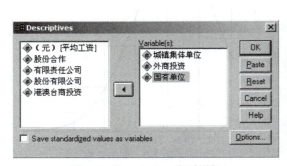

图 7-6　Descriptives 主对话框

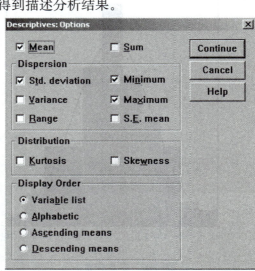

图 7-7　Descriptives Options 对话框

系统默认的描述变量结果包括均值、标准差、最小值和最大值，与频数分析不同之处在于"Descriptives：Options"对话框中，增加"Display Order"栏，选择输出顺序，如本次案例中选择"Ascending Meas"按平均值升序项进行输出结果，见表 7-7。

表 7-7 Descriptive Statistics

	例数 N	最小值 Minimum	最大值 Maximum	平均值 Mean	标准差 Std. Deviation
城镇集体	31	5 100	14 851	7 926.03	2 335.181
股份合作	31	5 396	15 486	9 280.87	2 887.924
有限责任	31	7 555	21 450	11 549.87	3 674.871
股份有限	31	8 165	25 046	13 510.06	4 301.683
国有单位	31	9 368	25 675	13 559.90	4 809.971
外商投资	29	7 765	39 428	14 395.07	6 396.869
Valid N（listwise）	29				

（三）探索性分析

通过探索性分析可以审核数据，检验数据有无错误，识别异常值，获得数据的基本特征，以及对数据规律进行初步的观察，进行正态分布检验和方差齐性的检验。根据计量资料数据的分布形态，可分为正态分布和偏态分布。正态分布指数据集中位置居中，左右两侧频数基本对称（图 7-8）。偏态分布指数据集中位置偏向一侧，频数分布不对称（图 7-9）。样本分布特征对于统计分析方法的选择特别重要，如某些分析方法要求样本来自正态分布的总体。同时对于正态分布的计量资料，多采用均数±标准差的形式表示，对于呈偏态分布的计量资料，则采用中位数、四分位数间距的形式进行描述。

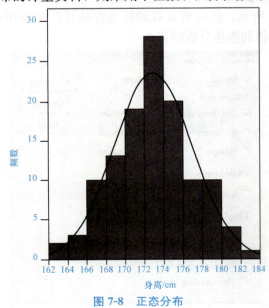

图 7-8 正态分布

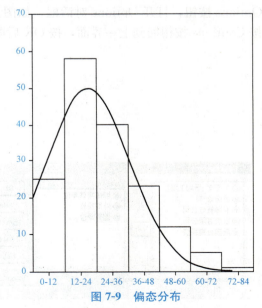

图 7-9 偏态分布

现以两个班学生的学习成绩数据为例，对两个班的数学成绩、按照性别检验其数学成绩是否符合正态分布，方差是否相等。

读取数据文件后，按照 Analyze/Descriptive Statistics/Explore 顺序逐一单击鼠标键，打开 Explore 主对话框，如图 7-10 所示。单击 Plots 图形按钮，打开 Plots 对话框，如图 7-11 所示。选中"Normality plots with tests"进行正态分布检验，从"Spread vs level with Levene Test"栏选中"None"进行不产生回归直线的斜率和方差齐性检验。

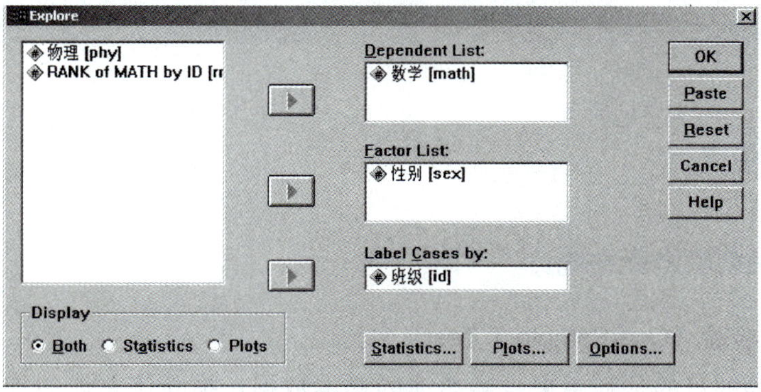

图 7-10　探索分析主对话框

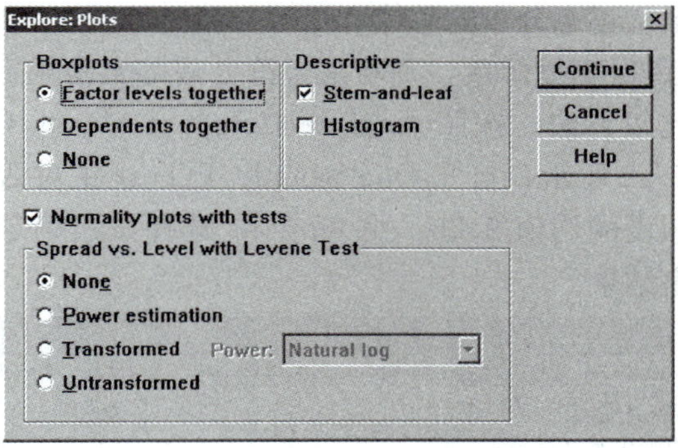

图 7-11　探索分析 Plots 对话框

表 7-8 为正态性检验结果表，分别利用 K-S 检验和 S-W 检验两种方法来确定变量是否服从正态分布，其中 Statistic 代表检验统计量的值，df 代表自由度，$Sig.$ 代表显著水平。$Sig.$ 值若大于 0.05 则代表接受原假设。本次结果中两种方法的 $Sig.$ 值均大于 0.05，因此认为男女生的数学成绩分布近似地服从正态分布。表 7-9 为方差齐性检验表，方差齐性检验的 $Sig.$ 值为 0.8 以上，故认为男女生数学成绩的方差是相等的。

表 7-8　Tests of Normality 正态分布检验表

	性别	Kolmogorov-Smirnov（a）			Shapiro-Wilk		
		Statistic	df	Sig.	Statistic	df	Sig.
数学	女	.097	33	.200（＊）	.963	33	.324
	男	.110	47	.200（＊）	.971	47	.291

＊　This is a lower bound of the true significance.

a　Lilliefors Significance Correction

表 7-9 Test of Homogeneity of Variance 方差齐性检验

		Levene Statistic	df1	df2	Sig.
数学	Based on Mean 基于均值	.045	1	78	.833
	Based on Median 基于中位数	.023	1	78	.880
	Based on Median and with adjusted df 基于中位数及修正的自由度	.023	1	76.348	.880
	Based on trimmed mean 基于修正的均值	.033	1	78	.856

三、推断性统计

（一）计量资料的推断性统计

1. 单样本 t 检验 （One-Sample T Test）

单样本 t 检验的目的是利用来自某总体的样本数据，推断该总体的均值是否与指定的检验值之间存在显著差异，它是对总体均值的假设检验。使用此方法的前提是要求样本来自服从正态分布或近似服从正态分布的总体。

现以"抽取 20 只小白鼠测量体重，判断是否符合基础实验规定要求"为例，学习样本均数与已知总体均数的比较方法。按照 Analyze/Compare Means/One-Sample T Test 顺序逐一单击鼠标键，如图 7-12 所示，打开 One-Sample T Test 主对话框，如图 7-13 所示，在 Test Value 框中键入原假设的均值 3.26，由 Options 选择按钮确定置信度值和缺失值的处理方式。单击 OK 则输出结果。

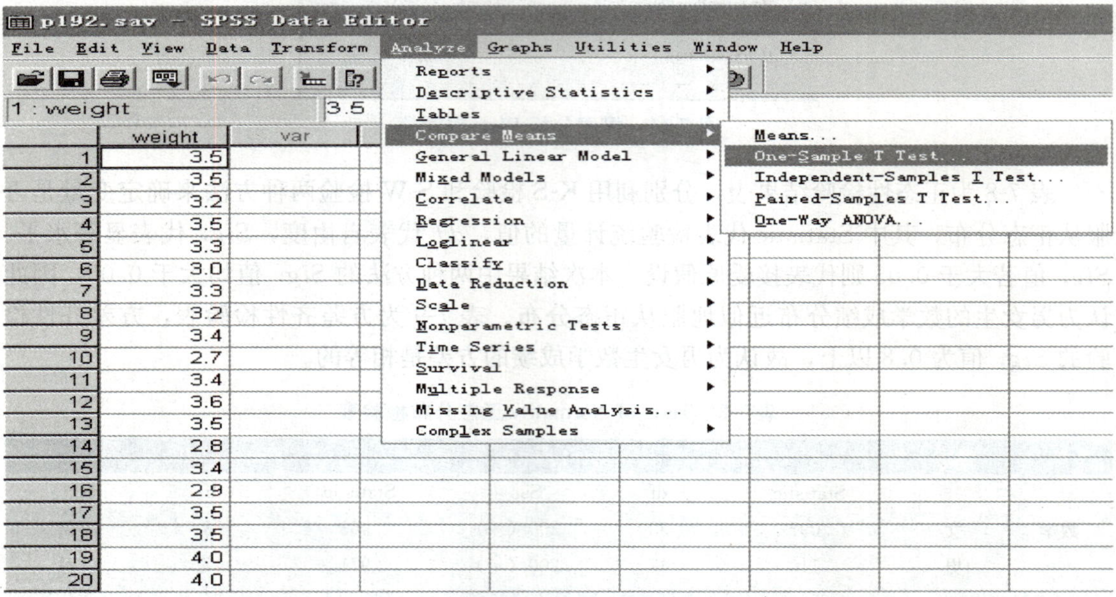

图 7-12 单样本 T 检验操作步骤

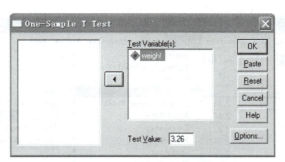

图 7-13　One-Sample T Test 主对话框

从表 7-10 可以得出检验的结果，即相应的检验统计量 t 值为 1.33，自由度为 19，假设检验的 P 值（sig）大于 0.05，故原假设成立，检验结论是接受原假设 H0，拒绝假设 H_1。即认为 20 只小白鼠的平均体重与总体的假设无显著差异。

表 7-10　单样本 t 检验的分析结果
单样本统计

	N 例数	Mean 均值	Std. Deviation 标准差	Std. ErrolMean 均值的标准误
Weight 体重	20	3.360	.3362	.0752

one-sample Test 单个样本检验

	Test value 检验值＝3.26				
	t	df	Sig（双侧）	Mean Difference 均值差值	95% Confidence Interval of theDifference 差分的 95% 置信区间	
					Lower 下限	Upper 上限
Weight 体重	1.330	19	.199	.1000	−.057	.257

2. 两个独立样本的 t 检验（Independent-Samples T Test）

两个独立样本的 t 检验目的是利用来自某两个总体的独立样本，推断两个总体的均值是否存在显著差异。要求两组样本相互独立，即从一总体中抽取一组样本对从另一总体中抽取一组样本没有任何影响，两组样本的个案数目可不一致。两个独立样本的 t 检验的前提是样本来自的总体应服从或近似服从正态分布。

现以"比较正常人和患者体内血清转铁蛋白含量是否有显著差异"为例，学习两个独立样本的 t 检验方法。按照 Analyze/Compare Means/Independent-Samples T Test 顺序逐一单击鼠标键，如图 7-14 所示，打开 Independent-Samples T Test 主对话框如图 7-15 所示，选择分组变量"group"进入分组框中，确定分组值后返回主对话框，由 Option 选择按钮确定置信度值和缺失值的处理方式。点击 OK 可得输出结果。

从表 7-11 可以看出检验的结果，即相应的检验统计量 t 值为 −8.812，假设检验的 P 值（sig）小于 0.01，故原假设不成立，检验结论是拒绝原假设 H0，接受假设 H1。即认为正常人和患者体内血清转铁蛋白含量有显著差异。

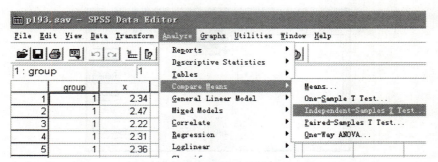

图 7-14　两独立样本 T 检验操作步骤

图 7-15　Independent-Samples T Test 主对话框

表 7-11　两个独立样本 t 检验的分析结果

Group Statistics 组统计量

	分组	N 例数	Mean 均值	Std. Deviation 标准差	Std. Errol Mean 均值的标准误
血清转铁	患者	13	2.326 9	.116 36	.032 27
蛋白	正常人	12	2.716 7	.103 69	0.299 3

Independent-Samples T Test 独立样本检验

		方差方程的 Levene 检验		均值方程的 t 检验				
		F	Sig	t	df	Sig（双侧）	Mean Difference 均值差值	Std. Errol Difference 标准误值
血清转铁蛋白	Equal Variances Assume 假设方差相等	.128	.724	−8.812	23	.000	−38974	.04423
	Equal Variances No tassume 假设方差不相等			−8.854	22.977	.000	−.38974	.04402

3. 配对 t 检验（Paired-Samples T Test）

两配对样本 t 检验的目的是利用来自两个总体的配对样本，推断两个总体的均值是否存在显著差异。两配对样本 t 检验和两独立样本 t 检验的区别在于配对样本抽样不是相互独立的，而是相互关联的。两配对样本 t 检验通常有两个特征：一是两组样本的样本数相同；二是两组样本观察值的先后顺序相对应，不能随意更改。

现以"判断某新药对降低血清总胆固醇是否有显著效果"为例，学习两配对样本 t 检验方法。按照 Analyze/Compare Means/Paired-Samples T Test 顺序逐一单击鼠标键，如图 7-16 所示，打开 Paired-Samples T Test 主对话框，如图 7-17 所示。选择要检验的两变量进入检验框中，由 Options 选择按钮确定置信度值 95％ 和缺失值的处理方式，点击 OK 得输出结果。

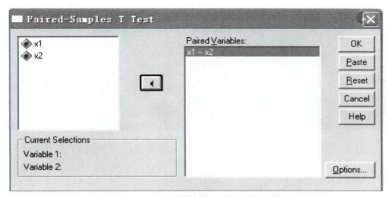

图 7-16　两配对样本 T 检验操作步骤

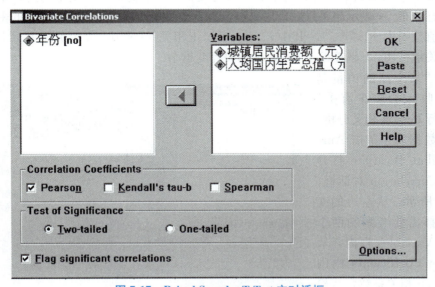

图 7-17　Paired-Samples T Test 主对话框

由表 7-12 中的检验结果可知，假设检验的 P 值大于 0.05，故接受假设 H0，拒绝假设 H1，可以得出某新药对降低血清总胆固醇无显著效果。

表 7-12 两配对样本 t 检验的分析结果

Paired-Samples Statistics 成对样本统计量

		Mean 均值	N 例数	Std. Deviation 标准差	Std. Errol Mean 均值的标准误
Pair 对	X1	6.875 0	10	.527 24	.166 73
1	X2	6.66 50	10	.557 70	.176 36

Paired-Samples Correlations 成对样本相关函数

		N 例数	Correlation 相关系数	Sig.
Pair1 对 1	X1 & X2	10	.676	.032

Paired-Samples Test 成对样本测试

		Paired Differences						t	df	Sig.（双侧）
		Mean 均值	Std. Deviation 标准差	Std. Errol Mean 均值的标准误	95% Confidence Interval of the Difference 差分的 95% 置信区间					
					Lower 下限	Upper 上限				
Pair1 对 1	X1. X2	.210 00	.437 72	.138 42	−.103 13	.523 13		1.517	9	.164

4. Person 相关分析

Person 相关分析目的是分析两个变量间的关联性，前提是两个变量均为计量资料，并且符合正态分布。r 表示相关系数，用来衡量有直线关系的两个变量之间相关的密切程度和方向，取值范围为 $-1 \leqslant r \leqslant 1$。其中 $r > 0$，表示正相关；$r < 0$，表示负相关。$|r|$ 越大，两变量相关越密切，r 越接近于 0，表示相关程度越小。

现以"某产品的销量是否与居民收入的多少有关"为例，进行 Person 相关分析。获取相关数据后，单击 Analyze/Correlate Bivariate 打开 Bivariate Correlation 对话框，如图 7-18 所示。从左边的变量框中选择需要考察的两个变量进入 Variables 框内，从 Correlation Coefficients 栏内选择 Pearson 相关系数，从检验栏内选择检验方式，有双尾检验和单尾检验两种。单击 Options 按钮，选择输出项

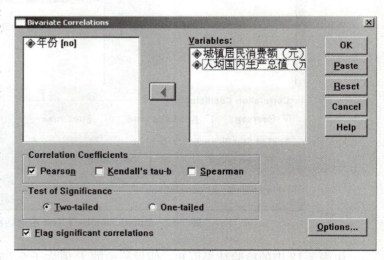

图 7-18 Bivariate Correlations 主对话框

和缺失值的处理方式，单击 OK，可以得到相关分析的结果。

从表 7-13 中可以得到两个变量的基本统计描述和相关系数及对相关系数的检验结果：相关系数是 0.998，相关程度非常高，且假设检验的 P 值小于 0.01，可以认为居民收入与某产品的销量存在线性正相关关系。

表 7-13　Person 相关分析的检验结果
Descriptive Statistics 描述统计学

	Mean 均值	Std. Deviation	N
城镇居民消费额（元）	2 582.280 0	2 335.963 84	25
人均国内生产总值（元）	3 689.880 0	3 701.507 98	25

（二）计数资料的推断性统计

1. 四格表 χ^2 检验

卡方检验的目的是检验数据是否与某种概率分布的理论数字相符合，进而推断样本数据是否来自该分布的样本问题。如果 χ^2 的概率 p 值小于显著性水平 a，则应拒绝原假设，认为样本来自的总体分布与期望分布或某一理论分布存在显著差异；反之，如果 χ^2 的概率 p 值大于显著性水平 a，则不应拒绝原假设，可以认为样本来自的总体分布与某一理论分布无显著差异。

四格表是由四个数据组成的表，这四个数据分别用 a、b、c、d 表示。四格表 χ^2 检验有三种计算方法，分别为专用公式、校正公式、确切概率法。当总例数 $N \geqslant 40$ 且所有格子的理论数 $T \geqslant 5$ 时，用四格表资料 χ^2 检验专用公式；当总例数 $N \geqslant 40$，但至少有一个格子的理论数出现 $1 \leqslant T < 5$ 时，用四格表校正公式；当有 1 个格子的理论数小于 1 或者 1/5 以上格子的理论数小于 5 时，不宜采用卡方检验，推荐精确概率法。图 7-19 为三种方法的具体公式和适用条件。

（1）$n \geqslant 40$ 且 $T \geqslant 5$

$$x^2 = \sum \frac{(A-T)^2}{T} = \frac{(ad-bc)^2 n}{(a+b)(c+d)(a+c)(b+d)}$$

（2）$n \geqslant 40$ 且 $1 \leqslant T < 5$

$$x^2 = \sum \frac{(|A-T|-0.5)^2}{T} = \frac{(|ad-bc|-n/2)^2 n}{(a+b)(c+d)(a+c)(b+d)}$$

（3）$n < 40$ 或 $T < 1$

图 7-19　χ^2 检验的适用条件及四格表专用公式

现以"将 282 名患者按照是否治愈为变量进行分组，探讨不同剂型的药物其治愈率有无差异"为例，应用四格表 χ^2 检验进行统计分析。首先对数据进行加权，单击 Date/Weight case，如图 7-20 所示操作步骤，选择 Weight case by，选择"疗效"作为频数变量，点击 OK，如图 7-21 所示。之后单击，Analyze/Descriptive Statistics/Crosstabs，如图 7-22 所示。选择组别分组为 Row 变量，疗效分组为 Column 变量，单击 Statistics 按钮，打开

Crosstabs：Statistics 对话框，如图 7-23 所示，从中选择检验统计量后，单击 OK，就可得到相应的检验结果。

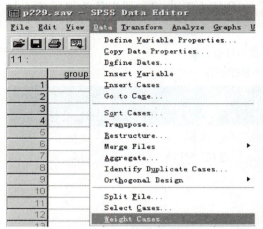

图 7-20　数据加权操作步骤

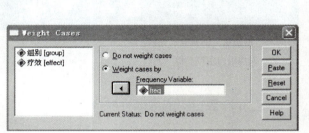

图 7-21　Weight case 对话框

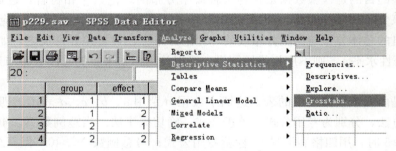

图 7-22　卡方检验操作步骤

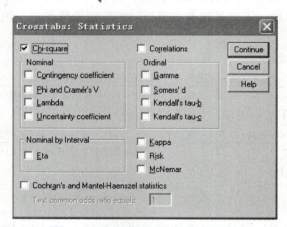

图 7-23　Crosstabs：Statistics 对话框

从表 7-14 中，由两个表形成卡方检验的结果，第一个表格列出了统计描述的结果，第二个表格为 χ^2 检验的结果。第二个表格中检验统计量有五种，分别为 Pearson Chi-Square 皮尔逊卡方检验；Continuity Correction 连续性修正统计量；Likelihood Ratio 极大似然比卡方检验；Fisher's Exact Test 费舍尔精确检验和 Linear-by-Linear Association 线性相关性检验。本例中总例数为 282，并且最小理论数为 23，所以采用 Pearson Chi-Square 的检验结果。P 值均大于 0.05，所以认为不同剂型的药物其治愈率无显著差异。

表 7-14 卡方检验的输出结果示意图
组别·疗效 Crosstabulation

			疗效		Total 合计
			治愈	未愈	
组别	旧剂型	Count	129	23	152
		% within 组别	84.9%	15.1%	100.0%
	新剂型	Count	101	29	130
		% within 组别	77.7%	22.3%	100.0%
Total		Count	230	52	282
		% within 组别	81.6%	18.4%	100.0%

Chi-square Tests 卡方检验

	Value 值	df	渐进 Sig.（双侧）
Pearson 卡方	2.399[a]	1	.121
Likelihood Ratio 似然比	2.393	1	.122
linear-by-linearAssociation 线性和线性组合	2.391	1	.122
N of Valid Cases 有效案例中的 N	282		

a. 0 cells (.0% have expected count less than 5. The minimum expected count is 23.97.0 单元 . (.0%) 的期望计数少于 5。最小期望计数为 23.97

（三）等级资料的推断性统计分析

秩和检验是对有序变量数据的位置特征（如集中趋势），以及数据是否来自同一分布进行检验，属于非参数检验的一种常用方法，不仅使用于等级资料的推断性统计，还可用于非正态分布的计量资料的推断性统计。

根据科研设计类型的不同，可选用不同的秩和检验的方法。①两个独立样本检验：用于比较一个变量的两组个案，其中 Mann-Whitney U 检验是最常用的两个独立样本检验，同时适用于小样本和大样本的情况，除此之外，还有 Kolmogorov-Smirnov 检验、Mases Extreme Reactions 极端反应检验和 Wald-Wolfowitz runs 游程检验。②两个相关样本检验：用于比较一个现象在采取了某项措施前后的变化是否显著，或者说采取的措施是否有效，也可以检验同一个测试对象上的两种测试方法是否一致。Wilcoxon 符号秩和检验比较两组之间的差的符号和差的幅度的信息。③多个独立样本检验：用于检验多个独立总体的平均值是否存在显著的差异，Kruskal-Wallis H 检验是 Mann-Whitney U 检验的扩展，利用秩平均建立检验统计量，检验多个独立总体的分布是否存在显著差异。Median 中位数检验，利用卡方统计量检验多组样本的中位数差异是否显著。④多个关联样本检验：是在总体分布未知的情况下，用于比较多个有联系的总体分布的差异性。多用 Friendman 检验，适用于等间距变量数据，利用秩平均建立 Friendman 检验统计量，检验多个有联系的总体的分布是否存在显著差异。

现以"探讨对于某病的治疗，采取中医疗法、西医疗法、中西医疗法对于患者治愈天数方面是否存在显著差异"为例，介绍多个独立样本的秩和检验运算方法。

读取数据文件后，按照 Analyze/Nonparametric Tests/K Independent Samples 顺序逐一单击鼠标键，如图 7-24 所示操作，展开 K-Independent-Samples 对话框，如图 7-25 所示。选择检验的变量进入检验框中。在 Test Type 栏中选择检验方式，本例中选择 Kruskal－Wallis 统计量。在 Options 对话框内选择输出结果形式和缺失值处理方式。单击 OK，输出结果。

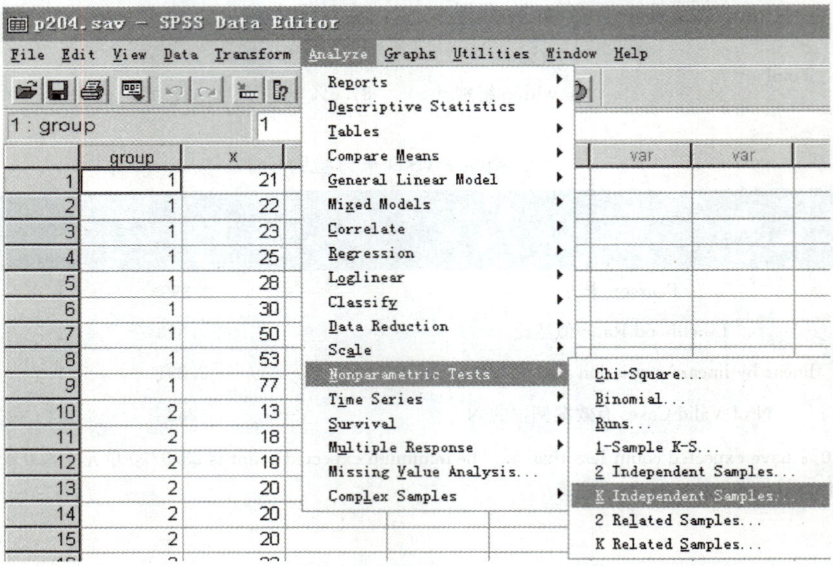

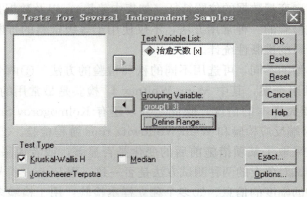

图 7-24　多个独立样本的秩和检验操作步骤

图 7-25　K-Independent-Samples 对话框

表 7-15 中给出每个变量各组的秩平均和 Kruskal-Wallis 检验结果，其卡方统计量结果显示：中医疗法、西医疗法、中西医疗法对于患者治愈天数方面存在显著差异。

表 7-15　多个独立样本的秩和检验输出结果示意图

kruskal-wallis Test Ranks 秩

	组别	N	MeanRanks
治愈天数	中医组	9	21.00
	西医组	9	13.33
	中西医组	9	7.67
	Total 总数	27	

Test Statistics 检验统计量

	治愈天数
chi-square 卡方	12.908
df	2
渐进显著性	.002

四、统计表和统计图

（一）统计表

1. 统计表的意义和制作原则

统计表是指在研究报告和科研论文中，表达统计分析结果中数据和统计指标的表格形式。统计表的意义在于统计表用简明的表格形式，避免繁杂的文字叙述，有条理地罗列数据和统计量，方便阅读、比较和计算，便于事物间的比较、分析和理解。

统计表的制作原则：①要简明扼要，重点突出，即一张表只包括一个中心内容，表达一个主题；②统计表要主谓分明，层次清楚，即合理安排主语和谓语的位置，标目的安排及分组要层次清楚，符合逻辑，便于分析比较；③数据准确、可靠，要认真核对，文字和线条尽量从简。

2. 统计表的分类

统计表可分为两类，一类为简单表，一类为组合表。简单表是按一种特征分类的统计表，由一组横标目和一组纵标目组成。如表 7-16 所示，列出某地区 2004 年婚前检查检出疾病类型和所占百分比的结果，属简单表。而组合表是将两个或两个以上的特征结合起来作为分组标志的统计表，由一组横标目和两组及以上纵标目结合起来作为"主语"。如表 7-17 所示，将某地区 40 岁以上男女居民常见慢性病的疾病种类、性别和时间结合起来分组，反映不同疾病、不同性别以及不同年代的患病率，该表属组合表。

表 7-16　某地区 2004 年婚前检查检出疾病情况

疾病	病例数	百分比 /%
指定传染病（包括性病）*	393	17.18
严重遗传性疾病	87	3.80

疾病	病例数	百分比/%
精神病	9	0.39
生殖系统疾病	1149	50.25
内科系统疾病	649	28.38
合计	2287	100.00

＊指定传染病指我国法定的甲、乙、丙三类传染病

表 7-17　某地区 40 岁以上男女居民常见慢性病患病率　　　　　单位：%

疾病	男性		女性	
	2004 年	2006 年	2004 年	2006 年
高脂血症	33.65	28.61	34.50	25.92
高血压	24.37	25.76	18.60	20.20
脂肪肝	19.87	22.76	17.50	18.08
糖尿病	9.85	8.66	8.67	7.58
胆结石	5.88	5.16	6.58	6.46
冠心病	6.70	5.89	4.59	4.03

3. 统计表的结构和绘制要求

从外形上看，统计表由标题、标目（横标目、纵标目）、线条、数字及必要的文字说明和备注五部分构成。

（1）标题。标题用于描述表格内容，其包括研究对象和统计分析指标。标题文字应该简明扼要，清晰确切地反映出统计表的中心内容。标题位于统计表的上方中央，要与表中内容相符。

（2）标目。根据位置与作用，标目可分成横标目、纵标目。横标目指研究对象，位于表的左侧，用来说明各横行数字的含义，相当于"主语"，一个横标目对应一横行的内容。纵标目指统计分析指标，说明各纵栏数字的含义，相当于"谓语"，一个纵标目对应一纵列的内容。

（3）线条。最简单的统计表为"三横线"，包括顶线、底线、纵标目分割线。表的左上角不宜有斜线，表内不应有竖线，统计表的左右两侧也不应有边线。对于组合表，表格中如有合计可用横线隔开；如果在表中有总标目，在总标目和纵标目之间用短横线隔开。

（4）数字。表内数字必须准确，用阿拉伯数字表示，位数对齐，同一指标的小数位数一致。字迹清晰，填写完整，表内不留空格，数字暂缺或未记录用"…"表示，无数字可用"—"表示，若数字是"0"，则填写"0"。表内相邻的相同数字均应照写，不能用"同上"表示。

（5）备注。备注用于补充说明表格的内容。表格一般不列备注或其他文字说明，如果特殊情况需要对某个数字或指标加以说明，可以在数字或指标右上方用"＊"之类的符号标注，并在统计表的下方用文字加以说明。

从内容上看，每张表都有主语和谓语。主语指被研究的事物，一般置于表的左侧（横标目），如表 7-16 中的"疾病"；谓语指说明主语的各项指标，一般置于表的右侧（纵标目），如表 7-16 中的"病例数"，主语和谓语结合起来构成一个完整的句子。如表 7-16 可读

成某地区 2004 年婚前检查检出精神病的病例数为 9 例。

现以"某医院用麦芽根糖浆治疗慢性肝炎 161 例"，疗效资料见表 7-18，指出其错误并加以改进。

表 7-18 麦芽根糖浆治疗慢性肝炎疗效观察

效果总数	有效						无效	
	小计		近期痊愈		好转			
	例	%	例	%	例	%	例	%
161	100.0		70	43.5	38	23.6	53	32.9

在表 7-18 中存在的问题为：①标题过于简单；②主谓安排不合理；③标目组合重复；④表内出现斜线和竖线。针对错误修改后见表 7-19。

表 7-19 某年某医院麦芽根糖浆治疗慢性肝炎的疗效观察

疗效	例数	百分比 1%
无效	53	32.9
好转	38	23.6
近期痊愈	70	43.5
合计	161	100.0

（二）统计图

统计图（statistical graph）是用图形将统计资料形象化，利用点的位置、线段的升降、直条的长短、面积的大小等来表达统计数据的一种形式。统计图将统计数据形象化，能直观地表达资料的特征，让读者更易于领会统计资料的核心内容，易于做分析比较。

1. 绘制统计图的原则

（1）根据资料性质和分析目的正确选用适当的统计图，见表 7-20。

表 7-20 统计图的选用

资料的性质和分析目的	宜选用的统计图
比较相互独立的各类别数值大小	条图
分析事物内部各组成部分所占比重（构成比）	圆图或百分条图
描述事物随时间变化趋势或	线图
描述两现象相互变化趋势	半对数线图
描述连续型变量的累计频率分布	累计频率分布图
描述连续型变量的频数分布	直方图
描述某现象的数量在地域上的分布	统计地图
描述定量变量的平均水平和变异程度	箱式图

（2）每一张统计图都要有图号和标题，简明扼要地说明图形要表达的主要内容，必要时应注明资料收集的时间和地点。标题一般位于图的下方。

（3）统计图一般有横轴和纵轴，并分别用横标目和纵标目说明横轴和纵轴代表的指标和单位。纵横轴的比例一般以 5：7 或 7：5 为宜。纵轴和横轴都应有刻度和单位，涉及坐标系的统计图（条图、散点图、线图和直方图）要等距表明尺度。横轴尺度自左至右，纵轴尺度自下而上，数值应由小到大标注，一般将两轴的相交点即原点处定为"0"。

（4）统计图用不同线条和颜色表达不同事物和对象的统计量，需要附图例加以说明。图例可放在图的右上角空隙处或下方中间位置。

2. 统计图的种类

用于描述定量变量的统计图多为直方图、累计频率分布图、箱式图；用于描述定性变量的统计图采用百分条图、圆图、线图、统计地图；可描述定量变量又可描述定性变量的统计图为直条图。

（1）直方图表示用一组连续的矩形表示数值变量资料的频数分布。直方图的横轴尺度是数值变量值，纵轴是频数。绘制直方图应注意以下几点：纵轴的刻度必须从"0"开始，而横轴的刻度可按实际范围制定。作图时，各直条的宽度应等于组距，高度应等于该组的频数或频率。各直条之间不留空隙，可用直线分隔，也可不绘制分隔直线（图 7-26）。

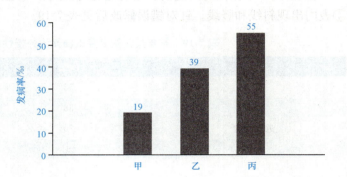

图 7-26　三城市某种传染病发病比较

（2）直条图是指用等宽直条的长短来表示相互独立的各指标的数值大小，适用于性质相似而不连续的资料。可以分为单式条图和复式条图。绘制条图时应注意：纵轴表示的各个项目相应的数据要等距，而且尺度必须从 0 开始，否则会改变各对比组间的比例关系。各直条的宽度应相等，各直条的间隔也应一致。复式条图中组内各直条排列次序要前后一致，同一组内直条间不留间隙，并加以图例（图 7-27）。

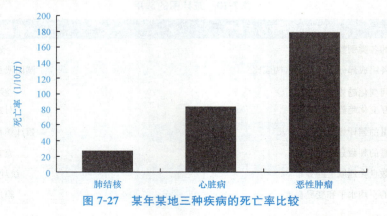

图 7-27　某年某地三种疾病的死亡率比较

（3）百分条图是指将不同组别、不同时间或不同地区的某分类指标的构成比平行地绘制成多个百分比条图，可以方便地比较其构成比的差异，适用于构成比资料。用矩形长条的面积表示事物全部，而用其中各段表示各构成部分。绘制百分条图时应注意以下几点：将全体数量绘制成一长条，长度和宽度可以任意选择，将长条全长分为 10 格，每格代表 10%，总长为 100%。绘制一直条，长度与标尺一致，以直条的长度表示数量的百分比。将直条全长按构成比分为几段，在图上标出各部分构成比的数值，并用图例说明各部分的名称。将两种或多种类似的构成比资料相互比较时，可以绘制两个或多个长度、宽度都相等的百分条，在同一起点上依次平行排列，各直条之间留有一定空隙，一般为直条宽度的一半（图 7-28）。

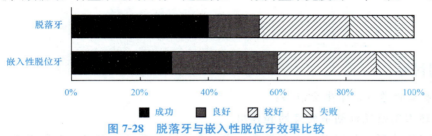

图 7-28　脱落牙与嵌入性脱位牙效果比较

（4）线图是用线段的升降来表示统计指标的变化趋势，适合描述某统计量随另一连续性数值变量变化而变化的趋势，最常用于描述统计量随时间变化而变化的趋势。适用于连续型变量的资料。绘制线图时应注意，相邻两点用直线连接，而不能用光滑曲线连接。同一图内不应绘制太多的曲线，一般不宜超过 4~5 条。若有几条线，应用不同颜色或不同图线表示，并附图例说明（图 7-29）。

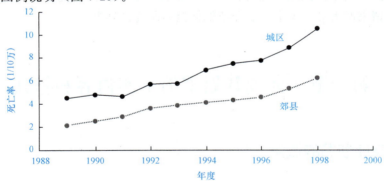

图 7-29　某市城区和郊县 1989—1998 年糖尿病死亡率

 本章小结

不同类型的资料包括计量资料、计数资料、等级资料所用的统计分析方法有所不同，应准确判断要分析的资料属于哪种类型。

课后练习

运用大学生学业满意度量表自评，使用 SPSS 软件计算得分。

第八章 研究计划书的撰写

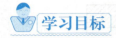 **学习目标**

通过本章的学习，学生应能够：

1. 陈述书写研究计划书的目的和作用。
2. 正确陈述研究计划书（开题报告）中包含的主要项目、内容和撰写要求。
3. 准确说出变量、自变量、因变量、外变量的概念。

撰写研究计划书是研究工作的重要环节。研究计划书需要对立题的依据进行具体阐述，提出研究目的，陈述研究设计。描述拟开展研究的具体方案，并预测研究结果。研究计划书的形式包括以开展学位课题研究为目的的开题报告和以获得研究立项及经费支持为目的的研究基金申请书两大类。本章主要介绍如何撰写研究计划书。

第一节 研究计划书的基本内容和格式

一、研究计划书的概念

研究计划书（research proposal）是一个用于确定研究方案中的主要要素的书面计划，如研究的选题、目的，研究框架、研究设计、研究方法和步骤，技术路线图，以及研究的进度、经费预算和预期成果。研究计划书就是研究者将选题和研究设计方案以恰当的语言和方式传达给评审专家的一个文本。研究计划书的形式包括以开展学位课题研究为目的的开题报告和以获得研究立项和经费支持为目的的研究基金申请书两大类。针对学位课题研究而言，研究计划书通常称为"开题报告"。学生在开始学位课题研究之前需要提交开题报告，只有通过了开题答辩才允许进入下一阶段的研究工作。另外，对于已经获得批准立项的课题，在开展正式的课题研究之前，以召开课题论证会的形式，邀请相关领域的专家对整个研究计划进行论证和把关，然后根据专家的意见和建议补充和修改研究计划书中的某些环节，以增加课题的严谨性，提高课题的水平和质量，也称为"开题报告"。如果撰写研究计划书的目的是获取研究立项和经费支持，则将其称为"基金申请书""课题申请书"或"项目申请书"，有时也简称"标书"。

二、研究计划书的目的和作用

研究计划书的目的是体现研究的严谨性和计划性。其作用包括以下三个方面：沟通研究信息、列出计划、签订合约。

（1）沟通研究信息。是指研究者把研究计划传达给那些能提供咨询、授予许可或提供资金的机构或个人，以获得指导或评论，并以此作为判断是否同意研究者实施该计划的依据。在研究计划书中，研究者要沟通的信息包括：①研究做什么？为什么要做？如何做？②如何控制干扰因素，以提高研究质量？③能够获得什么预期结果？

（2）列出计划。研究计划书是一个行动计划。一份好的研究计划书会把研究计划一步步详细地列出来，使得研究设计和研究步骤细致周全，具有可操作性和可行性。

（3）签订合约。一份通过评审委员会审议并签字确认的完整的研究计划书，就是学生和导师之间的一份协定；一份同意资助的研究计划书就标志着研究者和资助方之间签订了一份合约。研究者应该按照已获批的研究计划书开展研究工作，在定期的研究报告中描述研究工作进展，并提供预期的研究成果。无论是学生的开题报告还是基金资助课题，从研究计划书、进展报告和结题报告都要求有严格的存档和备案，也是衡量研究课题是否结题的重要依据。所以，研究计划书一经获批，研究者就要按照计划执行，可以做一些具体研究环节上的调整和补充；但不能随意改变计划书中的基本内容，尤其是不能删减研究项目内容或降低对预期研究结果的要求，否则就有可能达不到研究计划书获批标准的要求，而且未经审批或论证的研究内容有可能存在违反研究伦理的风险。因此，只有在全体委员会明确同意的情况下才可以做出重大修改。如果学生的研究课题与开题报告时的内容发生了实质性的改变，通常需要重新进行开题论证。如果基金资助课题与获批的研究计划书发生了必要的调整和变动，研究者需要在年度报告中如实反映，说明变动的原因以获得批准和备案。

三、研究计划书的撰写思路

在研究计划书之前，需要对即将撰写的研究计划书有一个大概的写作思路。包括：

（1）形成符合逻辑的研究设想。形成符合逻辑的研究设想是指提出一个好的研究问题，并提出建议的解决问题的方法。

①选题是什么？为什么要研究这个问题？

②研究方案是什么？并提出恰当的研究方法。

（2）确定研究计划书的深度。不同级别的研究计划书，所需提供的信息量及其深度不同。

①如果以获取研究基金立项和经费资助为目的，应遵循研究基金申报指南。

②决定描述每个研究步骤所需的信息量。

③内容要详细，但又要简明、重点突出和引人入胜。

（3）确定关键点。

①研究问题的背景和重要性。

②研究目的。

③研究计划。

④实施步骤。实施步骤包括资料收集和分析计划、人员、时间安排、预算等。

四、研究计划书的撰写格式

研究计划书的撰写格式既具有普适性，又具有特定性，但一定要严格遵循其特定指南中的要求。

1. 撰写风格

在撰写研究计划书时，研究者要以严格、审慎和挑剔的态度对待自己的写作，以确保研究计划书能够以最简明清晰的方式呈现给读者。

（1）要紧扣主题。不要呈现那些与主题无关的信息，以免造成篇幅冗长和分散读者的注意力。

（2）学术引用要服务于具体的研究任务。引用量要适可而止，要有效甄别核心文献和无关文献、权威文献和一般文献、重要观点和次要观点，并将引用的内容直接向读者表述出来，然后清楚地注明出处。

（3）语言要规范。研究计划书要使用规范语言，用词要严谨、规范，尤其是研究术语，概念要清楚，要禁得起推敲，避免使用"大白话"。

（4）文本格式和外观要规范。要遵循指南要求的文本格式和项目内容进行撰写。

（5）要精益求精地反复修改。对计划书中的每一部分内容都要认真审视其准确性，做到语句通顺、含义明确、语言简练、表达清楚。

2. 撰写要求

基本要求是书写一份美观和有吸引力的标书力争达到"标致"的程度。越是高水平的竞争激烈的基金申请书，对标书质量的要求越高。只有高质量的标书才能在竞争中胜出。

（1）没有拼写、标点符号和语法错误：要精益求精、认真校对、杜绝书写错误。

（2）遵循指南。

（3）不漏项。

（4）在每个项目下书写正确的内容。

3. 撰写内容

内容通常由以下因素来决定：

（1）送审的结构和目的。研究计划书的送审目的主要包括申请学位研究课题、接受伦理审查或申请基金资助，相应的送审结构分别是学校研究生院或学院的学术委员会、学校或医院的伦理审查委员会、科研管理机构或基金资助委员会等。根据不同的送审结构和目的，撰写内容的详细程度、篇幅和侧重点不同。

（2）评阅人。根据评阅人是学院导师、学校或医院伦理审查委员会成员、基金委的评委的不同而有不同的撰写侧重点。

（3）研究的类型。根据量性研究或质性研究计划书的规范撰写。

（4）指南的要求。严格遵循指南要求的格式、项目、内容、字数和篇幅撰写。

第二节　开题报告的撰写

撰写学位研究课题的开题报告的目的是向大学的指导教师、院学术委员会和机构研究伦理审查委员会成员汇报其研究计划。开题报告的水平要满足学生学位申请的要求。开题报告的格式要遵循一定的规范格式。

开题报告的标题要与研究内容相符合，要确切反映研究的主要内涵。标题要简明、清楚、具体、符合逻辑，能够为研究计划书提供更多的信息。题目过长会削弱其中关键信息的作用，所以要避免使用过多的形容词和过长的句子。开题报告的内容包括前言、文献回顾、研究方法和步骤等内容。撰写内容要求清楚、具体，具有可操作性。

一、前言

前言（introduction）主要描述立题依据和研究问题，并提供选题的背景信息和研究问题的重要性，提出什么是已知的知识和需要进一步研究的问题。然后，明确地陈述研究问题，并清楚而简明扼要地陈述本研究的目的是什么。

1. 问题的背景和重要性（background and significance of the problem）

（1）研究问题的背景。描述研究问题是如何发现的，研究问题与护理工作的相关性。描述以前试图解决此研究问题的相关研究，与此问题有关的一些关键的理论构思、可能的解决问题的途径。

（2）研究问题的重要性。描述此研究问题在护理实践中的重要性，预期研究结果的推广性，以及谁将是研究结果的受益者。

2. 问题的陈述（statement of the problem）

研究问题是研究者需要具体回答和研究解决的科学问题。

3. 目的的陈述（statement of the purpose）

研究目的是写出为何要进行此研究的理由与目标。研究目的是从选题的立题依据中引申出来的，所以，立题依据的结尾部分要清楚地陈述"本研究的目的是……"。

二、文献回顾

文献回顾（review of relevant literature）部分主要提供基本的信息以指导研究设计过程。文献回顾的目的是作者把自己的选题放在前人研究的背景中来解释并论证其选题的合适性，通过文献回顾说明：①在立题依据中阐明为什么要选择这个研究问题。②在研究设计中为什么要选择这样的研究方法来解决此研究问题。

（1）相关理论文献的回顾（review of relevant theoretical literature）。提供定义研究概念（研究变量）和概念间关系的背景信息，以指导研究设计。

（2）相关研究文献的回顾（review of relevant research）。是指对前人研究工作的总结和评价。包括对过去和近期研究的描述和评价，深入讨论相关领域专家的工作，陈述与提出的研究问题有关的理论和实践知识。

（3）总结（summary）。通过对上述相关理论文献和研究文献的回顾，总结出与当前研究问题相关的知识体系中的已有知识和未知知识，从而确定知识的空白点。然后指出期望该研究将会对护理学科知识产生的影响或贡献。

三、研究方法和步骤

在研究方法和步骤（methods and procedures）的内容中，要详细描述研究设计的各个要素，包括研究对象、抽样方法、对照组的设立方式、干预方法（如果有干预）、研究工具、测量的数量和次数、资料收集的方法和时间框架、外变量的控制等。

（1）描述研究设计（description of the research design）。描述所采纳的研究设计方法、采纳该研究设计的原因，以及采纳该研究设计的优势和劣势。

（2）确定研究总体和样本（identification of the population and sample）。

①确定总体、目标总体。

②样本的选择：纳入标准和排除标准。

③抽样方法、样本量的估计方法及其样本量。

（3）选择研究场所（selection of a setting）。包括机构名称及其结构，是否有潜在的合适样本和样本量，在有限的期限内能否有足够的样本量。

（4）如果是干预性研究需要详细描述干预措施。

①研究场所如何组织？

②干预措施如何实施？

③干预效果如何测量？

④外变量（干扰因素）如何控制？

⑤描述分组的方法。

（5）选择测量方法（selection of measurement methods）。描述测量研究变量的方法。

①每一个测量工具的信度、效度、赋值方法和评分标准。

②研究工具在本研究中的信度和效度的评价计划。

③如果是自行研究的研究工具需要描述研制过程及其质量保证措施。

④如果采用生物医学测量仪器应描述其精确度和准确度。

（6）资料收集的计划（plan for data collection）。描述要收集哪些资料及收集资料的步骤、方法和时间安排。

（7）陈述伦理学的考虑（presentation of ethical consideration）。描述保护受试者权利的措施、知情同意的做法，科研计划将接受学位论文评审委员会、大学和医疗机构的伦理审查，并附书面的知情同意书。

（8）资料分析的计划（plan for data analysis）。描述统计学分析方法，包括应用什么统计分析软件与如何进行统计描述和统计推断。

（9）预期的研究成果。研究报告或者毕业论文。

（10）研究进度表。根据开展学位论文科研工作的时间制定研究的时间进度表。

总之，研究计划书可陈述研究方案中的主要要素，以沟通研究信息，说明研究做什么，为什么要做，如何做，如何控制干扰因素以提高研究质量，能够获得什么预期结果。下面以一份本科生开题报告（节选）为例，分析研究计划书的撰写要求。

1. 研究的背景、目的和意义（选题的来源）

岗前培训又称为定位教育（orientation），是使新员工熟悉组织、适应环境和岗位的过程[1]。它是组织所进行的一种人力资源管理活动，目的是让新员工逐渐熟悉和适应组织环境、定位自己的角色、开始发挥自己才能并开始初步规划自己的职业生涯[2]。新毕业护士岗前培训一般包括岗前集中培训和专科分散培训两个阶段[3]。对刚进入工作单位的新护士来说，最重要的是学会如何去从事自己的工作并保持与自己角色相适应的行为方式。新毕业护士的岗前集中培训就是帮助新护士树立与医院要求相适应的理念、价值观和行为方式，以便尽快适应新组织的要求，使护士实现从学校到医院、从护生到护士、从理论到临床的转变，并增强对医院的归属感和为患者服务的责任感、使命感，尽早安全、独立地开展临床工作[1]。目前，国内的很多研究不够全面、深入，探究部分医院开展的岗前集中培训的需求状况，为今后提高岗前培训的效果提供参考信息。

2. 文献回顾（略）

参考文献（部分）：

[1] 李继平. 护理管理学［M］. 2版. 北京：人民卫生出版社，2006.

[2] 秦静，陈津玲. 医学院校毕业生岗前培训在职业生涯中的作用［J］. 中国城乡企业卫生，2007（02）：7—9.

[3] 李亚洁，徐彩霞. 高等护理毕业生的培训和管理［J］. 现代护理，2004（09）：853—855.

3. 研究生的主要内容和方法

（1）研究设计：描述性研究。

（2）研究对象：采用整群抽样的方法，选取在北京市6家三级甲等医院实习的2008年即将毕业的护士300名。纳入标准：①全日制普通高等院校2008年即将毕业的实习护士；②临床毕业实习即将结束；③毕业后选择在医院从事临床护理工作；④愿意参与本调查。排除标准：①非全日制普通高等院校2008年毕业的护生；②毕业后选择读研、保研、出国或从事临床护理之外的其他职业；③不愿意参与本调查。

（3）研究工具：采纳研究者自行设计的"即将毕业实习护士岗前集中培训需求调查问卷"。问卷内容由一般资料和岗前集中培训的相关问题组成。岗前集中培训相关问题包括培训的需求程度、培训的内容、培训的时间、培训的人员以及培训的形式等。其中培训的内容包括：①医院的简介：医院历史及概况、党团/工会组织介绍共2项。②护士人文素质教育：医院职工守则、护士规章制度、护士职业道德教育、护理工作与法律、护患/医护沟通技巧共5项。③护士行为规范：护士日常举止规范、护士日常用语规范、护士仪表规范、职业安全防范规范共4项。④护理工作核心制度：查对制度、交接班制度、分级护理制度、护理查房制度等共10项。⑤常用护理基本技术操作：共1项。⑥拓展训练项目：团队精神、个人意志力共2项，六方面共24项内容。本调查问卷的内容经过了5名护理部主任或护理学院教授的审定，并根据预调查的结果对问卷进行了修改。

（4）资料收集的方法：问卷调查法。学生返校时集中告知研究目的，取得知情同意，现场发放问卷，填写完毕由班长回收。

（5）统计学分析方法：采用SPSS24统计软件进行分析。对岗前集中培训的培训内容、培训时间、培训人员以及培训方式的具体选择采用百分率进行描述。

4. 研究的阶段计划

2008.3.10—2008.3.30：选题、文献检索、研究设计、问卷设计

2008.3.31—2008.4.20：调查问卷的专家审定、预调查、发放问卷

2008.4.21—2008.5.11：收集问卷、数据分析

2008.5.12—2008.5.30：论文书写与答辩

5. 研究的预期成果

新毕业护士对岗前集中培训的需要程度，以及对培训时间、培训人员、培训内容以及培训方式的选择，为医院新护士岗前培训的开展提供参考信息。

具体成果：论文1篇。

第三节　研究基金申请书的撰写

撰写研究基金申请书与撰写研究计划书的要求是一样的。需要特别强调的是申请人必须严格遵循基金申请指南的要求，否则在基金申请的形式审查中就会被淘汰。研究者在初次作为项目申请人申请基金时，应该从自己所在的单位或当地机构寻找小额资助基金，以便开始建立自己主持基金项目的档案，并逐渐累积撰写科研基金申请书的经验、主持科研项目的经验和科研工作的业绩，为以后逐级申报更高级别的基金累计研究工作打下基础。

下面以国家自然科学基金面上项目为例，列出基金申请书的撰写要求，并对部分内容举例说明填写方式。面上项目申请人应当按照面上项目申请书撰写提纲撰写申请书，申请的项目有重要的科学意义和研究价值，理论依据充分，学术思想新颖，研究目标明确，研究内容具体，研究方案可行。面上项目使用统一格式的申请书和撰写提纲，申请书由信息表格及报告正文两部分构成。

一、信息表格

为计算机录入专用表格，包括基本信息、项目组主要参与者和经费申请表三张表格，须按操作提示在指定的位置选择或按要求输入正确信息；经费申请表须按照《国家自然科学基金项目资助经费管理办法》认真填写，应保证信息准确清楚。

（1）基本信息。包括申请人信息、依托单位信息、合作研究单位信息、项目基本信息、中文和英文关键词、中文摘要、英文摘要。

（2）项目组主要参与者。包括主要研究人员的基本信息。

（3）经费申请表。包括研究经费、国际合作与交流费、劳务费、管理费。编报《经费申请表》之前，申请人应认真阅读《国家自然科学基金项目资助经费管理办法》并按相关规定和要求编报。经费申请要求实事求是，各项费用与申请项目的研究相关，费用标准符合国家有关规定，经费测算合理。

二、报告正文

参照以下提纲撰写，要求内容翔实、清晰，层次分明，标题突出。

（一）立项依据与研究内容（4 000～8 000 字）

（1）项目的立项依据。研究意义、国内外研究现状及发展动态分析，需结合科学研究发展趋势来论述科学意义；或结合国民经济和社会发展中迫切需要解决的关键科技问题来论述其应用前景。附主要参考文献目录。

（2）项目的研究内容、研究目标，以及拟解决的关键科学问题（此部分为重点阐述内容）。

（3）拟采取的研究方案及可行性分析，包括研究方法、技术路线、实验手段、关键技术等说明。

（4）本项目的特色与创新之处。

（5）年度研究计划及预期研究结果，包括拟组织的重要学术交流活动、国际合作与交流计划等。

（二）研究基础与工作条件

（1）工作基础，与本项目相关的研究工作积累和已取得的研究工作成绩。

（2）工作条件，包括已具备的实验条件，尚缺少的实验条件和拟解决的途径，也包括利用国家实验室、国家重点实验室和部门重点实验室等研究基地的计划与落实情况。

（3）承担科研项目情况。申请人和项目组主要参与者正在承担的科研项目情况，包括自然科学基金的项目，要注明项目的名称和编号、经费来源、起止年月、与本项目的关系及负责的内容等。

（4）完成自然科学基金项目情况。对申请人负责的前一个已结题科学基金项目（项目名称及批准号）完成情况、后续研究进展及本申请项目的关系加以详细说明。另附该已结题项目研究工作总结摘要（限 500 字）和相关成果的详细目录。

（三）经费申请说明

购置 5 万元以上固定资产及设备等，须逐项说明与项目研究的直接相关性及必要性。

（四）申请人简介

包括申请人和项目组主要参与者的学历（从大学本科开始）和研究生工作简历，近 3 年来已发表的与本项目有关的主要论著目录和获得学术奖励情况及在本项目中承担的任务。论著目录要求详细列出所有作者、论著题目、期刊名或出版社名、年、卷（期）、起止页码等；奖励情况也须详细列出全部受奖人员、奖励名称等级、授奖年等。

（五）其他需要说明的问题

在撰写基金申请书时有以下几点注意事项：

（1）摘要。摘要是对整个研究计划书的简短总结，清晰准确是对摘要的最基本要求。

摘要的描述要言之有物，每个词每句话都必须向读者传达确切的含义。

（2）报告正文。报告正文是基金申请书的主体部分，在立项依据中说明"为什么要做"；在研究目标、研究内容以及拟解决的关键问题中说明"要做什么"；在研究方法、技术路线、实验手段和关键技术中说明"怎么做"；在研究基础工作条件以及项目组成员、经费预算中说明"凭什么做"。

（3）研究意义。要明确该问题的解决对推动相关学科有什么样的科学价值，要从学术价值和应用前景的层面上来阐述。

（4）国内外发展动态以及相应的参考文献。申请者对申请项目所涉及研究领域的国内外研究进展应有充分了解，要对国内外研究现状、学术前沿、进展程度、发展趋势、同行研究的新动向等加以阐述。该部分可归纳为谁在做、做什么、做得怎样、谁做得好或不足是什么、你打算怎么做才能更好。

（5）研究内容。研究内容是申请书的重中之重，是研究目标的具体体现与分解，是研究题目的细化与解释，阐明了本项目到底要研究什么具体科学问题。研究内容的撰写必须做到内容具体、层次清晰、详略得当。研究内容不宜过多，各研究内容之间尽量相对独立，并在逻辑上呈递进关系。

（6）关键科学问题。关键科学问题可以理解为研究内容中所涉及科学问题的关键点，也可以理解为问题的核心，只要把这些关键问题解决了，其他问题就会迎刃而解；也可以理解为创新点，创新点往往蕴藏在关键问题之中，抓住了关键，也就抓住了创新。

下面以一份校级基础—临床科研合作基金申请书为例，介绍科研基金申请书的撰写。

例 双歧保健型酸奶对慢性肝病患者肠道菌群的影响（节选）

1. 立论依据

1.1 重型肝炎病情危重，死亡率高：我国是一个"肝炎大国"，病毒性肝炎是我国的常见病和多发病，人群中乙型肝炎病毒、丙型病毒携带者接近人口的10%[1]。其中，重型肝炎是病毒性肝炎中最凶险预后最差的类型，其发病率约占病毒性肝炎患者的1%[2]，死亡率高达65%～90%[3]，是病毒性肝炎患者死亡的主要原因。

1.2 慢性重型肝炎在我国发病率高：慢性重型肝炎是指在慢性肝病［多为慢性肝炎和（或）肝硬化］的基础上发生的肝细胞大块性（全小叶性）或亚大块性坏死[4,5]。起病时的临床表现同亚急性重型肝炎，即以急性黄疸型肝炎起病，15天至24周出现极度乏力，消化道症状明显，随着病情发展加重，达到重型肝炎诊断标准（凝血酶原活动度低于40%，血清总胆红素大于正常10倍)[4]。

我国的重型肝炎以慢性重型肝炎为主体，约占85%，且以乙型病毒性肝炎感染者居多[4,6]。由于我国人群中积累了大量慢性肝炎、活动性肝硬化、无症状乙肝病毒性肝炎感染或静息的慢性肝病患者，这些患者病变反复活动或持续进展，或者因某些诱发因素，肝细胞大量破坏导致重症化，形成了慢性重型肝炎[7]。而且，由于慢性重型肝炎患者的肝脏存在慢性基础病变，当再次发生肝细胞大量坏死出现肝功能障碍或肝功能衰竭时，治疗难度大，临床预后差[4]。其预后与肝细胞的坏死程度、肝细胞再生情况及有无并发症等有关[8]，死亡率一般高达50%～70%[2,9,10]。

1.3 并发症的出现往往成为患者死亡的直接原因：慢性重型肝炎患者病程中常常出

现各种并发症如感染（自发性腹膜炎、败血症、胆道感染等）、上消化道出血、肝性脑病、肝肾综合征、脑水肿以及严重的水和电解质平衡紊乱。而且，一种并发症的出现常触发其他并发症的发生。并发症越多，程度越重，预后越差，病死率越高。因此，积极预防和及时治疗各种并发症是提高慢性重型肝炎患者存活率的关键。

1.4　慢性重型肝炎患者多存在肠道菌群失调：据报道，人类肠道大约带有1kg细菌，其细菌细胞总数达10的十四次方个，约有400到500种。胃中由于胃液pH的影响，细菌含量不高。健康人体小肠中微生物的数量与小肠位置有关，小肠前部分细菌数极少，因为小肠是个过渡区，肠液流量大，足以将细菌在繁殖前冲洗到远端回肠和结肠；小肠下半段，特别是在回肠末端有较高数量的大肠杆菌、拟杆菌、双歧杆菌。大肠中菌类平均含量明显增高，在大肠内容物中约有10的8次方个/g。这主要是由于结肠内容物的移动缓慢，且大肠内环境呈中性或弱碱性，有利于细菌的大量繁殖。粪便中的细菌含量最高，厌氧菌的平均含量约为10的10次方个/g，其中拟杆菌、梭杆菌、双歧杆菌为粪便中的优势菌。

一般情况下，能在健康宿主体内长期定居的优势菌与非优势菌统称为正常菌群。肠道内数量巨大的正常菌群主要寄生在消化道黏膜表层，形成了微生态保护层[14]。在肠道黏膜表层的深层主要寄生着双歧杆菌或厌氧乳酸菌，中层为类杆菌、韦荣球菌等，表层是需氧的大肠杆菌和肠球菌[15]。肠道正常菌群的构成比例大致如下：双歧杆菌约占95%，乳酸杆菌占1%，其他厌氧菌（包括拟杆菌、难辨梭菌）占3%，需氧菌（大肠埃希菌、肠球菌等）约占1%[14]。肠道表面有3个保护层，由里及表依次为黏液保护层、免疫保护层、微生态保护层（正常菌群）。肠道正常菌群作为宿主的生物屏障防御病原体的侵犯，还参与人体蛋白、糖、脂肪的分解、消化、吸收，合成多种维生素以及参与钙、镁、铁等离子的吸收等对宿主有营养作用[13,15,16]，与维持身体的新陈代谢、成长发育、免疫应答和对疾病的抵抗能力息息相关[12]。

研究表明，慢性重型肝炎（尤其是存在肝硬化的）患者存在不同程度的肠道菌群失调，而且菌群失调的程度与肝功能的损害程度成正比。其菌群失调的特点是：专性厌氧菌双歧杆菌、类杆菌等有益菌数量明显减少，而以肠杆菌为代表的革兰阴性杆菌显著增多，存在肠道偏离革兰阴性杆菌过度生长的情况。其可能的发病机制：肝病患者的免疫功能低下，继发感染时长期使用抗生素，可引起肠道菌群紊乱；肝功能严重受损，各种代谢、解毒和胆红素排泄障碍，胆汁分泌异常，对细菌的抑制作用减弱；还有门脉高压，肠道淤血水肿、胆盐缺乏、PH改变等因素引起肠道功能紊乱和微生态环境改变，具有保护机制的各种肠道屏障功能削弱，可出现细菌易位；肠道功能紊乱，大便次数增加，使细菌在肠道内定植受阻、生长繁殖受阻，由于定植菌减少，导致外袭致病菌和革兰阴性杆菌过度生长等因素均可产生菌群失调。

1.5　肠道菌失调是导致肠源性内毒素血症和继发性肝损伤的重要原因：内毒素存在于革兰阴性细菌细胞壁的外层，在细胞死亡细胞壁崩解时释放活菌，以发泡形式将其释出。因此，在细菌大量繁殖和死亡时会产生大量的肠道内毒素。肠道中99%以上的内毒素来源于需氧的革兰阴性杆菌。尽管需氧革兰阴性杆菌的量在肠道细菌总数中不足1%，而其内毒素的释放量却极大，其他细菌释放的内毒素不足1%。正常情况下，肠内细菌产生的内毒素少量通过肠壁组织进入门静脉、肝脏时被库普弗细胞和肝细胞的联合作用灭活，因此体循环中检测不出或仅有极低水平的内毒素。当肠黏膜吸收的内毒素因某些循环原因进入血液循环而被检出时称为肠源性内毒素血症。

慢性重型肝炎患者的血浆内毒素水平与肠道菌群失调和肝功能受损程度呈正相关。其内毒素增高主要是因为肠道双歧杆菌等有益菌数量明显减少，免疫、营养、生物拮抗作用减弱，肠杆菌科等致病菌过度生长，内毒素产生增多；其次，肝功能受损，内毒素清除能力下降；此外，重型肝炎患者肠道各屏障功能不同程度受损，导致内毒素的通透性增加。内毒素又可以通过直接和间接的毒性作用导致肝细胞的进一步损害，加重肝病的发展和恶化。因此，肝病—肠道菌群失调—肠源性内毒素血症形成了一个恶性循环，严重影响患者的预后。此恶性循环中的一个关键环节是肠道菌群失调所致的肠源性内毒素血症。可见，肠道菌群失调不仅是慢性肝病的结果，而且还是肝病发生、发展、维持和恶化的原因。因此，近年来临床上已经开始关注从肠道微生态学的角度采用微生态学的方法调整肠道菌群，其最主要的疗法是应用微生态活菌制剂补充有益菌，力求恢复肠道菌群平衡。

1.6 肝病的微生态疗法：微生态活菌制剂是利用人或动物正常优势细菌群制成的生物制剂（如丽珠肠乐、双歧三联活菌、金双歧、整肠生、乳酸菌素片、思密达等）。在临床上，通过给人体补充有益的活菌，抑制过度繁殖并引起疾病的有害细菌种群，同时促进正常优势菌群的迅速建立和恢复，以达到防治疾病和提高健康水平的目的。目前，国内外使用的微生态活菌制剂有双歧杆菌、嗜酸乳杆菌、保加利亚乳杆菌、乳酸乳杆菌、大肠埃希菌、芽孢杆菌等。近年来，许多研究者将微生态活菌制剂用于肝病的菌群失调的治疗，能够使肠道内双歧杆菌数量增加，致病菌数量减少，不仅能改善肠道菌群失调，还能降低血浆内毒素水平和血氨浓度，改善肝功能。然而，由于活菌制剂在人体肠道内尚不能长期定植，因此，作为肝病临床治疗的辅助用药需要长期使用。而且，由于双歧杆菌属革兰阳性菌，为厌氧菌，且活菌对酸、碱、热均敏感，口服容易失活；微生态制剂中的一些菌株如果携带有耐药因子，在菌群中扩散对人体将十分不利。

1.7 多种菌群共同发酵形成的营养保健发酵乳有望成为微生态活菌制剂的有效替代品：2001年3月21日我国卫计委文件规定可用于保健食品的益生菌包括两歧双歧杆菌、婴儿双歧杆菌、长双歧杆菌、短双歧杆菌、青春双歧杆菌、保加利亚乳杆菌、嗜酸乳杆菌、干酪乳杆菌干酪亚种和嗜热链球菌。随着微生态学的发展，酸乳发酵及多种菌群营养学的应用越来越广泛。酸乳发酵时多种菌群联合应用，按照一定的比例进行调配，可以弥补单一菌群的局限性，使菌群之间的优势互补，从而提高产品的营养保健效果。例如，市场上销售的普通发酵酸乳一般是由保加利亚乳杆菌和嗜热链球菌组成的普通天然型酸奶。目前已经上市的发酵乳进一步推出了由双歧杆菌、嗜酸乳杆菌、嗜热链球菌、保加利亚乳杆菌四种益生菌组成的"双歧保健型"营养保健酸奶。而且，由这四种益生菌组成的酸奶用于临床上治疗各种患者的菌群失调，取得了非常满意的效果。正是在上述文献检索和成功的临床经验的启发下，本课题组计划将此方法试用于住院的慢性重型肝炎患者的菌群失调的预防和治疗，并应用多种观察指标确定其临床疗效。此方法一旦成功将会为临床开辟一种既简便又经济有效的预防和治疗慢性重型肝炎患者菌群失调的新途径，从而打断肝病—肠道菌群失调—肠源性内毒素血症的恶性循环，提高患者的生存率。

参考文献（略）

2. 研究内容、研究目标、研究设计及采用的方法和步骤

2.1 研究内容：观察益生菌酸奶对慢性肝病患者肠道菌群失调的预防和治疗的效果。

2.2 研究问题：首先，在患者用酸奶治疗前测定肠道菌群，以了解患有慢性肝病患者肠道菌群的情况，并同时检测内毒素，用以了解慢性肝病患者肠道菌群失调的程度与肝功

能、内毒素的关系。在此基础上，给予双歧保健型酸奶，通过观测各种主客观指标如临床症状、体征，肝功能，内毒素，肠道菌群，血氨来判定双歧保健型酸奶对慢性肝病患者菌群失调的防治作用。所以应有以下几方面的研究问题：

（1）慢性肝病患者的肠道菌群失调的发病率是多少？

（2）慢性肝病患者的肝功能损害的程度如何？肝功能损害的程度与肠道菌群失调的关系如何？

（3）慢性肝病患者的内毒素血症的发生率是多少？其与肠道菌群失调有何关系？

（4）应用双歧保健型酸奶能够降低慢性肝病患者肠道菌群失调的发生率吗？

2.3　研究目标：探讨双歧保健型酸奶对慢性肝病患者肠道菌群的影响。

（1）描述慢性肝病患者肠道菌群的情况（与正常的健康人进行比较）。

（2）描述慢性肝病患者肠道菌群失调的程度及其与肝功能损害的关系。

（3）描述慢性肝病患者肠道菌群失调与内毒素的关系（大肠杆菌与内毒素间的关系）。

（4）分析双歧保健型酸奶对慢性肝病患者肠道菌群失调的防治效果。

2.4　研究假设：应用双歧保健型酸奶能够降低慢性肝病患者肠道菌群失调的发生率。

2.5　研究方法

2.5.1　研究设计：实验性研究中的临床随机对照试验。

2.5.2　研究场所：首都医科大学附属北京佑安医院。

2.5.3　研究对象：选取在首都医科大学附属北京佑安医院住院治疗的肝硬化和慢性重型肝炎患者。

（1）纳入标准：①符合肝硬化或者慢性重型肝炎诊断标准；②年龄在18～65岁（包括18和65岁）；③同意参与研究者。

（2）排除标准：①肝性脑病患者；②既往查体有其他胃肠道疾病和肝胆疾病者；③患者粪便镜检出现异常，且2周内及治疗期间使用过抗生素、微生态调节剂等影响肠道菌群的药物；④近期有感染，如发热、肺炎、尿路感染及自发性细菌性腹膜炎等；⑤合并糖尿病患者。

（3）剔除标准：①在干预过程中应用抗生素和微生态制剂的患者；②疗效不到2周的患者；③不能保证按时服用酸奶的患者。

2.5.4　抽样方法和样本量估计：按照目的抽样方法选取样本，采用个体化的随机分配方法将患者分为试验组和对照组。样本量达到40～50人/组。

2.5.5　干预措施：两组患者采用相同的内科治疗方案。试验组：试验组在常规的保肝、退黄等治疗的基础上服用酸奶（酸奶去超市购买，所购酸奶一般距生产日期5～7天），饭后2小时内口服，1杯/次，3次/d，共服用2周。酸奶选用上海光明乳业生产的光明健能 AB100 益生菌酸奶，100g/杯，10亿益生菌/100g，包含保加利亚乳杆菌、嗜热链球菌、双歧杆菌、嗜酸乳杆菌。对照组：给予常规的保肝、退黄等治疗。

2.5.6　临床疗效的观测指标

（1）一般资料：性别、年龄、职业、婚姻状况、住院诊断、肝功能分级、患肝病病程等。

（2）症状、体征及其判断标准：乏力、食欲、进食量、腹胀、恶心呕吐、腹水、移动性浊音、近3天内排便次数、排便性状以及腹膜刺激征。

（3）肝功能指标：凝血因子、肝酶代谢、蛋白质代谢、脂代谢、胆红素代谢。

（4）血常规指标：血红蛋白、红细胞。

（5）血浆内毒素的测定：采用改良鲎试验法，试剂盒由上海医学化验所出品。

（6）肠道菌群的测定：选择肠道菌群中具有代表性的需氧菌2种（肠杆菌、肠球菌），厌氧菌3种（双歧杆菌、乳酸杆菌、拟杆菌）。

3. 可行性分析

（1）有丰富的患者资源：北京佑安医院参加本次科研的科室共有两个，人工肝科和消化科，他们能够为本课题提供研究场所和丰富的患者资源，并且实验所需要的观察指标都是来源于患者的常规检查。

（2）有充足的实验条件和技术：对于本次实验的技术难点肠道菌群的检测，北京佑安医院的检验科能够提供充足的实验条件优秀的技术人员协同完成肠道菌群的检测。

4. 本研究的特色和创新之处：肝病—肠道菌群失调—肠源性内毒素血症的恶性循环是促使慢性肝病患者肝性脑病等一系列并发症的发生，从而增加死亡率的重要原因之一。本方法采用由双歧杆菌、嗜酸乳杆菌、嗜热链球菌、保加利亚乳杆菌四种益生菌组成的双歧保健型酸奶来预防慢性肝病患者的肠道菌群失调，希望能够为临床开辟一种既简单又经济有效的预防和治疗慢性肝病患者菌群失调的新途径。

5. 研究进度

（1）2006.5—2006.7：文献检索、详细的研究方案的设计与修订阶段。

（2）2006.8—2006.10：预实验阶段。形成一套与实验研究方案相一致的干预措施和临床疗效的观察和评价指标，试运行，并做必要的修订。

（3）2006.11—2008.5：实验阶段。收集资料，分析资料，总结和发表研究结果。

6. 质量控制

（1）病房1～2名主治医生负责筛选病例，严格把握入选标准。

（2）细菌室由专人负责检测患者的肠道菌群，粪便标本在20分钟之内接种完毕。

（3）实验资料由专人负责登记、统计、整理。

（4）为保证患者的依从性，由专人负责酸奶的供给和服用。购买的酸奶保证在与生产日期相隔2～3天内。确保患者在饭后2小时内服用酸奶。

 本章小结

撰写研究计划书是研究工作的重要环节。

研究计划书的主要内容包括阐述研究的背景和意义，进行文献回顾，提出研究目的，陈述研究设计，描述拟开展研究的具体方案，并预测研究结果。

研究计划书的形式包括以开展学位课题研究为目的的开题报告和以获得研究立项和经费支持为目的的研究基金申请书两大类。

课后练习

1. 正确陈述开题报告的撰写思路和撰写内容。

2. 以4名学生为一组，选择和确定一个感兴趣的研究方向，并完成一份研究计划书的撰写。

第九章　护理论文的撰写

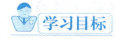 **学习目标**

通过本章的学习，学生应能够：

1. 正确陈述撰写护理论文的基本原则。
2. 了解护理论文的撰写程序。
3. 举例说明护理论文写作的注意事项。
4. 正确描述并举例说明护理论文各部分的写作格式及要求。
5. 正确分析研究论文、综述、案例报告的论文实例。

近年来，我国护理学科发展迅速，大量的护理学研究成果转化为科技信息，刊载于以报纸杂志、专业网站等为平台的交流媒介上，在传播科研成果、交流实践经验、推动护理学科的发展方面起到重要作用。研究报告是理论与临床护理实践和护理研究工作的书面总结。近年来，护理领域的文章数量增加明显，在中国生物医学文献数据库中，2005年护理学科的论文数量是五万五千余篇，2011年则达到了11万余篇。通过护理论文可表达学术观点，启迪学术思想，促进经验交流。论文的质量是反映护理及其科研水平的重要标志。

因此护理人员应善于总结护理工作中的经验，撰写论文，以扩大护理学术交流，不断提高护理水平。本章主要阐述撰写护理论文的基本原则及论文格式与撰写方法。

第一节　护理论文概述

科研论文的撰写是科研工作的重要环节，是感性认识向理性认识飞跃的过程。护理论文是护理科研工作者在科学研究的基础上，运用归纳、综合、判断和推理等思维方法，对前人累积的和自己在研究中观察到的研究资料进行整理、分析而撰写的文章。它是护理科学研究信息储存、交流的重要形式，也是科学研究成果的展示。

护理论文分为科研论文、中述、案例报告、短篇报道（技术革新、新方法或经验介绍）等类型。如果仅仅是感性材料的叙述，缺乏理性分析，不能成为论文。

一、撰写护理论文的基本原则

作者在撰写时必须坚持严肃的态度、严谨的学风及严密的方法，遵循下列原则。

（一）创新性

创新性是论文的灵魂，是决定了论文质量高低的主要标准之一。护理科学研究论文的主要内容需要是前人未发表过的，其研究成果具有新理论、新观点、新方法等，但不能为了论文的创造性而违背科学，因为离开真实的实验结果是经不起实践检验的。

（二）科学性

论文的科学性需要体现在四个方面：①真实性，科学研究必须尊重客观事实，取材可靠，实验设计合理，方法先进正确，研究结果忠于原始资料，论点论据真实；②准确性，指选题准确、内容准确、数据准确、引文准确、用词准确、论点客观准确，对实验观察、资料统计一定要认真仔细；③逻辑性，用科学的逻辑思维方式，将研究中或临床上收集到的材料经过分析、综合、概括和推理，论证所产生现象的本质；④重复性，他人采用同样的实验方法和实验材料，能够重复出所报道的研究结果，论文才具有实践性和指导性。

（三）实用性

论文题目和研究结果一定要实用，护理科研的目的就是要解决护理问题，指导临床实践，从而促进护理发展，所以论文需要具有实用价值。

（四）可读性

论文发表是为了传播交流或储存新的护理学科技信息，被后人所利用，因此要求尽量写短文，并且应有良好的可读性。论文要有完整的构思，体现严谨的科学思维，不仅有新颖而充实的科学内涵，而且合乎逻辑，达到结构严谨、内容充实、论述完整。论述方式深入浅出，表达清楚简练，专业术语准确、前后一致，语言生动规范，文字与图表配合合理。

（五）规范性

护理科学研究论文具有固定的格式和统一的规范，论文撰写应符合规范以及期刊编辑部的具体要求。使用医学名词、计量单位应规范。

二、护理论文的撰写程序

（一）资料准备

资料准备包括研究相关领域的文献检索以及研究观察（调查）数据的收集。检索文献资料的目的是为撰写论文开阔思路，提供理论依据。收集研究数据和相关资料，包括对资料的取舍和整理、对研究观察数据资料的审核与统计处理、合理选用恰当的图表、从研究结果出发提炼观点等。最后要根据文献资料和观察资料，针对研究所得结果，提炼观点，使调查或实验数据与理论认识充分结合起来。

（二）拟定提纲

将研究获得的资料转化为文章，至关重要的环节就是拟定论文写作提纲。写作提纲可以保证写作时思路连贯，条理清晰，层次分明；有利于材料的组织安排；并使写作紧扣中心，突出重点，防止内容分散或离题。所以编写提纲的过程实际上就是写作思路形成、篇章结构构架及思想观点提炼的过程，从而形成论文的框架结构图。

提纲的具体写法有两种，一是以标题的形式把文章各部分内容概括出来，即标题提纲。其优点是简明扼要，文章各部分关系一目了然。缺点是不能明确表达作者的基本思想，时间久了自己也会模糊。二是以能表达完整意思的句子形式把各部分内容概括出来，即句子提纲。其优点能明确、具体地表达作者的思想，有人看得懂，自己在写作时也用得上。而且提纲中的句子很可能就是成文后，各部分及段落的主题句。但是文字较多，写起来较费力。在实际写作中，常常是将两种提纲结合起来使用。

（三）论文撰写

提纲经过反复修改后，就可以撰写文稿了。科研论文往往需要反复修改才能完成。定稿之后，向期刊编辑部供稿之前，应请同事或专家阅读，提出意见和修改建议。

（四）投稿与回修

对定稿确认无误后，就可以有选择地投给有关刊物的编辑部。编辑部如认为可以考虑刊登，便会邀请有关专家对该文进行审阅，由专家提出能否采用与修改意见。对于编辑部与专家的修改意见与要求，作者都应该接受并逐条予以认真修改或说明。如果作者通过慎重考虑与查阅资料后，对修改意见有不同见解，可按作者本人意见修改，但在寄回修改稿时，应附函说明作者的理由与根据。

三、护理论文写作的注意事项

（一）内容应具有科学价值

护理论文学术价值的高低，与研究课题本身的价值有密切的关系。一篇学术论文，要充分体现科研选题的目的、设计的思想、实验的过程、统计处理的方法和结果的可靠性。即使论文不是全篇内容新，也应部分和某个内容新。如解决了前人未能解决的问题，采用了新方法等。

（二）文题简洁鲜明

文题就像一条标签，要求用最简洁、最恰当的词语反映文章的特定内容，将文章的主题告诉读者，如果文题过大、冗长，读者需要思考才能了解其主题；但文题过小则抽象笼统，不具体，缺乏可检索性，以至于无法反映出文章的主题特色。

（三）结构繁简得当，层次分明

论文均有一个中心议题，要集中主题，采用合适的结构顺序和层次，组织好段落，安排好材料。科技写作强调实用性和时效性，描述、表达事物应简洁明了，开门见山，紧扣表达意图，步步深入，合乎逻辑，明快流畅；内容务求客观、实际、科学、完备，尽量用事实和数据说话。

(四)文字表达应准确、简练、生动

护理论文为了客观如实地反映事物的本来面目,用词要求准确无误。通俗易懂、言简意赅的论文,可使读者留下较深的印象。撰写论文是为了交流思想经验,如果文章写得单调,引不起人们的兴趣,就不能达到交流的目的。生动的语言,易于读者理解,但要避免使用华丽的辞藻。护理论文的生动表现在内容具体、清晰、富有文采。

(五)图、表、文字三者处理得当

凡是可以用图形或表格说明的部分,一定不要用累赘的文字描述。恰当地使用图形和表格,既可以简洁、形象而直观地表达文章的内容,又可以调节、活跃和美化版面,与正文一起构成和谐、统一的整体。图、表在文中应由文字引导而出,它们本身应具有"可读性",即读者看到图和图注,表和表题、表注,就能理解图、表的含义。经图、表或文字表达结果后,在结果或讨论中切忌简单地重复各段的结果,而是应根据研究结果揭示的原理,找出其在理论与实践中的价值。

第二节 科研论文的撰写

护理科研论文是以护理科学及与之有关的现代科学知识为理论指导,经过研究设计,通过实验与临床观察调查后,将所得的第一手资料经过归纳性分析、统计处理等一系列的思维活动后写成的具有一定创新性的文章。全球医学科研论文撰写遵循的共同写作格式,一般包括以下几部分:①题目;②作者署名和单位;③摘要和关键词;④正文,包括前言、对象与方法、结果、讨论及致谢(酌情);⑤参考文献。

一、题目

论文的题目(title),又称文题、标题或题名。文章的题目应能概括论文的主要内容,表达出论文的主题,题目与文章内容要相符,使读者一看就能对全文的中心内容有一个明确的概念,读者常是以题目为主要依据来判断选择论文的阅读价值,故题目要准确、简短、醒目和新颖,且富于吸引力,能引起读者注意和兴趣。题目不能太长,一般不超过 20 个汉字为宜,英文题目一般不超过 10 个英文实词,尽量不加标点符号。

例如,"经颈内静脉肝内门体分流术(TIPS)治疗肝硬化上消化道出血后支架通畅率、患者再出血发生率及肝性脑病发生率的调查研究",题目共 50 字,太长,可改为"肝硬化患者 TIPS 术后并发症发生率的调查",修改后题目简短并突出了主题。

若遇题目必须长时,可加用副标题说明,在副标题前用一破折号与主题分开,副标题是对题目的说明和补充,在标题不能完全表达论文主题时采用。题目应尽量避免使用非公知公认的缩略语、字符、代号等,也不应将原形词和缩略语同时列出。

论文的题目是一个句子,能表达完整的意思,一般包括 2~3 个方面的基本内容,即研

究对象、结果变量及（或）干预因素。例如，《管理训练对癫痫患者自我概念的影响》，其中"管理训练"是干预措施，"癫痫患者"是研究对象，"自我概念"则为研究的结果变量。

论文题目文题中常见的问题有：①文题不符。做文章要求切题，不能偏离文章内容，文与题不符是写文章最大的禁忌之一。②题目过大。有的作者喜欢用大题目，而文章内容却很单薄，如"COPD 患者的护理研究"，涉及的范围过广，这样的题目的内容缺乏针对性。③不易认读。题目中避免使用非习惯性"简语""缩略词"或"字符"，以免造成认读困难，如"ABCD"，读者不了解"ABCD"为何物。④用词过于怪异、生僻。医学论文是科技论文，应避免用高雅、华丽、难懂的辞藻，避免用过于通俗或诙谐的语句。⑤用词不规范。

二、作者署名和单位

题目下面要写上作者姓名和工作单位，以便于编辑、读者与作者联系或咨询，也是对文章内容负责任的表现。署名是一项极严肃的问题，若作者在两位以上时，一般按参加研究工作的多少和实际贡献大小排列先后次序，第一作者应是研究工作的构思、设计、执行和论文主要撰写者，文中在每位作者姓名之间要空一格，但不需加任何标点符号。作者署名要用真名而不是化名，国内作者署名一律用汉语拼音，写全名，不能用缩写，顺序是姓前名后，如 Zhang Xiuli（张秀丽）。学位论文常常将学生名字放在前面，导师或指导者名字放在后面，虽然整个研究工作的构思和设计是导师的贡献，但因学生做了大量实际工作，且是论文初稿的撰写人，故常常把学生当作第一作者。对研究及论文撰写过程中给予过一定的指导和帮助的人，不宜列在作者署名中，在征得他们的同意后，可列入文末的致谢中，对其贡献表示感谢和肯定。

国际科技期刊实行通讯作者制（corresponding author），通讯作者是论文的主要责任人。这样既可明确论文的主要责任，又能严肃投稿行为，使论文发表正规化和责任化，此外还为读者提供了沟通学术交流的渠道。通讯作者可以是第一作者，也可以是其他作者，但必须是论文的主要负责人，对论文的科学性和结果、结论的可信性负主要责任。

大多数杂志要求在题页下方位置或摘要下面（需看杂志投稿要求）写明作者的工作单位、通信地址、电话和电子邮箱等联系方式，以便于读者同作者联系、咨询。

三、摘要和关键词

（一）摘要

摘要（abstract）即文章的内容提要，也是论文的一个组成部分。摘要是论文内容高度概括的简短陈述，它使编辑和读者能够迅速和准确地了解论文的主要内容。国内外重要的医学杂志对摘要的书写有明确的结构格式要求，即四段式结构或类似的结构：①目的（objective），用 1～2 句话简要说明研究目的及要解决的问题；②方法（methods），简述课题的设计方法、研究对象、资料收集方法、观察指标、研究内容以及统计学分析方法等；③结果（results），简要列出主要的研究结果，通常要有数据资料并明确统计学意义和临床价值。最重要和最有意义的结果写在最前面。结果的表达一定要准确、具体、清楚；④结论（conclusions），表达作者通过本研究最想阐明的观点。这些论点的意义和价值，是否有尚待解决和需要进一步研究的问题。摘要应着重说明研究工作的创新内容，使读者能在较短时间内了解论文的概况。摘要部分不列图或表，也没有引文，尽量不用缩略图，一般不分段落而是独立成章，文字在 200～300 字为宜。

例　网络支持干预对乳腺癌术后患者疾病不确定感的影响

摘要 目的：探讨网络支持干预方法对减少乳腺癌术后患者疾病不确定感的影响。方法：采用方便抽样法，抽取某肿瘤医院乳腺外科行乳腺癌手术且出院的患者 119 例为研究对象。其中干预组 56 例，在常规随访的同时给予 12 周的网络支持干预；对照组 63 例，接受乳腺癌术后常规随访，分别在基线调查后第 6 周和第 12 周进行疾病不确定感水平的评价。结果：干预组和对照组疾病不确定感总分、不明确性维度和信息缺乏 2 个维度得分随时间的变化而降低，干预后干预组疾病不确定感总分，不明确性和信息缺乏 2 个维度得分的降低趋势快于对照组；第 12 周时干预组疾病不确定感总分、不明确性和信息缺乏 2 个维度得分低于对照组，均（$P<0.05$）差别有统计学意义。结论：信息丰富、多学科合作、实时互动的网络支持干预可以降低乳腺癌术后患者的疾病不确定感水平。

来源：黄晓燕，胡雁，陆箴琦，等．网络支持干预对乳腺癌术后患者疾病不确定感的影响［J］．中华护理杂志，2010，45（1）：13−16。

例　血液透析患者的心理状态及其相关因素分析

摘要 目的：研究长期维持性血透患者的心理状态及其相关因素。方法：采用 HAD 情绪自评表，对某医院 1995—1999 年 100 例维持性血透患者进行问卷调查，并研究心理问题与躯体及社会因素之间的关系。结果：39％的血透患者存在抑郁状态，25％的血透患者存在焦虑状态。血管痛、头痛、疲劳、不良反应频繁以及朋友减少、经济负担加重、住院日延长，患者的抑郁发生率显著升高（$P<0.01$）。女性焦虑发生率高于男性（$P<0.05$），不良反应频繁如腿部综合征及朋友减少，患者焦虑发生率高（$P<0.01$）。结论：对长期维持性血透治疗的患者，应充分重视抑郁和焦虑的护理。

来源：嵇爱琴，叶朝阳，张斌，等．血液透析患者的心理状态及其相关因素分析．中华护理杂志［J］，2001，36（7）：503−506．

一篇投稿杂志文章字数在 5 000 左右，读者想要快速了解论文大意，决定有无选择阅读全文必要时，可先阅读 200 字左右的摘要。

（二）关键词

关键词（keyword）是专门为标引和检索医学文献而设计的人工语言，反映文章主要内容的单词、词组或短语，目的为便于读者了解论文的主题，起到帮助人们在检索中能通过关键词组迅速查到文献的作用。一篇文章可选 3～5 个关键字，往往从文题、摘要、文中小标题中选择。关键词要写原形字，而不用缩写词，要求尽量选用美国国立医学图书馆出版发行的 Index Medicus 和中国医学期刊索引中所列的主题词（MeSH），以便论文能被国内外文献检索系统收录，提高论文的引用率。选出的关键词各词间不用标点符号而采用空一格书写，也可用分号隔开，但最后一个词末不加标点。论文中如有英文摘要，其英文关键词的数量与词汇应与中文关键词保持一致。

四、论文正文的撰写

科研论文正文内容的写法多年来已形成相对固定的格式，包括前言、研究对象与方法、结果和讨论等几部分。国内称之为四段式，国外简称为 IMRAD。此格式并非一成不变，而是根据文章的实际内容具体应用，对大多数研究论文或初学者采用四段式写作是必要的。

（一）前言

前言（introduction）也叫引言、导言或研究背景，是正式论文的起始部分。前言内容应包括论文的研究背景，国内外关于这一问题的研究现状和进展，研究思路的来源与依据，本项研究要解决的问题及研究的目的和意义。因此，前言在论文中回答"研究什么"与"为何研究"的问题。前言写作要求开门见山，紧扣主题；言简意赅，突出重点。前言不需要加小标题，不用插图和列表，不使用非通用的符号、术语或简略词，英文缩写首次出现时应给出中文全称和英文全拼。前言文字不宜过长，一般以 200～400 字为宜。不宜做自我评价和用国内首创、填补空白等文字描述，点明主题即可。

国外护理研究论文前言部分还包括文献回顾、论文框架等内容。文献回顾主要是为了了解本次研究问题以往所做过工作的深度和广度，使读者了解前人对本类问题的研究水平和成果，并有助于理解本研究。

（二）对象与方法

对象与方法（sample and method）是研究论文方法论部分的主要内容，是判断论文严谨性、科学性、先进性的主要依据。撰写的内容包括：

1. 研究对象

（1）应交代清楚研究的起止时间和研究对象的来源，如住院、门诊还是社区等，是否是随机抽样的样本，年龄、性别等一般人口资料。如果是来自随机抽样的样本，则应详细交代随机抽样的具体方法，而不是只用"采用随机抽样的方法选取研究对象"一笔带过。

（2）应介绍研究对象的纳入标准和排除标准。纳入研究的临床病例一定要有明确的诊断标准和确诊方法，应当是该病诊断的金标准或当前学术界比较公认的标准。有时除疾病的诊断标准外还有其他的纳入标准和排除标准。若有对照组应明确对照的选择标准。这些标准一定要具体、严格，便于研究结果推广应用或重复性验证。

（3）介绍样本量及计算的过程，注明计算公式中各参数的确定理由，以表明本例研究结果统计学意义的把握度。

（4）如果研究设了对照组，则要交代分组的方法，如果是随机分配，则要介绍如何实施随机分组的，如果采用分配隐藏或盲法进行分组，则要做相应的介绍。在研究前应列出表格，比较各组间的基线资料，常包括人口学资料和主要的临床特点，并进行统计学分析，以检验所纳入研究的各组之间是否有可比性，即资料的基线均衡或齐性检验。

2. 研究方法

（1）研究设计。论文中应简要介绍研究设计方案，如实验性研究可用"随机对照实验"

或"半随机对照实验"等，如类实验性研究可用"不对等对照组设计""自身前后对照设计"等，如非实验性研究可用"病例对照研究""队列研究""描述性研究"等。

（2）干预措施。干预性研究应在论文中详细介绍干预的内容、干预的方法、干预的持续时间、干预人员的组织等。同时对对照组如何实施护理也应加以描述。

（3）测量指标及研究工具。给予研究对象实施干预措施后，会产生不同的结果，有关结果的测量指标和判断标准在论文中要有介绍。如果采用评定量表法作为研究工具，应介绍量表的内容、信度、效度、评分标准，结果判断标准等，如果采用自行设计的问卷，则应介绍问卷的内容和结果的判断方法、问卷的内容效度验证方法，以及是否有预调查等。

（4）资料收集的方法。介绍资料收集的具体步骤，包括研究是否通过了伦理委员会的审定、如何招募研究对象、如何获得其知情同意、如何实施测量或如何发放和回收问卷等，多次测量的研究应对每次测量的时间点和测量内容加以说明。

（5）质量控制。严谨的科研论文常常较详细地阐述采取了哪些具体措施以控制或减少在实施过程中可能出现的偏倚或干扰。比如，如何提高和准确记录研究对象的依从性，如何提高随访率，如何进行调查员的培训等，这样做能够提高论文的科学性和可信度。

3. 统计分析方法

应对论文中涉及的资料分析内容、使用的统计方法进行简要介绍。根据研究类型和所设计的数据性质进行数据处理。阐明所选择的统计分析模型。用计算机分析资料者，应说明使用的统计学软件。

（三）结果

结果（result）是论文的核心部分，包括观察到的现象和收集的数据，经过整理和必要的统计学处理后，用文字叙述的形式报告出来。当文字描述冗长时，可采用统计图或表格来归纳研究结果。一篇论文的图和表不宜太多，凡能用文字说明的就不必列表，更不要将文字叙述与列图表重复使用，以减少版面消耗，并力求简练。按逻辑顺序描述结果，不加任何评价。必须注意研究结果的真实性和科学性，不论结果是阳性还是阴性，肯定还是否定，只要是真实的，都是有价值的，应实事求是、具体和准确地报告结果。

（1）文字表达的要求。文字表达应注意：①围绕主题，重点突出。一项研究可能得出多个方面的结果，可以从不同的角度写出几篇论文，但就某一篇论文而言，要紧扣主题，切忌面面俱到。②一般应对所得数据进行统计学处理，并给出具体的统计值，如百分比、均数、标准差、t 值、f 值或卡方值等统计量、P 值等。③文字表达要层次清楚，逻辑严谨，为结论和讨论埋下伏笔。

（2）表格的设计与要求。表格有助于将多组数字分类分层表达，一目了然。表格的设计要合理规范，表题列于表格顶线的上方。表格的项目不宜过多；多采用三横线表格，表的顶线与底线用粗线，两端及表内项目间不用纵线分隔。

（3）图的展示与要求。结果用图形可起到更形象、更直观的效果。标题一般在图形下方。线型图常用于表达通过干预后结果随时间推移所发生的动态变化。直条图常用来比较各独立事件的发生频率。如果采用原始图片或照片，则要尽量清晰。

（四）讨论

讨论（discussion）是针对研究结果的各种现象、数据及资料进行理性的分析、解释、推理和评价。如指出结果的含义，解释研究结果的机制，研究结果是否证实或否定了有关假设，将结果与以往研究或观点进行对照，并提出自己的见解。还可探索今后的研究方向和思路等，讨论部分是论文的精华和中心内容，篇幅约占全文的三分之一；注意撰写时必须与本文结果紧密联系，同时分析过程要多结合理论和以往的研究，并准确标引文献。

结论（conclusion）是从研究结果中概括出来的新论点，一般应慎重，不能通过一次或几次研究工作就很快下结论，而是要有很多次重复后才能确定。

（五）致谢（酌情）

致谢（acknowledgement）是对课题研究或撰写过程中给予某些指导、帮助、支持、协作的单位和个人，或提供技术信息、物质或经费支持的单位和个人（而这些人又不符合作者署名的原则和条件）的贡献给予肯定并表示谢意。致谢原则上应征得被致谢者的同意。致谢一般单独成段，放在正文之末和参考文献之前。

五、参考文献

参考文献（reference）是论文中的重要组成部分之一，是在论文中引用过的文献清单。主要作用是指导论文的立题，旁证论文的观点，提示信息的来源。通过引用参考文献，作者将自己的研究同他人的研究联系在一起，为作者的论点提供可靠依据。这也是尊重他人工作和严谨工作作风的体现。

引用参考文献的要求：必须是作者亲自阅读过的最新（近3~5年为主）公开发表的文献，这些对文本的科研工作有启示和较大帮助、与论文中的方法，结果和讨论关系密切；引用参考文献应以公开发表的原著为主，未发表的论文及资料均不宜作为参考文献被引用；用参考文献数量常常为10~20条；④引文的论点必须准确无误，不能断章取义；⑤所列参考文献必须采用统一的书写格式和标注方法。⑥引用了参考文献，均应在论文正文中，按其出现的先后次序，将序号注在引用处右上方角，外加方括号。

各个学术期刊对参考文献的著录格式有明确的规定，目前国内医学期刊通常采用国际上生物医学期刊广泛接受的温哥华格式。

1. 期刊的著录格式

［序号］主要作者．文献题名［文献类型标志］．刊名，出版年份，卷次（期号）：起止页码．

作者列出前三位姓名，无论中外文姓名均为姓在前，名在后，外文姓用全称、首字母大写，名中用大写首字母简称，每名之间用逗号隔开，三人以上用"等"或"etal"表示。刊名，外文缩写应照 Index Medicus 的编写法。卷，如增刊，则在卷后加圆括号标注"（增刊)"或"（Suppl)"字样，并在括号内标出增刊号码。文献类型标志中期刊用［J］，专著用［M］。

例　［1］张开金，周玲，梁国钧，等．流动人口性病/艾滋病知识、态度和行为调查

［J］．中国公共卫生，2005（7）：857－858.

　　例　［2］Dallabetta G，Feinberg，M. Efforts to Control Sexually Transmitted Diseases As a Means to Limit HIV transmission：Pros and Cons ［J］．Current Infections Disease Reports 2001，3（2）：162.

2. 专著中析出文献的著录格式

　　［序号］析出文献作者．析出文献题名［文献类型标志］．专著主要责任者．专著题名，版次（第1版可省略）．出版地：出版者，出版年份：起止页码．

　　例　［1］刘宇．研究工具性能的测定［M］//肖顺贞．护理研究．3版．北京：人民卫生出版社，2006：86－91.

　　例　［2］BurnsN&GroveSK. The Practice of Nursing Research：appraisal，synthesis，and generation of evidence. 6th Ed. ［M］．St Louise：Saunders Elsevier. 2009：227－229.

六、论文实例分析

　　以"李小妹，马晨娟，吕爱莉，等．陕西贫困农村居民 HIV/AIDS 知识、态度及行为的综合研究［J］．中华护理杂志，2010，45（5）：389－393."为例，分析科研论文的写作要求。

（一）题目、摘要、关键词

　　摘要目的：了解农村居民 HIV/AIDS 的知识、态度、行为及其影响因素，为全国贫困农村居民的健康教育提供科学依据。方法：采用相关描述性研究。抽取陕西省蓝田县4个乡8个村的18～60岁的本地常住居民1 952名作为研究对象。应用 HIV/AIDS 知识、态度和行为问卷进行调查。结果：HIV/AIDS 知识的总正确率为50.9%；43.5%的农村居民认为 HIV 在中国的传播显示中国人的道德水平正在下降；HIV/AIDS 相关行为中，既往性生活中从未使用安全套者占71.3%。HIV/AIDS 知识水平与 HIV/AIDS 相关态度呈正相关关系（$r=0.395$，$p<0.01$）；HIV/AIDS 知识水平与既往性生活中使用安全套和初次性行为时使用安全套呈正相关关系（$r=0.302$，$p<0.01$）。结论：贫困地区农村居民 HIV/AIDS 态度及行为与其知识的掌握密切相关。

　　关键词　农村人口；获得性免疫缺陷综合征；健康知识；态度；实践

　　【分析】该文题目简洁、新颖。介绍对艾滋病知识、态度及行为的研究，具有一定的创新性，并且在题目中得以体现。此外题目提供的信息还包括研究对象是陕西贫困农村居民。该文的摘要中研究目的、方法、结果与结论高度概括了论文内容，陈述简短，使读者能够迅速和准确地了解论文的主要内容。关键词列举了5个，均取自医学主题词表，表达规范。

（二）前言

　　据卫计委统计，截至2009年10月底，中国累计报告 HIV 感染者和 AIDS 患者319 877例，死亡49 845例。中国目前存活 HIV 感染者和 AIDS 患者约74万例，其中 AIDS 患者为10.5万例；估计2009年新发 HIV 感染者4.8万例[1~2]。中国是一个农业大国，大部分人口长期居住在农村。农民的文化素质相对低，对 HIV/AIDS 及性病的危险认识不足，存在共用注射器吸毒、卖血或不安全的性行为等情况，农民感染 HIV 的人数不断增加[3]。同时，近年来农村居民流动性增大，大多处于性活跃期，有些人可能会有高危性行为，增加了感染 HIV 的可能性。因此，占全国人口 80％以上的农村是我国 HIV/AIDS 综合预防的薄弱环节。目前国内对 HIV/AIDS 的研究较多，研究对象多集中于青少年和高危人群，针对普通人群，尤其是贫困农村居民的 HIV/AIDS 知识、态度和行为的研究还有待加强。因此，本研究以知信行模式（KAB）为理论基础，采用调查问卷综合分析贫困农村居民的 HIV/AIDS 知识、态度和行为及其主要影响因素，为进一步在贫困农村居民中开展 HIV/AIDS 综合健康教育提供资料，为政府制定相关卫生政策，为中国有效预防及控制 HIV/AIDS 提供相关的依据及参考。

【分析】文章前言部分明确介绍了研究问题的背景和提出问题的依据，如选题理由为"占全国人口 80％以上的农村地区是我国艾滋病综合预防的薄弱环节"。同时也描述了研究的预期目的是"为进一步在贫困农村中开展 HIV/AIDS 综合健康教育提供资料，为政府制定相关卫生政策，为中国有效预防及控制 HIV/AIDS 提供相关的依据及参考"。因此前言部分不论写多少，内容一定要包括开展本研究题目的理由（背景）和研究的预期目的，使读者对研究主题有基本了解。

（三）对象与方法

对象：采用整群分层抽样的方法，在 22 个乡中随机抽取 4 个乡，然后在 4 个乡中再随机抽取 8 个村，所有能进行日常交流的 18～60 岁贫困农村常住居民均为研究对象，共 2 100 人。调查工具：本研究问卷包括一般资料与艾滋病知识、态度及行为问卷四个部分（问卷内容及评分标准略）。在正式调查前，研究者选择了 120 名调查对象测试了中文版问卷的信度，$Cronbacha$ 为 0.846。统计学方法：应用 SPSS13.0 对资料进行统计分析。用频数、构成比、均数、标准差对人口统计学资料进行描述；用频数和正确率、构成比对艾滋病知识、态度及行为进行分析描述，用 Spearman 相关分析法分析知识、态度、行为三者间相互关系。

【分析】对象与方法部分应详细介绍研究的设计内容。如研究对象条件，本文题目是研究贫困农村居民艾滋病知识、态度及行为，故文内定为对"能进行日常交流的 18～60 岁的贫困农村常住居民 2 100 人"。2 100 人是设计时规定的样本量。本文确定观察项目有研究对象的一般资料与艾滋病知识、态度及行为，还规定问卷的评分标准及统计学方法，将收集的资料转变为定量资料，进行统计学分析。由上可见，研究对象与方法的书写要求把研究设计内容和具体做法描写清楚。若文中应用了新的研究方法或对常规方法有所改进时，则应作详细具体介绍，便于重复验证，也体现文章的科学性。

（四）结果（节选）

人口统计学资料：本次调查 1 952 名农村居民，其中男性 785 名（40.2％），女性 1 167 名（59.8％），年龄为 39.7±12.4 岁（18～60 岁）已婚 1 634 人（83.7％），文化程度以初中文化程度为主（51.1％）。艾滋病知识：总正确率为 50.9％。农村居民对艾滋病的三条主要传播途径知识的认知水平较高，正确率在 80.8％～85.6％，对艾滋病预防知识的回答正确率在 29.0％～69.3％（表 1）。艾滋病相关态度：43.0％的农村居民认为得艾滋病是不光彩的事；有高达 83.7％的农村居民表示自己没有得艾滋病的可能（表 2）。艾滋病相关行为：只有

10.5％的人在初次性行为时使用安全套；而在既往的性行为中，71.3％的人从不使用安全套。艾滋病知识、态度和行为三者间关系：艾滋病知识和态度相关系数 $\gamma=0.395$，$P=0.000$。结果中 $P<0.01$，说明艾滋病的知识得分与艾滋病相关态度呈正相关。初次性行为是否使用安全套和是否使用安全套两项与艾滋病知识之间呈正相关（$P<0.05$）（表2）。

表1　农村居民艾滋病知识水平

条目	回答正确例（人）	正确率（％）
一般知识		
艾滋病不是一种传染病	1 435	73.5
艾滋病已在我国快速传播	1 119	57.3
接触艾滋病病毒后能立刻检查出是否感染艾滋病	750	38.4
艾滋病感染者不都是艾滋病患者	469	24.0
传播途径		
与艾滋病患者发生性交会感染上艾滋病	1 670	85.6
输入 HIV 感染的血或者血制品会感染上艾滋病	1 653	84.7
感染 HIV 孕妇会将病毒传染给胎儿	1 599	81.9
与 HIV/AIDS 患者共用注射器或者针头会感染 HIV/AIDS	1 577	80.8
非传播途径		
与 HIV/AIDS 患者握手、拥抱，不会被感染上 HIV	1 343	68.8
日常生活如咳嗽、打喷嚏不会传播艾滋病	1 045	53.5
与 HIV 感染者共用碗筷可感染上 HIV	845	43.3
共用毛巾、牙刷不会感染 HIV	768	39.3
与 HIV 感染者共用一个浴盆、游泳池可能感染上 HIV	486	24.9
蚊子叮咬会传播艾滋病	260	13.3
预防治疗知识		
药物治疗可延长艾滋病患者的寿命	1 353	69.3
正确使用安全套可以预防艾滋病	1 237	63.4
目前艾滋病还不能被治愈	1 187	60.8
使用抗生素就不会感染 HIV 了	940	48.2
性生活后冲洗生殖道/隐私处能保护自己不被感染 HIV	754	38.6
现在已有可靠的预防 HIV/AIDS 的疫苗了	567	29.0

表2　艾滋病知识与相关行为的 Spearman 相关分析

相关行为	相关系数 r	P
多个性伴侣	0.034	0.166
初次性行为使用安全套	0.063	0.011*
使用安全套	0.259	0.000**

注：＊为 $p<0.05$，＊＊为 $p<0.01$

【分析】本文报告的结果都做了统计学的处理和分析，用频数、构成比、均数、标准差对人口统计学资料进行描述；用正确率与构成比对艾滋病知识、态度及行为进行分析描述，用相关分析法分析知识、态度、行为三者之间的相互关系，通过关系系数 r 值和 P 值进行判断。因此结果部分要求先把全部资料整理后，准确报告统计处理的数据，而不是罗列原始数据。应归纳资料找出最有新意的内容，用文字或各种统计图表准确无误地表达出来。图表占篇幅较大，故一篇文章中不宜选用太多，2～3 个为宜，凡能用文字说明问题的就用文字解释。

（五）讨论部分

从本次研究的调查结果看，95.7%的调查对象听说过 HIV/AIDS，对 HIV/AIDS 的知识也有一定程度的了解，这与多数国内调查结果一致。农村居民的 HIV/AIDS 知识总正确率为 50.9%，说明农村居民对 HIV/AIDS 的认识尚处于"广泛听说但缺乏深入了解"的表浅阶段。本次调查发现，对于 HIV/AIDS 的一般知识，知道 HIV 感染者不等于 AIDS 患者的知晓率很低，只有 24.0%；同时也有 61.6%的人认为接触 HIV 病毒后能马上检查出是否有感染，这与近几年来国内的调查结果相接近[6]，说明农村居民对于 AIDS 发病过程的认识存在较大的误区，也提示以往的 HIV/AIDS 健康教育在内容的选择上相对狭窄，致使受教育人群理解不深刻，在以后的教育中应加强教育深度。在传播途径上，农村居民对三项主要传播途径认知水平均较高。半数以上的调查对象对于 HIV 的非传播途径、预防治疗知识的回答正确率较低，大多数误认为蚊虫叮咬、眼泪、汗液、接吻都可以传播 HIV。这与北京大学公共卫生学院所做《农村人群艾滋病、性病 KAP 现状与健康教育效果分析》结果及其他大部分文献报道的结果相一致[7]。国内外各项研究结果表明，人群对 HIV 非传播途径、预防治疗知识的误解，对相关行为，如婚前或婚外性行为等的危险性认识不足，可能导致该人群产生拒绝、远离、歧视 AIDS 患者或 HIV 感染者等负向态度[8]。本研究中，农村居民此方面的知识普遍较低，提示应强调"靶性教育"，使广大农村居民明确艾滋病虽然不能治愈，但可以预防，有助于其提高防范意识和建立对 HIV 感染者或 AIDS 患者的正向态度[9]。

本次调查的结果显示，大多数农村居民将 AIDS 与道德紧密联系，普遍认为 HIV 在中国的传播表示中国人道德水准正在下降，患 AIDS 不光彩。大部分人不愿意与他们来往，认为感染者道德败坏，不可以结婚，应该限制感染者的人身自由和就业权等，这一结果与国内有些研究[9~10]相似。出于怕被感染，对 HIV/AIDS 有恐惧感等原因，51.9%的调查对象表示不愿意结识 AIDS 患者。因此，建立一个成熟、理性，对不幸者充满关爱、关心、帮助，不歧视 HIV 感染者或 AIDS 患者的社会，也是预防与控制 HIV/AIDS 的一个重要方面。另外，61.0%的调查对象认为消除 HIV/AIDS 最好的办法是消除同性恋，国内类似研究较少见，国外有类似报道[11]。提示大多数农村居民对于同性恋持重度负性态度，宣传教育时，要注意尊重特殊群体的性行为取向，避免加重歧视，以免使 HIV 感染者或 AIDS 患者产生某些极端行为。对于 HIV/AIDS 高危性行为的态度，88.3%赞同洁身自爱可以减少感染 HIV 的机会；但有 20.3%的人赞同婚外性行为，34.5%的人不反对婚前性行为，可能与农村居民的性观念发生了改变，但同时又对高危行为的危险认知不足有关。62.5%的农村居民不愿意在性生活中使用安全套，这与目前安全套的主要使用目的为避孕，对其保护作用认识存在严重不足有关，同时，在贫困农村，常因经济、安全套来源有限等因素降低了安全套的可获得性，也在一定程度上导致了超过半数的农村居民对安全套的使用持否定态度。针对这些调查结果，结合中国当前越来越多的 HIV 通过性传播的现实，在今后的健康教育中，如何帮助他们树立正确、健康的性观念应引起重视，而且应该从性观念开始形成的青少年抓起，并加强安全套的宣传，增加农村居民获得安全套的可能性。

本次调查发现，在主观意愿上 62.5% 的人不愿使用安全套，在性行为中使用安全套的比例也较低，有 71.3% 的人从未使用过安全套，只有 27% 的人性行为是每次都使用安全套，这一结果与国外很多研究是一致的[12~13]。有无避孕套需要是决定中国农村居民性行为是否使用安全套的决定性因素，安全套的安全功能基本上没有得到中国农村居民的认可及认识。不使用安全套的原因主要是想伴侣肯定、不舒服、没有意识要用和不知道如何使用。这提示急需通过有效干预措施，改变人们对安全套的态度和观念，增加他们对安全套安全作用的认识并教会其正确使用安全套，从而提高使用率。本次调查发现，农村居民发生婚外性行为和有许多个性伴侣的比例较低，估计实际的非婚性行为、婚外性行为和多个性伴侣的发生率高于本次调查的结果。这可能是因为受试人群感觉调查环境不够隐秘，或者有较强的性耻辱感等，对真实情况做了隐瞒。但该结果仍有一定的参考价值，结合调查过程和结果，本次研究中发生婚外性行为和有许多个性伴侣的比例较低，可能是由于陕西省地处内陆，农村居民的观念比较保守。农村居民对 HIV/AIDS 知识掌握度有限，HIV 很可能通过隐匿的感染者（如处于性活跃期的农民工）由高危人群传播到一般人群造成 AIDS 的广泛流行，提示在下一步的健康教育中既要大力推广安全套的使用又应加强性道德和性健康的教育。

【分析】讨论部分主要对研究结果做出理论性的分析，指出所得结果的意义及其内在规律。写这一部分时应注意：①密切结合本文的结果，做出相应的理论分析。②写讨论部分时应注意结合国内外研究现状或相关理论陈述论点。如例文中"国内外各项研究结果表明人群对艾滋病非传播途径、预防治疗知识的误解，可能导致该人群产生许多针对艾滋病患者/感染者的拒绝、远离、歧视等负向态度"来引出"靶性教育"。综上可见，讨论部分是全文的精华，要注意结合相关理论，并于本文结果部分相呼应，切忌大量抄录与研究结果无关的文献资料，下结论要慎重。

（六）结束语

本次研究结果证明，陕西农村居民的艾滋病知识总体认知水平不高，说明农村居民对 HIV/AIDS 有一定的认识，但不够深入。大多数农村居民对于 HIV/AIDS 的恐惧、偏见和对 HIV 感染者或 AIDS 患者的歧视依然存在。本次调查显示，农村居民中只有少数人存在与 HIV/AIDS 相关的高危性行为，比如婚前性行为、婚外性行为和多个性伴侣等，但是安全套使用率极低增加了 HIV 的易感性。建议针对普通人群，开展预防与控制 HIV/AIDS 的健康教育。同时，依据健康教育对象的文化层次和接受方式，调整和编写不同类别、适合不同文化层次水平的 HIV/AIDS 防治宣传教材，通过农村居民易于接受的媒介或方式，结合农村当地的实际情况，充分发挥可利用的资源，如电视、电影、广播、报纸和宣传栏等，向他们传播 HIV/AIDS 相关知识。重点教育人群为受教育程度较低者、家庭年收入较低者、女性和流动人口。通过提高农村居民的 HIV/AIDS 知识水平，从而提高其态度和行为的改变。

【分析】在全文最后的结束语，是作者对自己所写论文内容的总结，并指出本文的意义和价值所在。另外，结束语也可以指出论文的局限性及后续的研究等，字数不要过多。

（七）参考文献

［1］联合国艾滋病规划署、世界卫生组织．全球艾滋病流行报告［R］．2009.

［2］中华人民共和国卫计委、联合国艾滋病规划署、世界卫生组织．2008 年中国艾滋病防治联合评估报告［R］．2008：11.

［3］张晓冰，沈学凯，班琼珍，等．云南省大姚县农民预防艾滋病知识知晓状况调查分析［J］．疾病监测，2007，22（9）：601－603.

［4］赵英，黄昕，郭旺源，等．衡阳地区农村居民艾滋病相关知识和态度的调查［J］．现代预防医学，2007，34（2）：232－236.

［5］马伟，吴尊友，Detels R，等．贵州省部分地区城镇和农村青壮年居民艾滋病相关知识、态度和信念研究［J］．中国健康教育，2006，22（6）：407－415.

［6］杨放，吴尊友，徐臣，等．农村地区 HIV 感染者艾滋病相关知识、态度、行为以及流动情况研究［J］．华南预防医学，2004，30（1）：10－13.

［7］李金奎，刘建波，白广义，等．河北省农村居民艾滋病知识态度及行为调查［J］．中国公共卫生，2007，23（12）：1428－1429.

［8］黄莉芳，姚敏芳，邱海岩．张家港市农村居民艾滋病知识、态度和行为调查［J］．中国健康教育，2006，22（5）：370－372.

［9］叶少东，张孔来．阳泉市煤矿工人 AIDS 的认知及行为危险因素［J］．中国艾滋病性病，2004，10（2）：93－95.

［10］马志鑫，余文舟．农村居民艾滋病防治知识及高危行为调查研究［J］．安徽预防医学杂志，2004，9：283－285.

［11］Pelrzer K. HIV/AIDS/STD knowledge, attitudes, beliefs and behaviors inarural South Africa adult population［J］．South Africa Journal Psychology，2004，33（4），250－260.

［12］毕秀琼，吴尊友，张家鹏，等．云南省某县村民艾滋病知识态度行为调查［J］．中国性病艾滋病防治杂志，2000，6（5）：268－270.

［13］赵本华，秦丹，黄守杰．城乡居民和公务员艾滋病知识态度行为调查分析［J］．性病与艾滋病防治，2007，21（7）：34－37.

【分析】参考文献与主题高度相关，多数为 3～5 年的文献，数量合适，格式准确。

总之，一篇好的学术论文，除内容新颖、有创新、符合科学性和实用性外，还应做到文字通顺，语法修辞考究及避免出现错别字等，因为这些方面也反映了作者严谨的科学态度。

科研工作结束后，要尽快完成论文，并投稿到刊物争取发表，以便及时进行学术交流。投稿到刊物前需先阅读该刊物的"投稿须知"，根据要求准备好论文寄出，注意不要一稿多投。

第三节 综述的撰写

综述（review）是指作者在阅读大量原始文献后，对文献中提出或探讨的某些问题的进展情况，经过将各种材料归纳、总结、对比、分析和评价，即把多篇相关文献综合加工，加上自己的观点而写成的一种专题性的学术论文，是对文献资料的综合评价。一篇综述包含了大量的最新研究信息，有利于指导读者的实践，也为研究人员选择研究方向，寻找科研课题提供重要线索和依据。从对 2000—2006 年国内主要护理期刊载文类型分析中发现，综述由以往第 12 位上升至第 6 位，说明在护理领域综述得到了越来越广泛的重视。

综述具有以下特点：①间接性：综述是概括地回顾、整理已发表的一次文献，即以他人的研究结果为素材，不需要研究者本人进行实地研究。②评价性：综述不是简单地堆砌和罗列一次文献中的材料，而是基于自己的学识对相关内容进行分析和评价，作者的见解和观点透过相关内容的叙述而得以体现。③系统性：综述是围绕某一问题进行系统、全面的阐述，篇幅较原始科研论文要长。

一、综述的写作步骤

（一）选题

综述选题如同科研选题，要考虑个人的实践领域和研究兴趣，如果在实践中发现需要对某些问题进行归纳、提炼，或某些专题研究近年来发展较快，有必要进行综合评价，可以以此作为选题方向。只有把查阅的文献与自己熟悉的领域有机结合起来，才能将所选主题写得深入透彻。

除此之外，综述的选题更多地取决于所获取的文献资料的情况，这是综述间接性的特点决定的。综述的选题同样强调新颖性，如果无法获得最新的文献资料，则写出的综述可能如"坐井观天"，或者是所述内容早有综述发表或已成定论；或者是因相关的研究成果过少，影响到综述的成文。但不是相关文献资料越多越好，如果综述的题目过大，虽有大量文献，可能会因作者知识水平欠缺，收集文献不全面，或受篇幅限制而无法把问题写清楚或分析透彻。因此题目的大小应由可获得的文献资料决定。

例 以"老年痴呆患者的护理进展"为题，写作内容可包括生活护理、饮食护理、居家安全护理、认知矫正、康复护理等多方面内容，显然题材过大。若作者只写"老年痴呆患者的居家安全护理"，则更具体。但居家安全还包括误吸、误服、跌倒、走失、激越行为等内容，作者可以进一步缩小范围，写"老年性痴呆患者激越行为的护理进展"，即体现出选题的新颖性同时也可以将主题写清楚。当然如果关于老年痴呆患者激越行为的研究文献过少或缺乏高质量的文献，则应扩大至上一级选题，以获得足够量的文献。

（二）收集和整理资料

确定选题后，要大量地收集和阅读相关材料，关于研究进展，应较多引用期刊文献，以保证时效性。应先看近期的（近 2～3 年），后看远期的，一般选择 5 年内的文献。关于理论和概念可适当引用权威性的专著或教科书。为保证文献查全和查准，应搜索中文和英文文献，务必阅读原始文献。

在广泛阅读资料基础上，选择有代表性的、权威性的文献进行精读。在阅读过程中，做好摘录，摘录内容包括作者、题目、刊名、年、卷、期、起止页、研究目的、研究方法、主要结果和结论。

（三）草拟提纲

综述不是众多资料的堆积，作者需对获得的文献进行整理归类，并草拟提纲。提纲是一篇综述的整体框架，可以表达作者的写作思路，区分详略内容。提纲的重点是确定前言的内容和正文的各级标题，它要求紧扣主题、层次分明、提纲挈领，并把摘录文献的编号分别置于相应标题之下。

例　某作者在撰写《乳腺癌患者应对方式的研究进展》时草拟的提纲如下：

前言部分：概述乳腺癌的发病率，指出该病特点（发病率高、死亡率低），引出乳腺癌患者应对方式的大致现状和意义，以此确立本综述的立题依据和本综述的目的。

中心部分：

1. 应对的意义（文献1、2）

2. 乳腺癌患者的应对类型

2.1　屈服（文献3）

2.2　回避（文献4、5）

2.3　面对（文献5～7）

3. 乳腺癌患者采取不同应对方式的影响因素

3.1　学历和职业（文献2）

3.2　病期（文献8、9）

3.3　人格（文献2）

3.4　心身症状（文献8）

3.5　社会支持（文献10～12）

4. 运用危机干预理论，帮助患者积极应对

4.1　危机干预理论简介（文献13）

4.2　危机干预措施（文献13、14）

5. 小结：强调乳腺癌患者应对方式对预后的影响。概括乳腺癌患者积极的应对方式，指出今后护理干预的方向。

二、综述的写作格式和要求

综述格式包括题目、著者、摘要、关键词、正文、参考文献，其中正文部分包括前言、主体和小结。作者署名、关键词等部分的要求同前所述。

（一）题目

综述的题目主要由综述涉及的对象及说明构成，如"癌因性疲乏的护理研究进展"中

的"癌因性疲乏的护理"是综述的对象,"研究进展"是说明语。目前国内约有一半的综述以"……进展""……的研究进展""……最新进展""……新进展"为题,导致综述题目缺乏新意。很多论文虽以"进展"为题,但其实文中并未体现出最新的研究成果。因此在为综述定名时,需选择更为贴切的说明语,如"……近况""……因素分析""……应用"等。

(二) 摘要

综述的摘要属于指示性摘要,一般仅概括论文报道的主题,而不涉及具体的数据和结论。一般200字以内。注意避免摘要与前言相混,摘要中不应详细介绍选题的背景和意义。由于摘要是对下文的概括,无须再使用"本文""作者"等第一人称的词。摘要需能反映论文主题思想,不能过于简单,否则读者难以获得全文纲要性的信息。

例 "乳腺癌患者应对方式的研究"一文的摘要为:本文介绍了中外多位研究者关于应对的定义,重点分析了乳腺癌患者屈服、回避和面对三种主要应对类型,以及患者采取不同应对方式的影响因素,并提出运用危机干预理论,帮助患者积极应对癌症,提高生活质量。

来源:林岑. 乳腺癌患者应对方式的研究 [J]. 现代护理,2006 (28):2660—2662. 此段摘要尽管语句简练,但囊括了全文的各段主题,使读者对全文结构一目了然。

(三) 前言

前言一般300字左右,内容包括介绍有关概念或定义和讨论范围、相关护理问题的现状、存在问题、争论的焦点和发展趋势等,说明综述目的和意义以引出正文。前言简明扼要,不应大量描述与本文综述无关的内容,如原文主题是综述食管癌患者的生活质量,但前言中花了较大篇幅介绍食管癌的检查和治疗方式,就属于与综述主题关系不大的内容。

(四) 主体

主体是综述的主要部分,以论据和论证的形式,提出问题、分析问题和解决问题。通过比较各专家学者的论据,结合作者自己的经验和观点,从不同角度来阐明有关护理问题的历史背景、现状、争论焦点或存在问题、发展方向和解决办法等。主体部分无固定的写作格式,可按问题的发展依年代顺序写,即纵向写法,勾画出该护理问题的来龙去脉和发展趋势。也可围绕某一护理问题的国内外研究现状,通过横向对比,分析各种观点、见解、方法、成果的优劣利弊,即横式写法。也可综合纵式和横式写法,如历史背景采用纵式写法,目前状况采用横式写法。总之,主体的格式取决于作者对文献资料的整理和归类的思路,初学者可通过阅读他人综述寻找归类的方法。

主体部分的写作需注意以下几点:

(1) 注意综述的逻辑性、综合性。将分散在各篇文献中的论点、论据提炼出来,并按一定的逻辑思路列出综述的大纲。切记将原始文献中的观点罗列堆砌,没有分析、归纳和提炼。

(2) 注意综述的评述性。应在已有材料的基础上客观地发表议论。对专题的研究现状、水平、条件等进行具体分析,比较其优劣,评述其利弊,并对其专题研究的发展方向做出预测。

例 "乳腺癌改良根治术后开始进行肢体锻炼的时间尚存争议。Hamber[1]将术后第1天开始肢体锻炼和第8天开始肢体锻炼的患者进行比较,发现后者的引流量少于前者,引流时间也相对缩短，但差别无统计学意义，同时，在肩关节功能上两者亦无显著差别。但该研究两组样本量分别为 31 例和 28 例，显然过少。有待进一步的大样本研究证实。"这种写法具有一定的评述性。

（3）正确引用文献。综述中对引用文献中的概念定义、观点、疾病发生率等数据、以往的研究等均需要进行准确的文献标引。引用的文献必须是亲自阅读过的原文，应避免将其他论文中的语句直接复制，在理解的基础上，须用自己的语言加以总结和表述。注意语言的规范性和适合性，阐述的观点或结论应注明其来源。研究者应意识到，没有一个假设或理论可以被绝对性的证实或证伪，没有一个研究问题可以在单一的一项研究中得到绝对的答案。因此表达文献观点时应注意使用恰当的语句。

例　注意以下对文献的表述：

（1）不当表述：研究表明，医护人员未完全掌握心肌梗死患者康复期的精神生物学动态特征。

建议改成：Lambalot[8] 和 Carter[9] 的研究显示，医护人员尚未完全掌握心肌梗死患者康复期的精神生物学动态特征。

（2）不当表述：责任是一种内在的压力源。建议改成：根据压力研究权威 Cassard A 博士的观点，责任是一种内在的压力源[11,12]。

（3）不当表述：研究结果显示，冷的 2% 氯己定漱口液漱口能有效地预防和治疗恶性肿瘤化疗所致的口腔炎。

建议改成：陈岱佳等[15] 对 134 名白血病化疗患者进行冷的 2% 氯己定漱口液漱口与多贝尔氏漱口液漱口比较，结果表明，冷的 2% 氯己定漱口液漱口能有效地预防和治疗恶性肿瘤化疗所致的口腔炎。

（4）客观、全面地阐述不同观点。对各学派或研究中一致或不一致的观点均应回顾，对不同的意见，肯定的在前，否定的在后，并尽量解释不一致的原因

（5）表述详略得当。对于密切相关的研究应做细节描述，类似结果的研究可合并介绍，已经成为常规或共识的内容可不提或简单阐述。

例　癌因性疲乏主要与癌症治疗、抑郁、贫血、营养、认知因素、用药、疼痛、睡眠紊乱、代谢异常等有关，本文重点阐述癌症治疗的影响，其他因素在以往的癌因性疲乏的综述中已有论述，故不在此重复[13~15]。疲乏常伴随手术、放疗、化疗、生物治疗而发生。疲乏的形式随着患者接受治疗类型的不同而改变。肿瘤患者通常接受不止一种类型的治疗，所以经历的疲乏也不止一种，且这些疲乏可以相互重叠[13,16]。

来源：林岑，胡雁．癌因性疲乏：概念分析．国外医学护理学分册．2005，24（6）：318—321.

（五）小结

小结部分应与前言部分相呼应，即小结对前言部分提出的问题应给予一个较明确的答案或回答。可概括性地总结综述主体部分提出的各种观点、研究结果、结论，并加以比较，从而指出未来的发展趋势。如果综述缺少小结部分，或小结的内容与中心部分无关，没有归纳总结文献的观点、结果和结论，而是仅仅叙述作者观点和看法，则不是一篇合格的综述。

（六）参考文献

参考文献是综述的重要组成部分，综述列出的参考文献数量要比一般科研论文多，因为综述的写作内容主要依据文献而来，故应将文中引证的论点、数据、研究或实验结果的文献来源列于文末，以便读者查阅。应特别注意，避免引用所阅读的文献中所引用的文献，有时几经复制，已改变了语句的原意或在原始文献中根本无法找到相应的观点。另外应仔细检查文献编码顺序，避免排序错误。写作时可使用 Endnote 或 Noteexpress 等参考文献管理软件进行文献的组织和标引。

综述初稿完成之后，作者应反复修改和补充，或请同行予以审定，避免在成文中可能出现的错误和不妥之处。审定文稿应着重下列各点：①资料来源是否翔实；②引用文献是否正确；③文稿的节段划分是否合理；④符号、计量单位、数值是否正确一致；⑤名词、用语是否规范；⑥文稿中是否有产生歧义或可能引起误解的文字。

三、综述实例分析

以"裘佳佳，胡雁．关于同辈支持的作用及意义的研究进展［J］．护士进修杂志，2007，22（19）：1748-1750."为例，分析综述的写作要求。

（一）题目

关于同辈支持的作用及意义的研究进展。

【分析】该文题目指出了文章的主要内容为同辈支持的作用及意义，是对该领域或研究进展的综述，选题属于临床康复护理范畴，较为新颖。

（二）引言部分

社会支持在维持健康和促进康复中有着重要的作用。在各种社会关联中，同辈支持（peer support）在护理专业中是一个非常突出的概念。在近些年的研究趋势中都反映出同辈支持对健康结果会产生有利的影响。在卫生保健过程中，医务人员不可能处理所有的健康问题，也不可能解决病患所有的健康需求，在卫生保健系统中越来越多地运用了同辈支持，在这些同辈支持的人群中，有些具有一定经验知识，有些是非专业的。

【分析】引言部分指出社会支持促进康复的重要作用，然后提出社会支持范畴中"同辈支持"这一概念。通过阐述目前卫生保健领域服务的局限性，引出同辈支持的意义。引言部分简洁明了。

（三）综述主体部分

1. 同辈支持的概念

在如今的动态社会环境中，同辈支持的益处始终在被不断地发掘，但它始终是一个复杂的现象，它的应用也是非常模糊且反复不定的。

几十年来，同辈支持一直是评论文章和调查中的焦点，但是在大多数的文献中并没有对同辈支持有明确的定义。对"同辈"的词源学的调查引出拉丁语"Par"，意思是"同等的人"。现代英语牛津词典将"同辈"定义为"有着同样社会阶层、身份、地位、价值的人，在英国还特指有同样荣誉级别的成员"。除了词典中的定义，同辈的同义词还包括地位同等的人、相同的人、相配的人、同事、同伴。基于以上的一些定义，同辈支持可以被定义为通过一个平等的个体给予的帮助、支持和鼓励。例如，在癌症体验中，同辈支持指的就是来自之前体验过癌症的个人的支持[5]，在我国又称为病友的支持。

2. 同辈支持的作用机制

在干预性的支持中采用同辈支持是基于这样一个见解：同辈可以设身处地地理解目标人群的处境，而通常的社会网络是不能理解的。研究表明和同辈关系越相似，所提供的支持越容易得到理解，越可以互相帮助[7]。同辈支持的模式可以有以下 3 种：

（1）直接作用模式。这种模式认为同辈支持通过各种机制直接影响健康结婚。其中的一种机制是社会整体感和个体参与社会关系的程度。参与同辈关系可以提高社会整体感，而这种整体感可以延长心肌梗死和乳腺癌患者的生命和生存时间，减少抑郁、癌症的复发率以及感染性疾病的易感性[6~8]。同样的，同辈关系可能会减少孤立感，增强自尊和自我控制的能力[9]。参与同辈支持的参与者同时也提供了一个渠道告诉被干预者各种信息，增加了他们得到合适信息的可能性。同辈关系也可能为被干预者提供一些非正式的卫生保健，从而可以预防一些小的疾病，鼓励他们寻求帮助，增加治疗的依从性以及增加他们自我照顾的动机和动力[9,10]。总的来说，在直接作用模式中，同辈支持通过以下方式来影响健康结果：①减少孤立和孤独感；②支配健康行为，阻止不适应的行为和反应；③促进积极的心理状态和个人动机；④提供各种信息；⑤预防患病或康复过程中的危险因素。

（2）缓冲作用模式。缓冲作用模式认为同辈支持既可以保护个体不受压力性事件潜在危险的影响，还可以决定个体对潜在压力性事件的反应[9]。这个模式受到了 Lazarus 和 Folkman 的压力理论的指导。这个模式认为同辈支持可能在缓和个人行为中起到了非常重要的作用，也就是说个体有能力去应对某些压力。同辈关系不仅通过直接反映来影响个体对压力的评估过程，例如对压力源性质的信息提供以及要消除压力源的积极行为，还可以通过间接的反映来影响结果，例如通过社会对照的方式。如果一个同辈在应对某个压力源时显得很平静，那么这个压力源可能会被个体认为是良性的，相反的如果同辈表现出一些激愤征兆，那么个体会非常主观地认为这个压力源是具有威胁性的。在缓冲作用模式中，同辈支持通过以下方式来缓冲压力对健康的影响：①重新界定压力源，减少其带来的潜在伤害；②扩大应对资源；③讨论应对策略，解决问题的方法；④强调了社会对照；⑤阻止不适合的反应；⑥抵制自我责备的倾向[2,11]。

（3）间接调适模式。间接调适模式预计同辈支持通过情感、感知和行为间接影响健康，是一个中间变量[3]。这个模式的理解基于 Bandura[12] 的自我效能概念。自我效能是从社会认知理论发展而来，是指人们对自己实现特定领域行为目标所需能力的信心或信念。自我效能的作用之一在于能够影响人们的行为选择。Bandura 认为自我效能的形成和改变受到四个方面的信息影响。首先，个体行为的结果影响最大。成功的经验能够提高个人的自我效能。其次，人们从观察别人所得到的替代性经验对自我效能的影响也很大。看到与自己相近的人的成功能够促进自我效能的提高，增加实现同样目标的信心。另外，当一个人对自己某方面的能力缺乏现实的判断依据或知识时，这种间接经验的影响力最大。再次，他人的评价、劝说及自我规划影响自我效能。最后，来自情绪和生理状态的信息影响自我效能。基于对自我效能的理解，那么来自同辈的支持就可以促进相互理解，分享共同的经历。同辈不仅通过社会对照也通过教授有效的应对策略来帮助个体提高自我效能。在间接调适模式中同辈支持通过以下方式间接影响健康：①帮助个体理解和正性强化表现和成就；②提供替代性的经验和角色模型；③通过社会对照的机会来提高自我评估；④教授应对策略和传递信息；⑤正性阐述情绪激愤；⑥通过先行指导鼓励认知调整。

3. 通过同辈支持促进康复的相关研究进展

同辈支持在多种病患群体中都有有效的运用。在医疗卫生系统中，同辈支持被应用于产前照顾、哺乳、乳腺癌、糖尿病、慢性肾衰、心脏病、中风等方面。Lorig 和他的同事[13]曾报道过在患关节炎的患者中用同辈来进行以周为单位的自我管理方法可以有效地提高患者的自我效能，减少急诊入院率以及身体不适。Parent 等人[14]在研究第一次经历心脏手术的男性患者时发现，同辈支持可以减少住院期间的焦虑，在接受同辈支持的小组中患者的自我效能和活动能力都有所增加。在乳腺癌患者中，"通过康复"这个同辈支持项目在提高患者生命质量上显示出极大的有效性[15]。在其他一些人群中，例如独居在家的老人[16]、烧伤患者[17]、糖尿病患者[18]等，同辈的支持可以提高其治疗的依从性[19]。

Jeffrey 等[5]对一个乳腺癌同辈支持项目进行了评估，此次评估包含两个阶段，第一阶段运用集中小组的方法调查 57 名乳腺癌患者，这些患者都接受过乳腺癌支持组织志愿者的帮助，这些患者都是分别从术后 1～3 个月，术后 9～12 个月，术后 24～27 个月的患者中挑选出来的。让不同阶段的患者在一起集中讨论是希望患病时间长的患者可以给年轻的患者提供自身的经验。在集中讨论的时候还让各位患者先写下志愿者支持是否对自己有帮助，然后大家一起讨论各个条目，而这些条目又被编码成为第二阶段要被评估的分类。第二阶段共调查了 245 名乳腺癌患者，这些患者也都曾接受过其他乳腺癌患者的同辈支持。评估结果表明同辈支持项目可以减少患者的社会孤立感，使其对未来更加乐观，对自身更加自信。Jeffrey 等得出结论同辈支持项目在患者的支持中起到了重要的运用，患者们都认为乳腺癌支持组织是有帮助性的，在接受了同辈的探访后感觉不再焦虑。

Sutton 等[20]研究了两个相互支持小组在提高乳腺癌患者生命质量中的有效性。她们调查了 31 名乳腺癌患者和 31 名乳腺癌幸存者（同辈志愿者），两两配对。由组织者组织场地和时间，进行为期八周的干预。在这八周中至少每周进行两次的电话访谈或面对面的交流，在这些交流中乳腺癌志愿者为新近患病的患者提供一定的信息和感情的干预，以自己的切身经历来鼓励患者。结果表明大多数的支持都是有效的，患者的生命质量有所提高。

Cindy—lee 等[21]进行了一个随机对照研究来评估同辈支持在首次哺乳的母亲的哺乳期中的作用。他们调查了 256 名哺乳妇女，随机分为试验组和对照组，试验组进行常规的照顾加上同辈的电话干预支持，而对照组只有常规照顾。同辈志愿者在试验组哺乳妇女出院后 48 小时内就给予电话访问，告知其一些相关哺乳的知识以及自己的经验。这些同辈志愿者都参加过定向训练，并富有一定的经验。分别在产后的 4 周、8 周、12 周进行相关资料的收集和两组间的比较。结果同辈支持小组的母亲在产后 3 个月仍然有较高的哺乳率。在整个哺乳期间，试验组母亲的满意率也较高。表明同辈支持可以提高产后哺乳的有效性以及哺乳期间的满意率。

王菊香等人[21]为了缓解护士的心理压力，采用了由护士群体组成的同辈支持系统来提供支持。同辈支持系统由各部门同事支持者、医院同事支持总协调员及专业支持者组成。

他们都接受过两次或两次以上的基本培训课程的学习。同辈支持者在每天的工作中，关注护士们的心理、情绪变化及需求，并通过简便易行的方法来做好应对，尤其是严重事件的应对。结果表明建立同辈支持系统对缓解护士的心理压力起着相当有效的作用，能协调同事间的矛盾、冲突，特别是当时可以起到较好的缓冲作用。该系统有利于培养和锻炼护士自身应对能力，使其以良好的心境投入工作。

【分析】综述的主体部分层次清晰，结构合理，具有逻辑性。作者首先介绍了同辈支持的概念并指出目前文献中缺乏明确的定义。通过介绍三种同辈支持的作用模式来阐述其作用机制，以提供理论依据。该文主要采用横式写法阐述了相关的研究进展，在对文献的研究结果进行介绍时，作者详细介绍了研究的对象、方法，将文献的主要内容阐述得非常清楚。但对研究的分类尚不够明确，如果能根据作用效果或作用对象对相关研究进行归类，可使文章层次感更强。

（四）小结部分

随着社会环境的动态变化，同辈支持在提供高质量的照护过程中是一个非常有意义的元素。在护理专业中将同辈支持作为支持性干预的一个方面也将会有效地提高护理质量，得到更好的健康结果。

【分析】文章的小结部分建议单独列标题。小结部分与前言相呼应，并概括了同辈支持的作用。建议能在小结部分指出同辈支持作为一项康复干预的方法在未来的发展趋势。

（五）参考文献（部分）

［1］Cinde LD. Peer support within a health care context：a concept analysis［J］. International Journal of Nursing Studies，2003，40（3）：321—332.

［2］Lackey B，Cohen S. social support theory and measurement［M］. Toronto：Oxford University Press，2000. 26—52.

［3］Stewart. MJ，Tilden V The contribution of health care science to social support［J］. International Journal of Nursing Studies，1995，32：535—544.

［4］Cox A. Befriending young mothers［J］. British Journal Of Psychiatry，1993，163：6—18.

［5］Jeffrey D，Suzanne KS，Stefano O，et al. Evaluation of a community& Applied Social Psychology，1999，9（1）：13—22.

【分析】该文参考文献共 22 条，标识明确，数量充足，并多为国外文献，质量较高，但近 5 年的文献较少。

第四节　案例报告的撰写

案例报告（case report）是通过对临床实践中特殊事件的研究，总结工作过程中的经验和体会，探索疾病在医护工作中的个性特征和共性规律。护理案例报告是护理论文中较常见的一种论文形式，有利于交流经验、积累资料，获得新观点、新知识，并可为进一步研究提供依据。

其特点之一是文章中的案例数量不受限定，可以是一例具有典型性的患者，当然也可以是具有共性特征的多个患者，甚至是家庭、团体或社区；特点之二是所选案例应具有特别意义，能给读者新的启发和认识，包括：①病例本身特殊：如罕见案例或并发其他少见疾病的病例报告等，如"1 例肾移植术后巨噬细胞病毒性肺炎患者的护理""1 例颈腰综合征患者腰椎术后并发颈脊髓损伤的护理"；②病例本身并不特殊，而是在护理措施上特殊，如"1 例心脏移植术后随访期患者的心理护理"。

一、案例报告的写作格式和要求

案例报告包括题目、作者署名、摘要、关键词、前言、案例介绍/临床资料、主体、小结和参考文献，作者署名和关键词基本要求同前所述。

（一）题目

案例报告的题目需涉及研究例数、研究对象和干预措施，如"1 例成人肠套叠围术期患者的护理"。题目应突出选题的创新性。如"1 例心脏移植术患者的护理"与"1 例心脏移植术后随访期患者的心理护理"相比较，后者提及了"随访期"和"心理护理"，强调了实施护理干预的特定时期和具体的护理干预方式，体现了选题的创新性。

（二）摘要

案例报告的摘要属于指示性摘要，主要涉及以下内容：报告了（总结了）一例……的护理，病例概要、护理措施概要和护理效果。一般 100～150 字。

例 "1 例地震伤致颈椎骨折伴高位截瘫孕妇的护理"的摘要为：本文报告了一例地震伤致颈椎骨折伴高位截瘫孕妇的护理。由于孕期生理改变和高位截瘫所致的病理生理改变，护理中重视呼吸道管理、牵引护理、体位管理，预防压疮发生，进行严密的胎儿和产程监测，加强营养支持，做好患者心理干预。经过精心治疗和护理，孕妇顺利产下一男婴。

来源：田永明，陈军军，曾利辉. 1 例地震伤致颈椎骨折伴高位截瘫孕妇的护理［J］.中华护理杂志，2009，44（2）：129-130.

（三）前言

前言旨在提出研究的临床护理问题和论文写作的目的。内容包含某疾病的概念（罕见病），某疾病或治疗方式的发生率或死亡率，治疗护理现状或特点，引出个案。字数在 150～250 字较为合适。

（四）案例介绍/临床资料

根据案例的多少，该部分称为案例介绍或临床资料。案例或临床资料应详略得当，要与文章后面介绍的护理措施所要解决的问题相呼应，即多选与护理有关的内容介绍，而不是抄写医生的病史或叙述过多的治疗。病例介绍/临床资料包括以下内容：患者的一般资料；疾病的发生、变化和结局；与护理措施相关的病例资料。

（五）案例报告主体

主体部分常见的写作格式有两种：

1. 护理程序格式

护理案例报告的格式可按照护理程序的思路进行治疗组织和论文写作，包括健康评估、护理诊断、护理计划、护理实施、护理效果和护理评价六部分。

2. 医学案例报告格式

目前国内期刊上多采用与医学案例报告相似的写作格式，正文主题由护理措施、讨论组成。

（1）护理措施。护理措施的写作注意事项为：①必须详略得当，对于特殊案例的选题，必须介绍采取的特殊的护理措施，对于常规的护理措施一带而过或不写。②对于具体的护理方法，需详细、具体，使读者阅读后能够参照实践。③案例报告属于经验型论文，目的是介绍作者的具体做法，供他人借鉴。因此护理措施部分必须强调"做了什么"而不是"应该做什么"。④每项护理措施介绍后需要评价护理效果，如有无并发症发生，患者的接受程度、对护理是否满意等。⑤所采取的措施如果综合了以往报道的方法或对措施机制的阐述，均应标注文献出处。

例　"重症牛奶蛋白过敏婴儿的护理"一文中介绍患儿的皮肤护理为：遵医嘱在每次大便清洗臀部后，在肛门处外涂鞣酸软膏，氧化锌软膏 3～4 次/天外涂于臀部[3]，并每 2 小时翻身 1 次，避免局部皮肤长时间受压……

来源：刘立林，徐敏，王慧，等．重症牛奶蛋白过敏婴儿的护理［J］．中华护理杂志，2011，46（4）：403－404．

（2）讨论部分。讨论内容可以是分析所采取措施的原因，介绍护理措施的理论依据。讨论是案例报告的重要组成部分，有些论文将讨论内容合并在相应的护理措施中介绍。

例　"1 例晚期结肠癌并发高位肠瘘患者的皮肤护理"的讨论中，分三方面进行论述：紫草的药理作用；奶嘴式引流器的好处；溃疡贴的优点，提出了护理措施的理论依据，使论文更具科学性。

来源：赵冬梅，李善玲，闵琴，1 例晚期结肠癌并发高位肠瘘患者的皮肤护理［J］．中华护理杂志，2013，38（2）：145－146．

（六）小结

小结可与前言前后呼应，总结本案例护理特点，谈在护理工作中有什么体会和感受，提出今后的研究方向。

（七）参考案例

案例报告的参考文献相对其他类型的论文数量较少，但文中提及的概念、治疗护理现状及理论依据等内容必须标明出处，供读者查阅。

二、案例报告实例分析

以"罗荣，孙淑铭，王春玲，等．胫骨迁移血管再生治疗 21 例下肢缺血性疾病的护理［J］．中华护理杂志，2016，41（1）：36－37."为例，分析案例报告的写作要求。

（一）题目、摘要、关键词

摘要　胫骨迁移血管再生是治疗下肢缺血性疾病的一种新方法。报告了 21 例患者的护理。术前做好心理护理，用皮肤温度仪监测下肢温度，做好足趾溃疡换药。术后重点做好胫骨迁移外固定护理，采取措施保护患肢和迁移装置，对固定螺钉的皮肤定时进行消毒，密切观察皮肤温度，1 周后鼓励患者带迁移装置拄拐行走。本组 1 例发生局部皮肤感染（已治愈）。19 例成功，2 例失败。

关键词　腿；血栓性脉管炎闭塞性；动脉硬化；闭塞性；胫骨；护理

【分析】该文题目简洁、新颖。胫骨迁移血管再生治疗是一种新的治疗方法，介绍其相关的护理措施使这篇案例报告具有一定的创新性，并且在题目中得以体现。此外，题目提供的信息还包括研究例数为 21 例，研究对象是下肢缺血性疾病患者。该文的摘要对主要的护理措施作了概括，并报告护理的效果。关键词列举了 6 个，均取自医学主题词表，表达规范。

（二）前言部分

下肢缺血性疾病主要包括下肢动脉硬化闭塞症、血栓闭塞性脉管炎和动脉血栓，内科保守治疗和外科血管搭桥手术均治疗不佳[1]，许多患者承受不了难忍的疼痛等症状，最后不得已选择截肢。我们根据 Ilizarov[2] 利用骨横向迁移（transverse bone transort）再生血管、骨和软组织等原理[3]，自行设计了胫骨迁移装置，2000 年 11 月至 2003 年 3 月，我们开展了胫骨迁移血管再生手术，取得了满意效果，现将护理体会报道如下。

【分析】前言部分首先对下肢动脉缺血性疾病作了限定，并指出了治疗现状。介绍了胫骨迁移血管再生治疗是一种新的治疗方法，指出护理的重要性，并引出案例，简洁明了。

（三）临床资料部分

（1）一般资料。本组 21 例，男 20 例，女 1 例。年龄 23～61 岁，平均 41 岁。血栓闭塞性脉管炎 18 例，动脉硬化闭塞症 2 例，动脉栓塞 1 例。病程 3～8 年，平均 4.5 年。间歇性跛行距离 10～100 m，平均 50 m。患肢足趾皮温 25～30 ℃，平均 28.4 ℃。1 例发生足趾缺血坏死。夜间静息痛 18 例，静息痛病史 3 个月至 8 年，平均 1.8 年。术前动脉彩超和动脉造影显示，股浅动脉闭塞 15 例，远端流出道不良、胭动脉闭塞 6 例。

（2）手术方法简介。小腿胫骨中 1/3 处为手术区。硬膜外麻醉，不扎止血带。于胫骨前方中段（胫骨嵴内侧）做纵向切口 15～17 cm 分离皮下组织显露胫骨，在胫骨外侧面中央切开骨膜。画定迁骨范围，长度约占胫骨长度的 1/4，即 10～12 cm，宽 0.8～1.5 cm。在预定迁骨的骨块上钻 2 个直径 0.2 cm 的孔，插入横向牵引针 2 根。与牵引针平行，在胫骨上下端平行钻入 4 根直径 0.4 cm 的固定针。在画定的长方形迁骨范围的四周钻孔（为防止出血暂不穿透皮质），然后用气动锯锯透骨皮质。切开胫骨皮质时不要损伤骨髓。在已与胫骨主体分离的胫骨段安放迁移杆，逐层缝合骨膜、皮下组织、皮肤，固定胫骨迁移架。

（3）结果。本组 19 例血管再生获得成功，2 例失败，有效率达 90.5%。成功的患者术后病理学检查可见新生血管丰富，新生小动脉管腔内膜光滑，没有附壁血栓，均在术后第 3 天皮温改善，患肢足趾皮温均升高 1～2 ℃。静息痛开始减轻，手术 1 周后足趾溃疡开始缩小，间歇性跛行改善非常显著，术后20天行走距离平均增加500 m。长期随访3～24个月，行走距离明显增加，可以正常起居生活，间歇性跛行完全缓解；10例足趾溃疡3个月全部愈合。

【分析】该文的临床资料部分包括一般资料、手术方法以及患者结局三部分，条理清晰。但该案例内容偏医疗信息，缺少与文后介绍的护理措施相对应的护理问题的介绍，如患者的心理状况、伤口情况等信息。

（四）主体部分

1. 术前护理

（1）心理护理。患者既对胫骨迁移血管再生治疗下肢缺血性疾病抱有希望，又担心治疗效果不好，预后不理想，生活不能自理。我们介绍骨性血管再生的机制，是一种安全、有效、损伤小、恢复快的方法。安慰患者接受现实、正确对待，为患者创造安静、舒适的环境，做好家属的思想工作，指导家属定期观察病情，防止流露厌烦情绪，共同解除患者的思想顾虑。

（2）一般护理。患者入院后卧床，每日用皮肤温度仪监测双下肢皮肤温度，观察皮肤色泽、溃疡的大小、静息痛发作的时间，动态观察肢体情况。溃疡处及时换药，并做好记录。溃疡感染、化脓者，清创后外敷紫草油纱条，每日换药1次；溃疡处创面肉芽新鲜者，消毒后喷生长因子，隔日1次。观察有无咯血、呼吸困难等肺栓塞症状。

2. 术后护理

（1）一般护理。术后患者禁食6小时，用监护仪监测各项生命体征。每日对足趾溃疡处及时换药，观察溃疡愈合情况。10例足趾缺血性坏死患者，术后3天开始坏死区渗出减少、肿胀减轻，缺血皮肤色泽改善，6例定时换药，坏死面积逐渐减小。术后3个月10例足趾溃疡愈合。

（2）胫骨迁移外固定的护理。胫骨横向迁移装置主要由固定胫骨上下的4根直径4 mm的螺钉、迁移胫骨骨块的弯钢针、调节迁移尺度的旋钮及整体连接固定架4部分组成。术后第3天开始，以每天1 mm的速度横向迁移胫骨截骨骨块，分15～20次迁移，20天横向迁移胫骨20 mm。严格遵守胫骨迁移方法进行迁移。

调节旋钮迁移胫骨截骨骨块时注意观察骨块上皮肤，以皮肤隆起且无颜色改变为宜。卧床1周后可挂拐下地适当活动，不能负重行走。30天后拍X线片，观察骨桥形成情况，术后60天拆除血管再生架。

①体位护理：我们制作了一种高35 cm、宽45 cm呈弓形状的支被架，罩在胫骨横向迁移装置上，以防被褥碰到迁移装置的螺钉及弯钢针。术后绝对卧床1周，此期间要适当保护患肢，预防压迫性皮肤损伤。保持肢体生理功能位，在床上适当做肢体伸、屈等功能锻炼，防止肌肉废用性萎缩和静脉血栓产生。

②局部护理：每日2次对固定螺钉处皮肤用5%碘仿进行局部换药，避免迁移针眼感染。迁移针两端套上木塞或胶盖小瓶，以防伤人及挂钩被褥。定期加强观察螺钉周围皮缘的色泽、血运、肿胀的程度，密切观察弯针上提骨块周围的皮肤颜色变化，若颜色苍白或发绀，立即通知医生，暂停调节旋钮或减慢调节速度，做好记录。

③症状观察与护理：术后第 3 天患者即感足部发热，每日用皮肤温度仪测量足背皮温，与手术前进行比较，观察足背动脉搏动情况及末梢循环改变。本组有 19 例术后第 3 天皮温开始升高，术后 3 周皮温 28～32 ℃，平均 30.5 ℃。1 周后可离床活动，为减轻负重，鼓励患者带着迁移装置拄拐下地行走。鼓励、协助患者进行主动和被动活动，进行肢体功能锻炼，包括肌肉等长收缩、关节活动和按摩等，以促进血液循环，维持肌肉和关节的正常功能。

（3）并发症观察与护理。胫骨迁移血管再生治疗下肢缺血性疾病是一种较为安全、损伤小的方法。本组 1 例患者术后 2 个月发生骨迁移区固定螺钉处皮肤感染，对症治疗两周后治愈。

【分析】该文的护理措施分术前和术后护理两部分介绍。对心理护理和一般护理仅作简单介绍，重点讲述了胫骨迁移外固定的护理方法。详略得当，并注重细节，如固定螺钉皮肤的护理方法、体位护理的要求，体现了较高的专科性和实用性，并提及了护理措施的效果。但不足之处是并发症的观察与护理部分过于简单，一些具体做法及结果判断标准没有引注文献佐证。

（五）讨论部分

我们设计的将胫骨横向迁移的技术与为解决骨缺损、促进骨愈合的骨迁移治疗目的不同。国内外动脉实验和临床研究都证明，组织的再生过程中首先是血管再生。在胫骨迁移过程中，新的血管按张力向量作用形成，这种新血管形成可发生纵向和横向方向，在张力作用下新生毛细血管生长速度超过骨迁移速度。新生血管通过穿过新生骨的许多动脉连接四周的软组织，活跃的血管再生同样发生在软组织和皮肤。迁移胫骨的张力作用刺激血管高度再生，可达到治疗下肢缺血性疾病的目的。当胫骨骨块像开窗那样被截断后，骨内压降低，特别是骨髓内的血管痉挛得到缓解，并且由于血管痉挛而引起的疼痛、冰冷感等症状有所好转。

术前、术后的护理对于治疗的有效性至关重要。术前一定要详细说明胫骨迁移的目的、方法、持续的时间及预后的情况，解除患者的顾虑，配合医生做好相关检查。术后观察病情，及时观察远端的皮肤温度及色泽、血运情况的改善，预防可能发生的并发症。重点做好胫骨迁移外固定的局部护理，严格遵守胫骨迁移方法进行迁移。

【分析】该文的讨论部分主要分析了胫骨迁移血管再生治疗的基本原理，指出护理的要求。如能论述护理措施的基本理论依据，引注文献及以往研究，可进一步增加该文的可读性。另外，该文没有特别进行全文的小结，在结构上尚不够完整。

（六）参考文献

[1] 吴庆华，陈忠，唐小斌，等 . 267 例主髂动脉闭塞的手术治疗经验［J］. 中华外科杂志，2001，39（11）：832—834.

[2] Ilizarov GA. Theoretical and clinical aspects of the regeneration and growth of tissue［M］. Berlin, Heidelberag：Springer Verlag, 1992：555—556.

[3] 曲龙 . 组织形成、再生外科管理（学）技术的临床应用［M］//庞建华，祁佑良，董径生 . 修复重建外科临床研究与实践 . 哈尔滨：黑龙江科技出版社，1998：324—325.

［4］曲龙，王爱林，汤福刚．胫骨横向迁移血管再生治疗血栓闭塞性脉管炎［J］．中华医学杂志，2001，81：622－624.

【分析】参考文献与主题相关性较好，但数量偏少。

本章小结

1. 评价护理研究论文对促进护理知识发展、提高护理质量具有重要的意义。

2. 可以从创新性、科学性、实用性、规范性四个方面对护理论文做出总体评价。

课后练习

1. 阐述护理论文评价的意义。

2. 以 4 名学生为一组，选择一篇护理研究论文进行评价。

第十章 质性研究

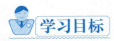

学习目标

通过本章的学习，学生应能够：

1. 准确理解质性研究的特征。
2. 根据方法学分类列举质性研究的主要方法。
3. 准确理解质性研究在护理领域中的意义。
4. 正确理解质性研究中研究问题的特征。
5. 运用适合的选样方法确立研究对象。
6. 准确设计常用的方法收集质性资料。
7. 有效地整理和分析质性资料。
8. 准确描述提高质性研究质量的方法。
9. 正确描述质性研究的写作格式。
10. 正确分析质性研究论文实例。
11. 正确陈述撰写护理论文的基本原则。

　　科学研究已经证明吸烟有害健康，能引起心血管、呼吸系统、消化系统、脑血管等多种疾病。吸烟的危害，尽人皆知。全世界每年因吸烟死亡的人数达 250 万人之多，烟是人类健康的第一杀手。但为何很多人仍然继续吸烟？促使他们吸烟的原因有哪些？在吸烟或戒烟过程中他们的感受是什么？很多问题并不能通过量性研究如问卷调查获得深入的答案，此时换一种方法、换一个角度去理解这个现象，也许能了解吸烟者的真实动机、感受及他们的困惑。

　　护理工作的对象是人，研究有关人的现象和经历是护理研究的重要内容。有时，单纯的数字并不能回答研究问题，需采用质性研究的方法进行探索或挖掘深层次的现象及含义。因此，在护理领域中，质性研究具有重要的研究意义，本章主要阐述质性研究的特征，研究步骤和方法。

第一节　质性研究概述

一、质性研究的概念

　　质性研究（qualitative research）又称质的研究、定性研究，是对某种现象在特定情形下的特征、方式、含义进行观察、记录、分析、解释的过程（Leininger，1985）。质性研究以研究者本人为研究工具，在自然情景下采用多种资料收集方法对社会现象进行整体性探究，使用归纳法分析资料，通过与研究对象互动对其行为和意义建构获得解释性理解。质性研究对事物或现象进行整体的、深入的、层层相扣的研究，它通过揭示事物内涵认识事物，被较多地用于社会学、人类学、管理学、心理学以及护理学领域。

二、质性研究的哲学基础

质性研究是一个从实际观察的资料中发现共性问题的过程，属于探索性和叙述性的研究。质性研究与量性研究的本质区别是它们建立在不同的哲学观和专业范式基础之上。量性研究建立在实证主义专业范式（positivist paradigm）基础上，遵循客观、有效、实用的原则；而量性研究的研究者认为知识是由社会建构的，无论是研究者和被研究者都有他们的价值观和现实观，因此，现实是多元的。质性研究建立在诠释主义专业范式（interpretive paradigm）或批判主义专业范式（interpretive paradigm）基础上，该类专业范式认为理解一个过程的最佳途径是去经历和体验这一过程，换一个角度去看待同一个问题时，会产生新的发现。不同专业范式对方法论和研究方法的指导见表 10-1。质性研究的方法论以整体观为指导，其基本思想是：①任何现实都不是唯一的，每个人的现实观都是不同的，并随时间推移而有所改变。②对事物的认识只有在特定的情形中才有意义，因此质性研究的推理方法是将片段整合，以整体观分析事物。③由于每个人对事物的感受和认识不同，因此同一事物可以存在不同的意义。例如，不同年龄、不同职业背景的吸烟男性，对戒烟的看法、戒烟的经历均有较大的差异。

表 10-1 不同专业范式对方法论和研究方法的指导

专业范式	方法论	研究方法
实证主义	量性研究： —随机对照研究 —队列研究 —病例对照研究	测量研究中的变量
诠释主义	现象学研究 扎根理论研究 人种学研究 叙述分析	访谈 观察 现场研究
批判主义	行动研究	小组合作 反思日记

三、质性研究的特征

虽然质性研究受到不同哲学观的影响，对于不同的研究问题有不同的研究方法，但质性研究具有一些共同的特征，主要包括：

（1）质性研究的研究步骤具有灵活性，可在资料收集过程中随时调整。

（2）质性研究一般综合多种资料收集的方法，例如访谈法、观察法、档案资料收集法等。

（3）质性研究具有整体性，深入探索事物的内涵和实质，而不只截取某一个片段。

（4）质性研究为非干预性研究，质性研究关注特定的现象和社会情景，其目的是深入了解事物或现象的本质和现实状况，但不对此做预测和改变。因此质性研究不对研究对象施加任何干预。

（5）质性研究要求研究人员深入研究情景（field），并在此情景中生活或工作相当长时间。

（6）质性研究往往采用目的选样的方法选取研究对象。

（7）质性研究一般不涉及资料收集的结构，无特定的资料收集工具，一般认为研究者即是研究工具。

（8）质性研究的资料收集与资料分析往往同步进行，是一个连续的过程，以确定下一步的研究策略、何时完成资料收集工作等。

（9）质性研究最终形成的是适合于所研究的现象和情景的模式或理论。

（10）研究人员往往以主观的态度描述研究过程、自己的角色以及可能的偏差。

从以上特征中可以看出，质性研究是通过研究者和被研究者之间的互动对现象进行深入、细致、长期的体验，然后对现在的"本质"得到一个比较全面的解释性理解。而量性研究依靠对事物可以量化的部分及其相关关系进行测量、计算和统计分析，以达到对事物"规律"的一定把握。表 10-2 对这两种研究方法的主要特征进行了比较。

表 10-2　量性研究与质性研究的比较

比较	量性研究	质性研究
研究的问题	事先确定	在过程中产生
研究的设计	结构性的，事先确定的，比较具体	非结构性的，灵活的，演变的，比较宽泛
研究的手段	以数字为资料，进行计算，统计分析	以语言、图像、文字为资料，进行描述、分析、归类、提炼
研究工具	问卷、量表、统计软件、计算机	研究者本人、实地笔记、录音机
抽样方法	随机抽样，样本量较大	目的性选样，样本量较小
收集资料的方法	封闭性问卷，结构性观察，统计表	开放式访谈，参与性观察
资料的特点	量化的资料，可操作的变量，统计数据	语言、图像、文字等描述性资料
分析的方法	演绎法，统计分析，收集资料之后进行	归纳法，寻找概念和主题，贯穿全过程
论文的呈现形式	概括性、客观性、常用表格	描述为主，研究者的个人反思

四、质性研究的方法学分类

质性研究主要包括现象学研究、扎根理论研究、人种学研究、历史研究、个案分析、社会批评理论研究、行动研究等类别。尽管各自在哲学理念和方法上略有不同，但其共同的目的都是探索事物的实质和意义。现介绍前三类质性研究的特点。

（一）现象学研究

现象学是以哲学和心理学为基础，聚集于人们生活经历（life experience）的意义。现象学研究（phenomenological research）是一种观察特定的现象，分析该现象中的内在和外在成分，把其中的重要因素（essence）提炼出来，并探讨各要素之间及各要素与周围情景之间的关系的一种质性研究方法。现象学研究以 Husserl 和 Heidegger 的哲学观为基础，Husserl 认为现象是经历所处的情景，只有当某个体经历了这个现象，现象才存在。因此这种经历必须用描述的方法而非使用统计的方法表达。为了描述现象，研究者必须以自然的方式体验这个现象。因此，现象学研究的问题是"研究对象所经历的这些现象的本质是什么"，研究者相信事实基于人们的生活经历，生活经历赋予了每个人对特定现象的感知。现象学研究者对生活经历的四个方面产生兴趣：生活的空间、生活的人、生活的时间、生活中人与人之间的关系。

当某一现象很少被界定或定义时，非常适合用现象学研究进行探究。现象学研究所探究的问题往往对人们的生活经历具有重要意义，如压力的意义、丧亲经历、某种慢性病患者的生活体验和生活质量等。

深入访谈法是现象学研究收集资料常用的手段，即研究者与被研究者面对面有目的地交谈。通过深入访谈，研究人员请研究对象描述某方面的生活经历，但不主导访谈的内容和方向。研究人员应努力体察研究对象的世界，除深入访谈外，现象学研究还通过参与、观察、档案资料查询、反思来研究个案的经历。研究者在丰富、生动的报告中与读者分享他们的领悟，一篇描述研究结果的现象学报告应有助于读者从不同的角度"看"事物，丰富他们对经历的理解。

例 刘雯等采用现象学研究探索急性心肌梗死患者患病早期的真实体验。通过对 15 例患者进行深度访谈，结果将急性心肌梗死患者患病早期的真实体验归纳为 4 个主题：①感受身体的危险信号；②面对现实的打击；③适应角色改变；④准备回归与重建。

来源：刘雯，卢惠娟，胡雁. 急性心肌梗死患者患病早期真实体验的质性研究［J］.中华护理杂志，2011，46（4）：343－346.

（二）扎根理论研究

扎根理论研究（grounded theory research）又称根基理论研究，在 20 世纪 60 年代由社会学家 Glaser 和 Strauss 提出。所谓扎根是指研究得出的理论以资料为基础，从资料中提炼出来。该方法以社会学中的符号互动论（symbolic interaction theory）为基础，研究社会过程（social process）和社会结构（social structure），以及社会发展和演化过程。其主要目的是对现实中的现象进行深入解释，并产生理论。

符号互动论探索人们如何定义现实，他们的信念如何与他们的行为相联系，聚焦于人们之间的互动过程，探索人类的行为和社会作用，解释了为什么有些人努力使自己的行为适合他人的行为。符号互动论具有以下三个前提：人们对事物的行为是基于对该事物意义的理解；事物的意义是来自人们社会性的互动过程；人们在处理他们遇到的事物时，运用解释的方法来掌握和修饰事物的意义。

扎根理论研究重视事物的动态发展过程而不只看事物的静态情况。为了更好地理解研究对象，研究者必须进入研究对象互相作用的世界，只有这样，研究者才能从研究对象的角度而不是从自身的角度观察事物。在这一过程中，研究者必须系统地收集资料、分类资料，找出核心类别，并重复上述过程，直至发展出理论。因此扎根理论研究是一种循环的过程。

扎根理论研究是一种自下而上建立理论的方法，一定要有情景资料的支持，但是它的主要特点不在其经验性，而在于它从实践中抽象出新的理论和思想。扎根理论者认为，只有从资料中产生的理论才具有生命力，如果理论和资料相吻合，理论便具有了实际的用途，可以被用来指导人们具体的生活实践。

扎根理论研究采用持续比较法发展和提炼理论的相关概念，这一特征是其资料分析方法的独特之处。持续比较法将实际观察到的行为反复进行比较，发掘和归纳出共同的性质从而得到类别，再将提炼出来的类别不断与以往的资料中的事件、现象进行比较、对照，以找出同一性和变异性，并据此不断收集新资料，不断对照，渐渐澄清类别的范畴、定义，明确类别之间的关系，直至呈现出概念和理论。持续比较法可探求新类别的结构、时间特征、原因、发生情景、范围、结果、与其他类别的关系，这些是产生严谨的、有实际含义的理论的基础。通过比较，类属或结构的基本属性得到浓缩，事件间不同点的界限、类属之间的关系逐渐清晰。这种比较必须贯穿于研究的全过程，包括研究的所有阶段、层面和部分。该方法属于归纳方式，由特定的社会现象归纳发展出一般性的理论。

因此，扎根理论研究的五个基本特征为：扎根理论的概念框架来自资料而不是先前的研究。研究者努力去发现社会情境中的主要进展而不是描述调查单位。研究者将资料与所有的其他资料相比较。研究者可以根据先前的理论对资料收集进行调整。资料一旦获得，研究者就立刻进行整理、编码、分类、概念化并写有关报告的雏形，这个分析过程与资料的收集循环进行。

（三）人种学研究

人种学研究（ethnographic research）又称民族志研究，是对人们在某种文化形态下的行为的描述和解释。文化是一组特定的社会人群中普遍接受的获得性的行为、价值观、信仰、常模、知识、习俗的总称。人种学研究通过实际参与人们自然情形下的生活、深入观察、深度访谈、档案或文史资料查寻，探讨一定时间内人们的生活方式或体验。人种学研究所研究的文化特征包括：文化行为（cultural behavior）、文化产品和工具（cultural artifacts）、文化语言（cultural speech）等。人种学研究的目的是从所研究的文化群体中学习，以理解他们的价值观念、行为特征、习俗等。

护理人种学研究（ethnonursing）最早是由 Leininger 在 1985 年提出的，着重对人们习以为常的生活方式或某种特定文化进行系统的观察、描述、记录、分析。在健康保健领域，人种学研究最适合于探讨不同文化环境中人们的健康信念、健康行为、照护方式等，用以研究文化对护理行为及其中的观点、信念、方法的影响，探索护理本身的文化特征、临床过程及护患关系。

根据研究规模，人种研究可分为小型的人种学研究和大型的人种学研究，前者重点放在特定的小范围内收集资料，例如：山区 10 位妇女产后的健康照顾行为；后者整体性地研究某文化的一般性和特殊性现象，例如：研究某种文化下患者的出院计划设计和执行过程以及相关的社会结构因素，如政治、经济、卫生政策、宗教、信仰、医院环境等。

人种学研究几乎无一例外地需深入研究场所，为了了解所要研究的文化群体，需要数月甚至数年的实地研究。在大多数情况下，研究者力争主动地参与到文化事件或活动中。研究文化，需要与文化群体中的人员一定程度地密切接触，这种密切接触只有随着时间的延长或作为一个主动的参与者直接与他们一起工作才能实现。"研究者即是研究工具"在人种学研究中被高频率地使用，体现了人种学研究者本人在分析和解释文化中起到的重要作用。

人种学研究具有以下特征：①适于研究全然无知的现象；②适于研究整体的生活方式；③适于探讨蕴藏于周围情形中的含义，因为它收集的不是独立片段的资料，而是整体性的资料；④适于护理现象及相关的人类文化；⑤可以收集到别的方法所无法得到的详细深入的文化相关情景资料。

五、质性研究在护理领域中的运用

护理学的发展长期受医学模式的影响，直到 20 世纪 50 年代，护理学者开始对这种医学模式是否适合护理实践开始产生怀疑，他们在思考"什么是护理""什么是照护""护患之间互动关系的实质是什么"的过程中期望护理从以往的旧模式中蜕变出来，成为一门真正的专业。护理学者意识到需建立护理自己的知识体系、专业标准，并应构建属于自己专业领域的理论，运用护理理论观察护理现象。护理的语言开始发生变化，表现为从原先的医疗的、围观的因果模式转变为护理的、整体的互动模式，这代表着护理的范式创新。

一些护理研究者在研究设计中采用实验性或类实验性研究方法，以期控制研究情景中的干扰因素，但在护理实践中很多护理现象很难设立对照、实施控制，因此这种方法在很多情况下或由于伦理问题或由于无法操作而并不适合护理实践。很多护理研究者倾向于采用质性的研究方法，因为质性研究强调以人为中心和整体观，该方法有助于促进对人的经历的理解，运用质性研究的方法，护士们能够得到关于患者、他们的同事以及其他专业人员的丰富的知识和深刻的见解。

在护理领域，许多护理现象可以用质性研究方法探讨，例如：人们对应激状态和适应过程的体验，如化疗的癌症患者在住院期间的情感体验；护理决策过程，如患者出院过程中护士的行为；护士与患者之间的互动关系，如护士与患者之间的沟通方式的研究；影响护理实践的环境因素，如中国文化背景下的患者照护需求和家属的照护行为。

在护士与患者的相互作用过程中，许多行为可以同时用质的和量的研究的方式得出结论，例如研究患者的焦虑和不确定感，质性研究通过访谈、观察、深入患者的生活情景等方式了解患者对焦虑和不确定感的体验；而定量方法则用评定量表测试患者是否存在焦虑和不确定感，以及焦虑和不确定感的程度。质性研究法具有主观性，而定量研究法资料更加客观化。然而这种"客观"要求护士从患者的立场中分离出来，科学地克服主观的介入，有意与患者保持一定距离，这样可能使资料的真实性和深入性大打折扣，且可能丢失护患关系中人性化的具有较强影响力的一面。因此质性研究与定量研究有各自的特点，不可片面地看待两者。

第二节　质性研究问题和研究对象的确定

一、质性研究问题的确定

质性研究设计的第一步是选择研究问题或研究主题。质性研究者往往聚焦于一个相当具体的领域，但是在研究初期，他们形成的研究问题可能很宽泛。执行研究的设计是发展的、变化的，没有严格的限定。这就需要研究者具有灵活性，他们不能精确地做好研究计划，因为他们需要在研究的过程中对研究对象和研究事件做出反应。因此很难在研究初期定出确切的研究问题，研究者以一个宽泛的问题开始，这个初始问题可能是一个理论性的问题，可以在很多地点或人群中研究，在文献查阅、资料收集和分析的过程中逐渐具体到某个特定地点或特定人物。例如一个社区护士可能对患者或残疾人的照顾者的经历感兴趣，由于她的很多患者是患有关节炎的老年人，她决定把研究聚焦在照顾老年关节炎患者的家属的经历上。然而，通过文献回顾，她发现已有相当多的研究涉及老年关节炎患者的子女，但没有涉及这些患者的配偶的研究。最后她的研究题目确定为"探索老年关节炎患者的配偶的照护经历。"

二、质性研究对象的确定

质性研究的目的是探索意义和揭示多元现实，而非推广到目标人群，故质性研究者关注的不是样本量的多少，而是所选择的研究对象是否能提供丰富的信息，选择对象的主要标准是他是否经历过所研究的现象或处于所研究的文化中，其他因素如费用、可及性、研究者和研究对象语言的相容性也可影响研究对象的选择。

（一）质性研究选样的特点

在选样上，质性研究具有以下特点：

（1）研究对象的选择并非随机，随机抽样并不一定可以选中能够提供最多信息的对象，质性研究需要的是对研究对象的情况了如指掌、能够清晰明白地表达、善于思考以及愿意对研究者详细述说的人。

（2）样本量一般比较小且研究较深入。质性研究的对象一般少于（有时远远少于）50人。

（3）研究对象不是预定的，而是自然出现的。

（4）样本的选择是趋于概念化的需要而非代表性的需要。

（二）主要的选样方法

1. 方便选样（convenient sampling）

方便选样又称志愿者选样，往往用于质性研究初期，尤其是当研究者希望在较大的人群范围内或社区里可能的研究对象能够自告奋勇地出现时。例如，需了解月经周期紊乱的人的经历，但难于寻找这些人，研究者可以通过在公告栏、报纸或网络上发表通知来招纳月经周期紊乱的人与研究者联系。方便选样省时、省钱、省力，但并非首选，因为其并不一定能达到质性研究的选样初衷。即选择提供最多信息的人，而且会影响到研究的可信性。

2. 滚雪球选样（snowball sampling）

滚雪球选样即由被研究者介绍的其他的研究对象。滚雪球选样比方便选样更具成本效益和实用性；通过介绍人的引荐，研究者更易获得下一位研究对象的信任；研究者更易指定他们希望的下一位研究对象应具备的特征。滚雪球选样在调查某些排外的团体，如吸毒者、性工作者，更能体现出其优势。缺点则是通过滚雪球选样最终获得的研究对象往往是来自一个相当小的群体里的熟人；介绍人是否信任研究者、是否真正地想与研究者合作将影响到被推荐人的质量。

3. 目的性选样（purposive sampling）

目的性选样又称立意取样，即选择最有利于研究开展的案例，在质性研究中得到较普遍的应用。目的选样具体的策略有十几种，最常用的有下面几种：

（1）典型个案选样（typical case sampling）。选择的是研究对象中那些具有一定"典型性"的个案，目的是了解研究现象的一般情况。在质性研究中，对典型个案进行研究不是为了将其结果推论到从中抽样的人群，而是为了说明在此类现象中一个典型的个案是什么样子。这种方法特别适用于对所研究的社会情景或文化不熟悉的情况。例如欲探索乳腺癌患者的生活体验，则选取一个典型的患者，请她讲述自己患病和康复的过程以及感受。

（2）极端个案选样（maximum variation sampling）。选择研究对象中非常极端、被一般人认为"不正常"的情景进行研究。虽然这种现象比较极端，不具有"代表性"，但可丰富正在形成的概念，可加入研究对象的不同观点。例如，欲了解临床护士日常工作中同理心的运用情况，可选择患者最喜欢的和最有意见的护士进行访谈。

（3）分层目的性选样（stratified purposive sampling）。这种选样方法中，研究者将研究对象按照一定的标准进行分层，然后在不同的层面上进行目的性选样。旨在了解每一个同质性较强的层次内部的具体情况，以便在不同层次中进行比较，进而达到对总体异质性的了解。例如，欲了解护士离职的原因，为了对不同特征的护士有个总体了解，可按职务、学历、科室等标准进行分层，从不同层次选择相应的护士，探究他们离职的原因。

（4）同质性选样（homogeneous sampling）。选择一组内部成分比较相似（即同质性比较高）的个案进行研究。旨在对研究对象中某一类比较相同的个案进行深入的探讨和分析。常用于小组焦点访谈，通常选择数位背景比较相似的被访者在一起就共同关心的问题进行探讨。

（5）校标选样（criterion sampling）。校标选样是指事先为选样设定一个标准或一些基本条件，然后选择所有符合这个标准或这些条件的个案进行研究。例如，欲研究不具备剖宫产指征的孕妇为何选择剖宫产，研究者事先明确剖宫产的指征，可是选样的标准却是在不符合这些标准的孕妇中选择研究对象进行访谈。

（6）证实和证伪个案选样（sampling confirming and disconfirming cases）。在这些选样方式中，研究者已经在研究结果的基础上建立了一个初步的结论，希望通过选样来证实或证伪自己的初步理论假设。这种选样的方法经常在研究后期使用，目的是验证或发展初步的结论。例如，研究者在资料收集和分析的过程中，了解到"为了家人活下去"是癌症患者常用的激励自己的理由，下一步在资料收集时，则选取更多的、不同年龄、性别、病种的癌症患者就这个结论进行访谈。结果发现，大多数的患者都有这种想法，但也有一部分人群如年龄比较轻的或者发生多次复发的患者，他们的生存理由则是"为了自己"，从而对研究结果进行了补充。

4. **理论选样**（theoretical sampling）

常用于扎根理论研究，后者是在资料收集的过程中产生理论，研究者结合了收集、编码、分析等几个步骤，初步形成的结论决定了下一步收集什么资料，哪里去寻找这些资料，因此理论选样是为了促进理论的形成。理论选样并非单一的、线性的，它要求研究者在资料和正在形成理论的类属之间多次往返。Claser强调理论选样不同于目的选样，理论选样旨在发现类属及其属性，并建立类属之间的关系。例如，在资料收集过程中，被访问者提到生病后，她意识到自己应该"活在当下"，研究者在备忘录中记录到："活在当下"是什么意思？具有什么特征表现？其促进因素和结果分别是什么？研究者除了继续追问这位被访者对于"活在当下"的解释外，还通过理论选样寻找其他研究对象，尤其是对被认为符合"活在当下"特征的研究对象进行访谈或观察，以扩充和丰富这个概念。

（三）性质研究的样本量

在性质研究中，对于样本量没有固定的标准，样本量的多少是基于信息获得的多少。因此基本的原则是资料的饱和（data saturation），即当没有新的信息获得，信息出现重复时可停止资料收集。因此关键是获得了足够的深入资料用以说明研究对象。

样本量的大小受很多因素的影响。首先，受研究问题的范畴影响，研究问题的范围越广，不仅需要访谈经历过这个现象的更多的人，还需要寻找其他的补充资料者，因此在研究开始前，研究者需要考虑到研究问题的范围及潜在的所需要的资料量。其次，受资料质量的影响，如果研究对象是一个出色的信息提供者，能够反思自己的经历、有效地交流，那相对很小的样本量就可以达到饱和，因此方便选样可能比目的或理论选样需要更多的案例。最后，受研究对象的敏感性的影响，如果研究主题属于非常私人或尴尬的问题，研究对象可能较勉强地与研究者分享他们的想法，因此要深入理解一个敏感的或有争议的现象，就需要更多的资料。样本量还受到研究者的能力和经历、阴影资料（shadowed data）的影响，后者是指研究对象不仅述说自己的经历，还提供了他人的经历。

增加样本量可以产生更多的资料，但有时更长时间或更具深度的访谈（或观察），或多次访谈同一名对象可以获得深入、丰富的资料。重复访谈不仅可以产生更多资料，且可以提高资料的质量，但重复访谈的前提是研究者与研究对象已建立了信任的关系。因此，纵向的质性研究则需要较少的参与者，因为在追踪每名研究对象经历变化的过程中，都可获得更多的信息。

对于初学者，非常有必要测试资料是否饱和，即当资料重复出现后，再增加 1 至 2 个案例，以确保没有新的信息出现。

第三节　质性研究资料的收集方法

质性研究资料收集的方法，并非在研究设计阶段完全确定，而是一个灵活的过程资料收集的方法，包括访谈、观察、问卷、日记、文件查询等方法，其中以访谈法和观察法最为常用。与量性研究不同的是，研究人员不同程度地参与到所研究的活动中，沉浸在对资料的感知、互动、反思、理解和记录中。

一、访谈法

访谈是研究者通过口头谈话的方式从被研究者那里收集第一手资料的一种研究方法。深入访谈法是质性研究，最常用的是收集资料的方法。与日常谈话不同，访谈是一种有特定目的和一定规则的研究性交谈，具有以下特征：①形式灵活且开放；②聚焦的不仅仅是普通的想法和观点，更多的是被访者实际的经历；③访谈者与被访者之间的信任关系非常重要。

1. 访谈前的准备

访谈前需了解被访者的语言和文化，用词应能够被被访者理解，能够反映他们的态度和观点，如果研究者研究的是另一种文化或被研究人群使用的是另一种术语和俚语，在资料收集前访谈者必须努力去理解这些术语以及它们之间的细微差别。

在正式开始访谈前研究者通常准备好大致的访谈提纲（在非结构式访谈中，则至少需准备好第一个问题）。可先做个预防谈，了解设计的访谈提纲是否适合并及时做出修改。

访谈前应预约，访谈地点应该是舒适、容易找到比较安静、方便录音的场所、注意保护被访者的隐私。访谈地点的选择，应注意中立性，不能造成对被访者的干扰。例如，欲了解护士离职行为的动因选择某医院的护理部作为访谈地点则不合适，会被访谈者有所顾忌而不愿透露真实的想法。

访谈前需准备好所需要的设备，如知情同意书、基本信息表、笔记本和笔、录音设备（确保有足够的容量和电量）。必要时准备致谢的小礼品、点心、纸巾等。

访谈开始前需与被访者说明有关事宜，包括介绍自己和访谈的目的程序、所需时间、自愿原则和保密原则。事先想好如何介绍自己的身份非常重要，如研究者（护士）取得被访者的信任和配合，并对访谈需要录音进行说明，取得访谈对象的同意。

2. 访谈的步骤

访谈的步骤一般包括：问候、解释、提问、专注、鼓励、重复/澄清/探究、结束语。

质性研究的访谈时间一般比较长，往往需要 1~2 小时，被访者在进入状态描述自己经历前，往往需要一定时间的熟悉。在正式提问前，访谈者应尽量让被访者在最短时间内进入放松的状态，可以使用一些寒暄的语言、向被访者解释研究相关的信息，强调隐私保护的破冰策略。

在访谈中提问是访谈者的主要任务之一，访谈者必须小心用词，以保证被访者舒适自在，访谈时，尽量使用开放性问题，这类问题通常以"什么""如何""为什么"之类的语句为主线，如"您是如何度过那段日子的?"。减少封闭性问题的使用，即回答只有"是"或"否"两种选择的问题，如"您认为这样正确吗?"在提问中，避免出现引导性问题，如"这个结局会令你很痛苦吧?"避免复杂语句或同时提出多个问题。提问应尽量具体，有利于被访者的理解和回答。访谈的另一重要技巧是访谈者必须是一位出色的倾听者，不要随意打断被访者的话、发表自己的观点和给予建议。只有认真聆听被访者的回答才可以提出适当的问题，研究者不需将访谈完全局限在事先设计好的提纲中。访谈者应允许适当的停顿和沉默并探索被访者沉默的原因，给予一定的思考时间。

在访谈的过程中注意，给予及时的回应，可通过言语行为如"嗯""是的""是吗"，或非言语行为如点头、微笑、鼓励的目光表示访谈者的专注。根据被访谈者的回答，进行语音的重复、重组和总结，帮对方厘清思路，鼓励继续回答。回应时，避免对被访者的回答给予评价，否则将起到引导作用或影响被访谈者的信任。

访谈时，需有效运用追问技巧，可以询问更多细节:"什么时候发生的?""还有谁参与?""你是如何反应的?"细化回答:"你能否讲得具体些?""我开始理解了，但你能否再详细些?"澄清自己的理解:"你的意思是?""你实际上是……做的?"。

访谈需要一个自然的结束，可以说"你还有什么想说的吗?""你对今天的访谈有什么看法?"结束前，访谈者一般会问被访者是否介意再次联系，方便对某些问题进行追问或确认某些信息。必要时可预约下一次访谈，切记在被访者情绪尚未平复时结束访谈。

3. 访谈的记录

大多质性研究强烈建议完整记录访谈内容，如运用录音和录像设备。但访谈过程中，即使有录音设备，笔记仍是不可或缺的。可以防止因录音设备的故障或环境问题导致访谈资料的不完整，在录音设备关闭后可通过笔记记录下新的回答;访谈者可将临时想到的追问问题用简短的文字写下，以便在后面方便的时候提问，防止打断被访者的思路;另外可记录被访者非语言性行为如外貌、衣着、打扮、表情、眼神、说话和沉默的时间长短、说话音量、语速等。

4. 主要的访谈方法

(1) 非结构式访谈。非结构式访谈式对话和互动式对话，往往用于当研究者对所收集的信息没有预先的观点时。研究者没有事先准备好具体问题，因为研究刚开始时研究者还不知道问什么或从哪里开始问，以被访者讲述自己的故事为主，很少有打断。该方法常用于现象学研究扎根理论和人种学研究。

研究者通常以一个与研究主题相关的宽泛的问题开始，例如，"当你听到自己得了癌症，你的反应是什么?"接下来根据被访者对首个宽泛问题的回答，问题逐渐缩小。Kahn (2000) 建议现象学研究中的非结构式访谈与谈话，如果所研究的是一个正在持续发生的现象，应尽可能多地获得被访者日常生活中的细节，如可以提问，"选择你平常的一天告诉我，这一天发生了什么？"如果所要研究的是过去的经历，则可用回顾性的方法提问"这个经历对你而言意味着什么？"然后，研究者探究进一步的细节直到该现象被完整地描述出来。

（2）半结构式访谈（semi-structured interview）。有时，研究者对自己所研究的现象有比较具体的主题，他们知道问什么，但无法预测被访者的回答，此时可采用半结构式访谈。研究者事先准备好访谈提纲，包括提问的几个方面或主要问题。半结构式访谈有助于研究者获得大量所需要的信息，适用于访谈技巧不太熟练的研究者。

半结构式访谈的访谈提纲应遵循一定的逻辑顺序，如时间顺序或从普遍到具体的顺序，敏感问题放最后。设计的问题中应包含进一步探索细节信息的问题，如："接下来，怎么了？""什么时候的事，你的感受如何？"研究者所提的问题应该使被访者有机会围绕研究现象提供详细的信息。

例 王欢等探究了先天性青光眼患儿母亲的体验和需求，以面对面、半结构式深入访谈的形式访谈了8名先天性青光眼患儿母亲，将访谈内容列为访谈提纲，作访谈指引。访谈内容为开放性问题，包括孩子疾病的发现、确诊和治疗过程如何；得知孩子患病后有什么样的心理感受；希望得到哪些帮助；照顾患儿方面有哪些困难。访谈中视具体情况调整提问方式和内容。

来源：王欢，郭文毅，席淑新. 先天性青光眼患儿母亲真实体验的质性研究［J］. 中华护理杂志，2011，46（7）：664－666.

（3）小组焦点访谈（focus group interview）。在小组焦点访谈中，5位或更多的人被召集在一起进行讨论。访谈者又称为主持人（moderator），根据事先准备好的问题或主题引导讨论。小组焦点访谈具有节约时间、在较短时间内获得丰富信息、研究者控制较少，参与者有较大的自由等优点。但易受个别人主导，易形成思维和谈话定式。

小组焦点访谈一般参与者为5～12人，对象过少则无法获得充分的互动。应挑选具有同质性的研究对象，如相似的年龄、同样的性别、患有同样的疾病，因为人们往往与有相似背景的人交流时，能更自由地表达他们的观点。最好选择互相之间都是陌生人的研究者和参与者，可增强参与者的平等感。在小组中创造信任环境是小组访谈成功的前提。

在小组焦点访谈中，应注意访谈者的身份。不同于半结构式访谈，访谈者主要身份不是提问者，而是中介人、主持人。访谈者需聚焦讨论，让每个人都有发言的机会，而不是由个别几个人主导讨论。

例 吴媚斯等人描述了白血病患儿中的癌因性疲乏现象，将14名7～14岁的白血病患儿根据年龄分成4组，分别进行了小组焦点访谈。其访谈提纲中的1个问题是"你能否描述一下疲劳和缺乏精力的感受？"通过对访谈内容进行分析，初步勾画了该类患儿癌因性疲乏现象的整体情景。

来源：Wu M，Hsu L，Zhang B，etal. The experiences of cancer-relatedfatigue among Chinese children with leukemia：A phenomenolo gicd study［J］. International Journal of Nursing Studies，2010，47：49－59.

二、观察法

质性研究者经常采用非结构式观察法作为自述资料的补充，观察法可用于理解人们发生在自然环境中的行为和经历。最常用的是参与式观察（participating observation），即研究者既是参与者又是观察者，研究者参与到所研究的社会团体中，试图观看、倾听和体验与研究问题相关的信息。这种观察的情境比较自然，观察者不仅能够对当地的社会文化现象得到比较具体的感性认识，而且可以深入到观察者文化的内部，了解他们对自己行为意义的解释。观察者不仅要和被观察者保持良好的关系，而且在参与被观察者活动的同时必须保持研究所必需的心理和空间距离。参与式观察常用于人种学研究、扎根理论研究的方法学中。

（1）观察前的准备。观察者必须克服至少两大障碍：获得进入所研究的社会或文化团体的允许、与团体成员建立融洽和信任的关系。只有完成这两步，观察者才有可能进入研究对象的"后台"，观察到研究对象经历和行为的现实情况。在实地工作开展前和开展初期，有必要收集一些书面信息和图片信息，以帮助研究者对实地环境有个概括性的了解。例如在一个病区环境中，需要获得病区房间分布图、工作人员组织框架图、病区主要病种文件等资料。一般情况下，在进入现场后，研究者需对自己有个简要的介绍，以满足研究对象的好奇并排除他们对研究者动机的猜测。

参与式观察的研究者一般对所收集的资料很少施加限制，目的在于减少观察者的主观理解对观察现象的干扰。然而，在实施观察前，研究者应制订一个较宽泛的观察计划，包括环境、人、行为和互动、频率、持续时间、相关影响因素，组织结构等。

（2）观察的方法和内容。参与式观察虽然比较灵活，但观察的内容并非随意或包罗万象，而是受到研究问题的指导。观察的内容一般包括：场所、物体、人物、活动、时间、目标、情感。观察的步骤一般是从开放到集中，先进行全方位的观察，然后逐步聚焦。在开放式观察阶段，观察者用一种开放的心态，对研究的现场进行整体性、感受性的观察，如欲研究癌症患者的康复活动，研究者首先观察了解整个现场的物理环境和人文环境，包括场地的空间大小、家具及装饰品的摆设、房间光线、现场人物的身份、所在位置等。对观察的整体现象获得一定的感性认识后，观察者开始聚焦。聚焦的程度取决于具体的观察问题，观察对象和研究情景等因素。如在上述例子中观察问题是癌症患者在康复活动中的交流和互动，则观察的焦点是患者们交流的方式、内容、交流时的表情和动作、彼此间的影响等内容。

（3）观察的记录。观察中，研究者运用视觉、听觉、嗅觉和触觉进行全方位感知，借助笔、照相机、录音机或录像机进行记录。观察的记录，主要包括事实笔记和个人的思考。事实笔记记录的是研究者在观察中看到的和听到的"事实"，使用的语言，应具体、易懂、朴实，且命名准确；个人的思考记录包括研究者本人对观察内容的感受和解释、使用的具体方法及其作用和初步的结论。记录的时候注意事实笔记与个人思考应分开，以便读者区分事实和推论。

例 林岑等人运用扎根理论研究方法探讨具有坚强特质的乳腺癌患者的抗癌体验，以病房护士的身份参与并观察研究对象的治疗和康复过程，如观察她们化疗期间的行为，同时参与乳腺癌康复沙龙的多项活动，观察沙龙成员的情绪和行为表现。表10-3为她的观察笔记：

表 10-3 观察笔记

10：30 "2006 粉红丝带乳腺癌防治运动"活动现场

活动现场设在淮海路陕西南路交界的巴黎春天（百货商店）门口，此地人流量较大，红灯时该路口站着 20 多人。巴黎春天门口有一约 400 平方米的空地，搭有一个临时舞台，舞台背景墙的中央有醒目的"2006 粉红丝带乳腺癌防治运动"标题。标题左侧是一粉红丝带图案，右侧是一张大幅防治乳腺癌的明星宣传海报。舞台前有一个长桌，铺着粉红色的桌布，上面放有乳腺癌宣传杂志和在包装上印有乳腺自检方法的纸巾，纸巾是免费派发给路人的。

30 名乳腺癌患者身穿粉红色 T 恤，头戴粉红色鸭舌帽，在舞台上站成三排。主持人介绍说她们都是处于康复期的乳腺癌患者，30 名患者个个高昂着头，两手握在腹前，齐唱了两首歌，分别是《感恩的心》和《牵手》。每个人都张大了嘴，歌声很动听，路人纷纷驻足观看。活动后，我问了其中一位患者她为什么参加这个活动，她兴奋地说："生病后的我更希望让大家知道乳腺癌这个病，参加这种宣传活动我很高兴。

淮海路是上海的商业地段，此路口是该路段人流量最大的路口之一。

我从负责人那了解到此次活动的宗旨是让百姓了解乳腺癌，提高防治意识。

此背景墙因其颜色和明星海报显得非常显眼。

从路人的表情上，我看出她们很乐意拿取纸巾。

我从负责人那了解到她们是妍康沙龙合唱队，每周排练一次。

我想吸引路人的不仅仅是她们的歌声，更是她们的精神面貌，至少我的感受如此，我应该再采访一下路人的感受。

这两首歌的选择也是别有用意，从歌词中可体现患者们的心路历程。我可以再重点研究一下歌词。

合唱队的这些患者不畏惧将自己展示给他人，在向社会的宣传过程中体现了她们自身的价值。

第四节 质性研究资料的整理和分析方法

质性研究资料的收集和分析往往是同时进行的，在资料收集的初期即开始寻找重要的主题和概念。研究者及时对资料进行整理和分析，不仅可以对已经收集到的资料获得一个比较系统的把握，而且可以为下一步的资料收集提供方向和聚焦的依据。质性研究资料的分析以语言文字而非数字为基础。研究人员对资料进行整理分析的过程是一个分类、推理、解释的过程，在这一过程中应充分意识到自我的存在。在资料分析过程中，推理过程（reasoning process）始终指导资料的缩减、分类、理解、诠释。

一、质性研究资料的整理方法

（一）将录音资料转化为书面文字资料

如果是通过录音收集的访谈资料，需及时对录音进行誊写，将其转成文字稿。方法为：①记录重要的访谈内容；②谈话中的停顿用破折号表示；③用省略号表示两段话之间略去的部分；④记录访谈中的感叹词和情感变化（如大笑、叹气、哭泣等），并放在括号内；⑤不同谈话对象应分行记录；⑥研究对象一般以编号或代码表示。

在誊写的过程中，应尽量保留资料的原始风格和内容，切勿凭研究者的主观意愿更改资料。例如，研究者为了使全文更清晰，特意去除了外界的干扰，如电话铃声、他人的打扰，或者被访者发出的"嗯""唔"的语音词，然而这些内容，有时恰恰反映了被访者所处的情境或者被访者的心理活动。

录音誊写是一项耗时的工作，一般 1 小时的访谈录音要花 3～5 个小时才能转换成文字，誊写的过程也是回忆的过程，可将录音无法记录的或遗漏的信息加以补充。

（二）为收集到的资料建档

建立一个档案文件，其中包括资料的编号、研究对象的基本信息、收集资料的方法和地点，以及与研究课题有关的信息。经过初步的整理和编号后，建议将原始资料单独保存，如打印或写入光盘，确保原始资料的妥善保存，以备今后查找。

二、质性研究资料的分析方法

（一）资料分析的基本要素

（1）悬置（bracketing）。悬置是对所研究对象的前设和价值判断进行确认和掌控的过程，目的是使研究者以清醒的头脑面对资料。悬置通常被认为是现象缩减法（phenomenological reduction）的核心部分，现象缩减法的目的是将某一现象从已知现象中沉淀、分离出来。注意悬置的过程并非回避研究者自己的感悟和体验，而是通过整理后适时地运用。例如在研究乳腺癌患者患病体验的研究中，研究者在收集和分析资料前，先列出自己对该现象的理解，如认为女性得了乳腺癌后会沉浸在对自我形象、家庭生活、社会交往的恐惧和焦虑中，只有先意识到研究者自己的认识，才可以在随后的研究中谨慎防备自己的预设造成干扰。

（2）直觉（intution）。直觉是对所研究的对象的一种开放的与创造的想象、理解的思考，直觉要求研究者完全沉浸在所研究的对象中，反复地阅读资料直到对研究现象共识性地理解呈现。研究者要有敏锐的判断力和洞察力，不仅能够很快地抓住资料呈现的表面信息，还能挖掘隐藏在语言下面的深层意义。

（3）分析（analyzing）。分析包括提炼编码（coding）、归类（categorizing）和厘清现象的本质含义。当研究者在仔细研究丰富的资料时，主题及现象的本质开始呈现。必须要有足够长的时间完全沉浸入资料，以保证全面彻底的描述。

（4）描述（describing）。当研究者能够理解并定义所研究的现象时，就进入了最后的描述阶段。描述的目的是通过书面或口头的形式进行交流并提供确切的、评价性的描述。

（二）资料分析的基本步骤

（1）仔细阅读原始资料。拿到资料后，研究者需反复阅读资料、回忆观察情形，反复听取录音或观看录像，直到真正深入资料（dwelling with data），获得对研究对象所述现象的一个整体印象。在阅读资料的过程中，研究者完成资料初步分析（preliminary data analysis），即检查并追踪资料，探索从资料中获得的信息，确定需要进一步追问的问题，自问哪些是主要的并具有引导作用的信息。资料初步分析的目的在于深入地理解潜藏在资料中的价值和意义，研究者须悬置自己的前设和价值判断，完全开放地与资料互动。

（2）设计分类纲要（categorizing scheme）。资料分析首先要设计对资料进行分类索引的方法，这是一个分解的过程，即将资料分解成更小的、更易掌握的单元，以便检索和回顾。因此需设计一套分类纲要，并以此为据对资料进行分类、编码。更多时候，分类纲要是在对实际资料的详细阅读后形成的。分类纲要可以是具体层面（描述性分类纲要），也可以是在抽象层面（概念性分类纲要）。描述性分类纲要见于旨在描述某种现象的研究，如现象学研究，其分类纲要可能主要是区分行为或事件的不同类型，或某慢性疾病经历的不同时期，如关于患者参与某康复项目的研究，可形成参与该项目的动力和阻力两个分类，其中动力和阻力两类中分别包括个人因数和外在因数；概念性分类纲要鉴于研究目的是形成理论，如扎根理论研究，要求其分类纲要抽象化和概念化。

例 叶旭春等"患者参与患者安全的感知及理论框架的扎根理论研究"中的分类纲要包括患者安全感知和互动式参与患者安全两个核心概念，后者又包括决策性参与、照顾性参与、诉求性参与、信任、信息、沟通、支持、有利 8 个范畴。

来源：叶旭春. 患者参与患者安全的感知及理论框架的扎根理论研究［D］. 上海：第二军医大学护理学院，2011.

（3）开放性编码（open coding）。在分类纲要设计好后，可进行资料的编码。编码是指确定概念或主题并对其命名，通过初步编码获得资料分析中的最基础的意义单位。编码可以用词语、句子或者与之对应的编号、缩写。在编码的过程中，研究者遇到的第一个问题往往是"哪些资料应该编码"，选择编码的资料是由该研究的研究问题决定的，同时也要注意资料本身呈现的特性。一般研究资料中可进行编码的事物包括：①反复出现的事物；②现象或事物的形式；③现象或事物的变异性。当研究者难于决定最适合的命名或者暂时不能完全理解资料深层次的意义时，可以再多读几遍原始资料，加深对资料的理解，或在不确定的编码上做个标记，以便完成多份资料分析后，重新回到此处再次斟酌适合的表述。往往最初的分类纲要是不完整的，所以最初的编码涉及面广，随着资料的深入，不断与原始资料进行对照、修订而逐渐缩小范围。

开放性编码的原则是：编码越细致越好，直到达到饱和；如果发现了新的编码内容，可以在下一轮进一步收集原始资料；注意寻找当事人使用的词语，从当事人的角度理解意义；编码可以使用当事人的原话，也可以是研究者自己概括的词，表 10-4 列出了"年轻乳腺癌患者患病体验的现象学研究"的访谈分析片段。

表 10-4 访谈分析片段

初步资料分析	访谈稿	开放性编码
认知上提高了，是否具体落实行动？一开始就如此豁达吗？	Q：你刚才提到以前同事有得这个病，但没对任何人说。那你生病后，你是怎么做的呢？ A：我会呀（回答很干脆）！因为要他们也注意（健康）嘛！像我办公室的同事他们根本不那个（关心自身健康）。我说你们每年得检查一次，她们（看到我得病）也挺怕的，（现在）会去医院检查了。因为我觉得得这个病很痛苦的，就应该让身边的人知道有这种病。而且我觉得生这个病也不是什么见不得人的事，人都会生病，又不是我的错。所以我们公司大多数人都知道我生这个病，我觉得没什么。我觉得让别人知道更好，我做财务的，业务员都知道，看到我请假，都会说等你回来再做吧，不像以前好烦。（现在）他们都会照顾我。如果不告诉别人，别人也不知道你这个病不能太累太烦心，工作上肯定不会这样（体谅我）。现在不一样了，我上班轻松多了。别人知道也没什么，他们都说心情愉快就好了，得癌症的人多了。我们公司的男同事，和家里的岳母也会说起（我的病），他们会说得这个病没事的，这个病现在是癌症里面治愈率最高的一个	公开病情 对他人的警示 认为患病不是犯错 得到谅解 得到劝解

初步资料分析	访谈稿	开放性编码
其他的年轻病人对于告知他人的态度	Q：你同事得了病不愿意和别人说，而你非常愿意说，为什么你们会有这么大的差别呢？ A：可能时间不一样。他那时比较早，不像现在。现在得这个病的人比较多，更能接受	因常见病而易于接受
得到平常化对待后自己有什么样的感受	Q：你为什么说现在得病的人多了？A：我在医院看到统计数据，上海、北京……（都很多），说实话，身边的人确实没有，但从统计数据上说还是比较多。我和别人说（自己的病），别人对我说，你把自己当成没有生病的样子，该怎么样就怎么样，恢复到以前正常的生活。我自己也这么认为，我和朋友出去逛街、吃饭，朋友每次会问我，让我决定吃什么，以我为主。我很不喜欢别人这样迁就我。我说："你们想吃啥就吃啥，你们人多，我才一个人，我能吃的就吃，不能吃的我就不吃。"后来她们也知道不要放在心上，大家就当成与平常一样，自己注意就好了	得到鼓励 不希望被看成病人

（4）归类。对开放性编码形成的码号按照一定的标准进行归类，形成类属（category）。类属也是资料分析中的意义单位，代表资料所呈现的一个观点或一个主题。类属来源于资料，通常是对已获得的编码的进一步提炼。类属分析基于相似原则和对比原则。相似原则即寻找资料的相似内容、符号或意义；对比原则则是发现内容或符号之间的不同点。通过运用以上两个原则，形成的类属具有内部一致性，但同级类属之间互为排斥。在上表中，以下编码："希望引起他人对健康的重视""患病不是犯错""得到他人的谅解""得到他人的鼓励""乳腺癌目前较为常见"均可归入类属"不介意他人知道自己患病的原因"。研究者可整理出各类别、研究对象、行为、事件之间的相互关系，首先形成有关这些关系的试探性命题（proposition）或主题（theme），通过再次收集资料和循环分析、与研究小组的讨论，对初步的命题进行验证以确定最终的主题。

（5）主题描述。在分析的最后阶段，研究者将各主题的片段整合成一个整体，各种主题相互关联形成一个有关资料的整体框架（如理论和整体描述），这个过程可被称为"讲故事"，解释主题和类属，形成联系和故事线。整合的过程是质性资料分析中最难的一个阶段，其成功与否取决于研究者的逻辑性和严谨的思维。利用图表进行概括有利于总结行为、事件和流程的发展。

三、撰写分析笔记

在资料分析的过程中，建议研究者时刻记下自己所思所想，撰写分析笔记（analytic memos）可以培养研究者的创造力，推动思考，可以促进编码提升至概念化的水平，有利于确定类属，帮助寻找已编码资料间的练习，发现资料中的问题，使研究者完全地浸入他的研究。

分析笔记中，研究者可以撰写有关方法的反思，分析在他的研究中某方法是有效或无效，是否有伦理问题等，例如："被访者分心了，因此收集到的资料可能不完整""下一步，我将访谈一位正在化疗的患者，我必须带好纸巾和矿泉水"。

应记下研究者在研究过程中做出的一系列有关设计方法的决定；可以撰写有关主题形成的分析，汇集了研究者对资料中事件、行为或者语言的意义理解，用以构建结果中的编码或类属，例如："被访谈者在谈到自己生病后的人生态度时，提到'活在当下'一词，这个词具体含义是指珍惜当前的生活，说明被访者经历了癌症的磨难后，领悟了生存的意义，自我意识有所提升"。

也可以撰写关于理论的思考，分析现有理论或文献是否能解释研究结果，并为正在形成的结果提供参考意见，例如在构建乳腺癌患者坚强概念框架的过程中，研究者记录道："craft 坚强理论中'忍耐力'是核心类属，本研究结果中是否同样存在该类属呢？在以后的资料收集中，可进一步寻找被访者的相关特质"。

四、质性研究资料的管理方法

编码建立在对原始文字资料的反复阅读的基础上，可用颜色记号笔进行标记，通过信息卡片分类，或者通过一般的文字处理软件如 Word 帮助整理资料。在编码过程中，一般先对前 1～3 份研究对象的文字资料进行编码，然后将该编码用于其余的资料中，适时比较、修改。最后将形成一份编码手册（coding book），其中包括每类编码的特征和范例。

由于计算机的普遍应用，目前计算机技术也广泛用在质性资料的整理分析过程中，但不同于对定量资料的统计分析，在质性研究中计算机用于文字的记录、录音资料或现场笔记的整理、资料的存储、整理、归类，但资料分析过程中的思考、回顾、推理、归纳过程仍必须由研究人员完成。目前普遍应用的质性资料分析软件有 Nonnumerical Unstructured Data Indexing Searching & Theorizing（NUD. IST）、Computer Assisted Topical Sorting（CATS）等。

第五节　质性研究质量的控制

一、质性研究的可信性

提高质性研究结果的可信度（credibility）是研究过程质量控制的关键。质性研究往往受到量性研究派的挑战，被量性派批评为"缺乏严谨的研究设计，资料收集和分析具有主观性，因而缺乏可信度"，对结果真实性（truthfulness）产生怀疑，同时结果的普适性不够，即研究结果只适于研究的情况而不能推广到其他情形。

应该看到，由于两者所持的哲学观和专业范式不同，对"严谨（rigor）"内涵的理解是不同的。在传统的量性研究中，严谨的设计指样本的代表性、评价指标的可测性和客观性、结果的准确性、研究的简洁性、结果的可推广性，并严格按照科研设计方案收集和分析资料，用精确的统计结果表明其科学性；而质性研究中，设计的严谨表现在对其哲学基础深刻的理解、深入的资料收集、进入研究现场的程度和持续时间，以及在资料分析过程中对资料的整体考虑和推理过程的逻辑性。

与量性研究不同，质性研究的"效度"指的是一种"关系"，是研究结果和研究的其他部分（包括研究者、研究的问题、目的、对象、方法和情境）之间的一种"一致性"，因此质性研究感兴趣的是指研究对象所看到的"真实"。他们看事物的角度和方式以及研究关系对理解这一"真实"发挥必要的作用。

由此可见，质性研究用文字而非数字解释和说明事物或现象，量性研究的标准并不适合质性研究。质性研究在不断完善其研究过程，通过以下方法提高研究的可信性：

（1）检查研究对象的代表性，在选择研究对象过程中，可有目的地选取有代表性的研究对象（典型代表），提高资料的真实性。

（2）减少霍桑效应，即研究人员的介入和参与对研究结果带来的影响。资料收集的时间长是质性研究的特点，一般通过深入研究现场、主动参与、延长访谈或持续观察等方法促进与研究对象建立信任的关系，有利于得到丰富、正确的资料；对有怀疑的资料，可对不同的研究对象进行访谈或观察，将各种线索进行对照。

（3）反思的策略，研究者必须意识到自己作为一个体，会将自己独特的背景、价值观、社会和职业身份带入研究，这将影响到整个研究的过程。最普遍使用的保持反思避免主观的方法是坚持写反思日记。在研究开始时以及不断的进展过程中，研究者可以通过反思笔记记录有关自己先前生活经历和先前对于研究现象的阅读的一些想法。通过自我疑问和反思，研究者努力摆正自己的位置，从研究对象的视角深入探索和把握所研究的经历、过程或文化。

（4）在研究过程中采用合众法（triangulation），包括资料合众法（指在不同的时间点收集资料、不同的场所收集资料、针对不同特征的研究对象）、研究人员合众法（2名研究人员分析同一份资料）、收集资料方法的合众法（多种资料收集法结合，如访谈、观察、资料回顾等）、分析资料的合众法（连续地、反复地进行资料分析，并将结果与原资料不断比较对照）等方式提高资料的效度和分析解释的合理性、逻辑性，从而提高资料的可信程度。

（5）将整理后的资料返回研究对象处，核实资料的真实性。

（6）寻求证实证据，包括从有关研究对象的其他研究或来源如艺术或文学表现，也可请同行或其他场所、其他学科的人评审初步的结果。也可以寻找证伪的证据，即反面案例分析，目的是不断地提炼假设或理论，直到它能解释所有案例。

（7）清晰、明确地报告研究过程，质性研究的报告一般是叙述性的，并可通过相当的篇幅详尽报告研究过程，在文中有必要说明提高本研究质量的具体方法。

二、质性研究的概括性

在量性研究中，用概括抽样的方法抽取一定的样本量进行调查以后，将所获得的研究结果推论到总体，我们称之为"推广"，而质性研究往往采用目的性选样的方法，样本量一般比较小，其研究结果不可能由样本推论总体，因此质性研究不能按照量性研究的定义进行推广。质性研究的目的是揭示研究对象本身，通过对特定现象的深入研究而获得比较深刻的理解。研究者更注重从一个研究对象上获得的结果揭示了同类现象中一些共同的问题，读者在阅读研究报告时，在思想情感上能够产生共鸣。

质性研究者更倾向用"概括性"（generalization）一词，即研究能够引起有类似经历和体验的人的共鸣，解决其他情境中相似问题，或惠及其他的调查者或者研究对象，最终有助于护理理论的形成。质性研究的概括性可以通过建立有关的假说或理论来实现，但在研究初期，研究者必须明确自己的理论目标，这与采用的具体方法直接相关，如现象学研究用于概念的确定，而不是发现概念或理论，人种学研究和扎根理论研究的目的是发展概念和理论，前者更强调在某特定文化情境中的形成概念或理论。

第六节 质性研究论文的撰写

质性研究的论文与量性研究的论文相比，虽然有共同的特征，但有本质的区别，最主要的即是质性论文写作的灵活性。一般包括如下内容：

一、质性研究论文的格式和内容

（1）前言。前言部分旨在说明研究问题或主题，包括研究背景和目的。研究者需解释为什么对这个问题感兴趣，在目前的护理知识中存在不足，可以通过本研究解决，即本研究对于临床护理的意义，如何能促进临床实践或政策制定。

（2）文献回顾。质性研究中的文献回顾与量性研究中的文献回顾不完全相同，当然，在相同领域已经开展的一些相关研究仍需在文献回顾中说明，研究者应总结这些研究的主要结论、某些问题或矛盾，并说明与本研究的关系。必须指出的是，质性研究是对特定情景的研究，并不以"推广"为目的。质性报告不需要将相关文献检索全，也不需要对所有的文献进行批判性评价，只要阐述最相关的研究，包括经典的和最新的，以及采用的方法学和程序，说明这些研究的不足，从而引出本研究的研究问题。但作者需说明为什么采用质性研究是解决这个研究问题最合适的研究方法。

（3）研究方法。研究方法部分包括研究设计、选样、访谈或观察的详细过程、资料的分析。质性研究中的方法学部分占据较大篇幅，是最重要的部分之一，因为研究者是主要的研究工具，必须详细说明研究的具体过程，使读者对设计者、研究者与参与者的关系以及局限性有全面的了解，从而更能理解研究结果。研究设计主要说明本研究采用的具体方法，如现象学研究，研究者需简单地描述该方法学，并说明为什么本研究问题适合这个方法学。

（4）研究对象和研究场所。研究对象需要详细的描述，选样的方法并不是固定不变的，作者需要详细地描述研究对象，是谁、有多少、为什么选择、如何获得这些对象。如采用了理论选择，也必须有相应的解释。报告需要详细研究对象场所地交代，包括该场所的环境和人员，与研究有关的资源等。

（5）资料收集的方法。研究者需说明本研究采用的资料收集的方法，如访谈法、观察法、具体的实施过程和遇到的任何问题，例如访谈的地点、平均时长、初始问题和访谈提纲以及资料记录的方法和内容。

（6）资料分析。资料分析部分包括资料整理的方法、如何进行编码和归类、如何进行理论的建构、是否使用计算机软件辅助分析。

（7）人权的保护。作者必须在报告中说明本研究如何遵循伦理原则，如何保护研究对象的权利，如在报告中不能出现研究对象的姓名，头像等私人信息，这些信息一般用代码表示。

（8）研究结果。质性研究的研究结果一般以文字表示，有时用框架图表，说明主题和概念之间的关系，然后对各主题一一解释，作者经常会直接引用研究对象的原话或摘录，对结论进行补充说明。引文可以帮助读者直观地了解研究对象的经历，并能得知主题是如何得出的判断，主题与资料是否一致，注意引文的篇幅并避免重复。

（9）讨论。质性研究的讨论可以与结果写在一起，也可以分开讨论，除了作为研究结果的佐证外，还可以是对结果的解释，也可将研究结果与遗忘的研究进行分析和比较。

（10）对研究的反思。研究者需对该研究进行反思，给出批判性的评价。研究者还需指出本研究的不足和存在的片面性，以及在研究中遇到的问题。

（11）结论和建议。结论是对研究结果的小结，应直接与结果相关。根据研究目的，除了概念、观点或命题在护理研究中，还可说明研究结果对于实践的意义并提出建议。

（12）附录。研究对象的基本信息表可放在研究结果和附录中，包括年龄、职业经历，或与研究问题相关的信息，但注意必须匿名。附录中还可附上访谈提纲、访谈转录稿样稿访谈时的笔记样稿、伦理委员会批复等。

二、研究实例

来源：刘树麟，胡雁，林岑，等．年轻乳腺癌生存者对希望的体验［J］．护理学杂志，2011，26（22）：80－82.

中国在过去的 20 多年中，乳腺癌的发病率不断提高，同时乳腺癌在发病年龄上具有年轻化的趋势，亚洲人群中年轻乳腺癌生存者概率则明显高于西方，2007 年上海市女性最常见的恶性肿瘤是乳腺癌，其中 40 岁以下的乳腺癌患者占 4.76%。年轻乳腺癌生存者受到形象改变、疾病带来的生命威胁等会使她们产生无望、不确定感等多种负面情绪，希望是一种信念，它能够协助人适应疾病可能带来的限制级危险，一个怀抱希望的人较能承受治疗所带来的压力与冲击并维持生活质量。2010 年 6 月，笔者采用现象学研究的方法探讨年轻乳腺癌生存者对希望的体验，旨在帮助医护人员理解其需求，激发年轻生存者对未来的希望，进一步深化护理内涵。

1. 对象与方法

（1）对象。在复旦大学附属肿瘤医院乳腺外科进行，对乳腺癌术后所有生存者采用目的性抽样方法，选取 17 位年轻乳腺癌患者，选择标准为：经病理报告诊断为乳腺癌，实际年龄小于等于 40 岁，初中以上文化程度，且知道自己的诊断结果，在知情同意前提下接受访谈，排除癌症复发转移及精神疾病，整研究样本量的决定以受访者的资料重复出现且资料分析时不再有新的主题呈现为标准，本组 17 例患者，分别以英文字母 A～Q 编号，均为女性，确诊时年龄 23～38 岁，平均 32.33 岁，学历为初高中 4 例、本科 10 例、硕士 3 例、

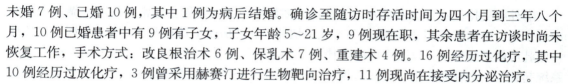

未婚 7 例、已婚 10 例，其中 1 例为病后结婚。确诊至随访时存活时间为四个月到三年八个月，10 例已婚患者中有 9 例有子女，子女年龄 5～21 岁，9 例现在职，其余患者在访谈时尚未恢复工作，手术方式：改良根治术 6 例、保乳术 7 例、重建术 4 例。16 例经历过化疗，其中 10 例经历过放化疗，3 例曾采用赫赛汀进行生物靶向治疗，11 例现尚在接受内分泌治疗。

（2）方法。

①资料收集。本研究获得所在医院伦理委员会的审核。采用个人深度访谈法，在病房护士帮助下接触所选研究者，通过组织参与妍康沙龙日常活动，逐步熟悉被访者并与其建立信任关系，在知情同意的前提下预约访谈时间，选择个案同意的地点如病房会议室、咖啡馆等地点。每例个案访谈 1～2 次，每次 60～90 分钟。

②资料分析。访谈内容全程录音，访谈结束后及时誊写文字。借助 MAX-QDA 10 软件，将文本资料逐句反复阅读，从含义层面整理、编码、分类、归纳、提炼各层主题。最终形成结构化的描述和对年轻乳腺癌生存者希望概念的剖析。

③质量控制。本研究的严谨性主要通过以下途径实现：a. 由研究者亲自把握访谈、录音并逐字转录成文字资料的重要环节；誊写的文字资料返回被访谈者，确认内容的真实性；采用合众法。b. 17 例个案在年龄、学历、手术方式、婚姻生育状况、存活时间等方面具有典型性和代表性。c. 所有原始资料、分析过程均予以保存；分析得到的一级主题和二级主题经由第 2 名研究者验证。

2. 结果

（1）对希望的理解。

当访谈对象被要求对希望进行定义时，主要可以从中概括出以下 3 个层级的主题。①希望是对生的渴望。大多数个案认为，想要活下去的这一强烈愿望就是支持自己一路走下去的精神力量。个案 K 说："我就是无数次地对自己说，我还年轻，我一点都不想死。"②希望是把握现在。患癌一下子缩短了生命的长度，过去的已经不能重来，应该努力把握现在，无憾于未来。个案 K 说："我唯一能做的就是抓住眼前，不管是做对自己身边的人有益的事，还是做对自己身体有益的事，都只能抓住当下。"③希望是对未来的憧憬。Q 生病时正值大四毕业，本来想着毕业后去大城市找份喜欢的工作。但癌症迫使她重新规划将来，她怀抱着战胜疾病和对未来的期望，留在家乡工作，她说："生病以后越发想成立家庭，以前倒没想过早结婚。"

（2）希望的来源。

①内在信念的引导。a. 信仰的磐石：个案 L 信仰基督教，她能通过祷告将心中的苦闷向上帝倾诉，她说："（我的信仰指导我）往更积极的方向去想，（就如将）光明引到黑暗里来，黑暗被驱散，周围的一切都改变了。"b. 内心的守望：大多数个案认为癌症是命中注定，是一种人生历练，也可能是对自己过去生活错误的一种提醒。她们喜欢说"尽人事，听天命"。首先，必须"尽人事"，她们会努力地配合医生治疗，积极地听取病友的建议，绝不轻易向疾病屈服。但又必须"知天命"，生死天注定，她们不怨天尤人，而是期待奇迹。c. 生存欲望：生病后，所有被访者都意识到健康是生命中最重要的东西。她们的强烈生存欲望首先来自自己。27 岁的个案 K 说："别人都是在结婚啊、成家啊，我却要死了。"此外，还有来自为他人活下去的责任感，如父母、子女、配偶。个案 L 说："父母养我那么大，还没有尽孝，如果我走了，他们两个人变成孤老，没人照顾了。"

②外在支持。a. 家人和朋友的支持：大多数被访者的家属会经常向她们强调其在家庭中的作用。个案 E 记得丈夫说："不要认为切掉一侧乳房就不是女人了，我不会因为你切掉一侧乳房就不爱你了，以后你也能陪伴我（到老）。"另外，好友、同事的帮助为这个支持系统起到了一个补充作用。个案 L 说："有时我在开心网上，情绪低落了，他们会集体来我家，陪我聊天……原来周围的人都那么爱我。"b. 病友的支持：病友因为患同样的病而相识相知，受到彼此康复现状的鼓舞，尤其是年纪相仿的。个案 L 说："别的已经经历过的人也给了我很多希望，因为他们走过了，而且走出来了。别人能走出来，我更能走出来。"

（3）希望的力量。

①给生存者以活下去的动力。当被诊断为乳腺癌时大多数个案的第一反应是"我不想死"。被访者们认为只要心存这样的信念，就能激发身体的潜能，承受治疗带来的压力与冲击。个案 K 说："有时候你不想死，那口气就撑着，哪怕身体功能已经不行，但只要你不想死，你就能活下去。"

②让生存者有明确的方向感，重新规划未来。经过手术、化放疗，病情进入了相对稳定的阶段，被访者们也逐步进入与癌共存的新状态。个案 K 觉得："生病可能就是我人生的一个转折点吧。因为原先我可能是在一个不太正确的方向，就像走入一个死胡同，（但）生病之后，突然就觉得你原先是错的。"她们给自己设立了自立的近期目标。远期目标则是与癌和谐共处，以实现自己的人生价值。因此她们进行了如下尝试：a. 提升自我意识。生存者感悟到"我以前没有好好照顾自己，如果可以重来，要好好照顾自己。"b. 寻找更健康的生活方式。出院后的患者们反思过去的生活习惯，通过均衡饮食、保持健康的作息习惯和有规律的身体锻炼来开始一种积极的生活。有些则培养起了兴趣爱好。c. 控制情绪、改善性格。很多个案用"急功近利""脾气臭、爱生气"形容自己原先的个性。然而，经历了大病后，她们意识到自己的性格不再像以前那么急躁。"偶尔不开心的事情会看得比较开，不开心时我就会想最差也差不过我在化疗的日子。"d. 实现人生价值。对于生病前有工作的患者，她们认为再次回到工作岗位是自己康复的象征。她们不愿因生病而"荒废自己"，不愿被当成是一个弱者。对于那些不再工作的患者，她们也希望自己像正常人一样，所以努力融入社会。e. 帮助他人。生存者认为在自己接受治疗的期间，是接受帮助的阶段。现在她们愿意将自己的经验传授给同病相怜的人。个案 L 常常帮助同事解决工作上的困惑："你会发现，爱能复制爱，爱能拷贝爱，这个爱，比癌细胞的扩展速度快多了。"她们相信这种关怀具有滚雪球式的递延效应。在向他人伸出援手的同时，助人者也收获了快乐。

（4）希望是带癌生存过程中动态变化、不断内化的概念。

①从否认疾病到接受疾病过程中希望得到建立。在接受癌症检查的初期，面对各类检查所带来的未知恐惧，希望这个字眼不断以动词的形式出现在生存者的表述中："希望是好的""希望能保乳"等，生存者从否认到慢慢接受这段过渡期，焦虑感有所缓和，同时患者有了建立起希望的时间。生存的欲望是这一阶段的主要希望来源。当诊断明确以后，"已经是这样了，就没有可以怨的、怪的"，生存者开始慢慢接受现实。

②坦然思考死亡问题时希望得到强化。癌症拉近了生存者与死亡的距离。多数个案觉得，思考关于死亡的问题并不可怕，是一种做好最坏打算的心态。个案 I："最坏的担心就是担心转移了，死了……如果发生了，我觉得我已经有足够的心理能力去承担它了。"当设定好的最坏预期没有发生时，生存者会产生一种人生依然有希望的感觉并慢慢提高对自己

将来的预期。当死亡的威胁近在眼前时，积极的生存者们会更加珍惜现在的生活。个案 B："本来没想到今后的，活到哪里就是哪里，现在觉得要珍惜每一天。"

③经历了治疗最艰难的时期后，希望得到内化。为了治愈疾病，生的渴望带来的动力、产生的希望让生存者坚持完成化疗。"化疗像打仗，觉得自己能冲到最后就胜利了。"随着时间的推移，癌症对生命的威胁渐渐减弱，生存者们一方面积极改变自己，建立对生活的积极态度后，生存者的希望感也得到进一步内化。"现在每隔一段时间去做一次复诊，我拿到结果会告诉自己，现在蛮好的。"

④成功病友的经验，使希望得到巩固。来自病友的成功经验和全面了解治疗可能发生的后果能减少不确定感，给生存者带来战胜疾病的希望。"红药水（表柔比星）进去，一些人告诉你，很快小便就会是红色。如果没有人告诉你，我可能当时就傻了。当时出现了这些变化我就会很坦然。"

3. 讨论

希望作为人类的一种特定的心理现象，近几十年来一直受到国内外心身医学领域的重视，它被认为是一个人生命过程中具备的潜在力量并有着重要的价值[7]。对希望这一个变量的研究多在癌症患者和临终患者这一领域，大量研究结果表明，希望和诸多因素存在着错综复杂的关系[8,9]。多数学者均肯定希望对人的健康与适应能力有正向影响，特别是癌症患者，只有激发其对生活的希望，对生活充满信心，才能协助患者适应治疗中的压力与痛苦[8]。国内目前进行得较多的研究是探讨社会支持[10,11]以及疾病不确定感与希望之间的相关性[9]等。李铮[12]等剖析了脑卒中患者内心希望体验的历程，并认为希望体验呈现个体化、多样化及动态变化的特征，维持和提升患者的希望水平应成为护理的重要内容。针对希望的影响因素，国外已经设计开展了一些关于癌症患者希望水平的干预性研究，例如通过设计八个阶段的希望支持项目（建立团体意识、发泄情感、探索希望、调动支持系统、丰富生活、陶冶性情、坚定希望等），结果显示干预后患者的希望水平显著提高[13]。

从本研究 17 例年轻乳腺癌生存者的深度访谈中，可见年轻乳腺癌生存者能较为乐观地面对癌症，能正确地认识和对待疾病，对达到与癌共存的状态充满信心。由于希望本身的内涵的多维性决定了它的概念的不确定性，本研究中多数个案不能确切地对希望进行定义，而是采用动词形式表述其愿望。本研究发现，当面对癌症，无法改变现状时，来自内心的力量往往是生存者坚强、积极地去应对疾病带来的限制与威胁。这在主观上对改善年轻生存者的生命质量有着积极的意义。

同时希望在年轻乳腺癌生存者患病过程中是动态变化的，并可以通过多种途径加以强化。除了生存者本人的强烈生存欲望外，精神信仰和成功的病友榜样均能强化生存者对希望的感受。来自家人、子女、朋友、病友、医护人员的社会支持及其带来的价值感、亲密感，能降低生存者的焦虑、紧张及沮丧的心理。社会支持通过满足生存者的需求、缓冲压力来调整心理康复与压力之间的关系，从而提高生存者希望水平。希望有助于年轻乳腺癌生存者增强社会功能的适应性，并可避免缺乏社会支持造成绝望。越是充满希望的生存者，越是会主动寻求各方面的社会支持。

年轻乳腺癌患者是一组特殊的弱势群体，有着独特的心理和情感体验。即使是罹患相同的疾病，每例生存者对希望的看法和体验也各不相同。本研究用现象学研究法呈现了 17 例年轻乳腺癌生存者在患病后对于希望的体验，揭示其对希望的理解、希望的来源、希望带来的影响以及希望随时间内化的过程。护士在年轻乳腺癌生存者的治疗和康复过程中有机会与其建立一种相互信任的密切关系，护士应与生存者深入沟通，确定其希望的来源和近、远期目标，敏锐洞察患者的心理需要并提供全方位的照护。如为生存者提供相关的知识和病友榜样，无疑能增强其与癌和谐共处的自信心。通过帮助生存者实现每一次的可行目标，调动其自身内在力量提升希望水平，激发其对生活的信心，维持其生活的质量。

参考文献

［1］刘恩菊，项永兵，金凡. 上海市区恶性肿瘤发病趋势分析（1972—1999 年）［J］. 肿瘤，2004，24（1）：11—15.

［2］Han W，Kim S W，Park I A，et al. Young age：an independent risk factor for disease-free survival in women with operable breast cancer［J］. BMC Cancer，2004，4（82）：2360—2368.

［3］上海市疾病预防控制中心. 2009 年上海市恶性肿瘤报告［R］. 上海，2009：56.

［4］Rustoen T. Hope and quality of life，two central issues for cancer patients：a theoretical analysis［J］. Cancer Nursing，1995，18（5）：355—361.

［5］陈向明. 质的研究方法与社会科学研究［M］. 北京：教育科学出版社，2002：96.

［6］肖顺贞. 护理研究［M］. 2 版. 北京：人民卫生出版社，2003：65.

［7］李铮. 希望护理研究进展［J］. 护理研究，2007，21（8）：2069—2071.

［8］Vellone E，Rega ML，Galletti C，et al. Hope and related variables in Italian cancer patients［J］. cancer nursing，2006，29（5）：356—366.

［9］王艳华，阎成美，黄丽婷，等. 乳腺癌住院患者疾病不确定感与希望的相关性研究［J］. 护理学报，2007，14（1）：15—17.

［10］李晓波，武丽. 肺癌患者社会支持与希望的相关性调查［J］. 中国临床康复，2004，8（35）：7894—7895.

［11］董俊玲，崔义才，孙振晓，等. 肺癌患者的社会支持与希望的相关性分析［J］. 山东精神病学，2005，18（3）：189—190.

［12］李铮，张易. 脑卒中患者内心希望体验的质性研究［J］. 护理学杂志，2011，26（7）：21—23.

［13］Herth K. Enhancing hope in people with a first recurrence of cancer［J］. Journal of Advanced Nursing，2000，32（6）：1431—1441.

第七节　质性研究论文的评价

关于质性研究的评价标准，目前尚无公认的权威标准，目前常见的是"质性研究报告统一标准（Consolidated Criteria for Reporting Qualitative Research，COREQ）"，包括个人深入访谈和焦点组访谈的 32 项清单，由澳大利亚悉尼大学公共卫生学院 Allison Tong 等人制定，于 2007 年 9 月发表，该标准具体且容易掌握，见表 10-5。

表 10-5 质性研究报告统一标准

编号	项目	提示性问题/描述
	第一部分：研究团队和过程反映	
	研究者个人特征	
1.	访谈者/协助者	哪位（些）作者实施的访谈？
2.	资格证书	研究者具备什么资格？入理学博士或医学博士
3.	职业	在研究进行时，研究者的职业是什么？
4.	性别	研究者是男性还是女性？
5.	经验和训练	研究者的经验和培训情况如何？
	研究者与参与者的关系	
6.	关系的建立	与参与者的关系是在开始研究前就建立了吗？
7.	参与者对访谈者的了解	参与者了解访谈的哪些信息？如访谈目的
8.	访谈者的特征	文中报告了访谈者/协助者的哪些特征？如访谈者进行研究的原因和个人兴趣，研究假设
	第二部分：研究设计	
	理论框架	
9.	方法学观点和理论	文中报告了哪些方法学观点？如扎根理论、话语分析、人种学和内容分析
	选择参与者	
10.	选样	如何选择研究对象？如目的性选样，方便选样，连贯选样，滚雪球选样
11.	沟通的方法	如何与研究对象沟通？如面对面、电话、信件或电子邮件
12.	样本量	有多少名研究对象？
13.	拒绝参加研究或中途退出	多少人拒绝参加研究或中途退出？原因何在？
	研究场所	
14.	资料收集的场所	在哪里收集的资料？如家中，医院，工作场所
15.	在场的非参与者	除了研究对象与访谈者外，是否还有其他人在场？
16.	样本描述	研究对象的主要特征都是什么？如人口学资料和日期
	资料收集	
17.	访谈提纲	访谈中所用到的问题、提示和提纲等是否有作者提供？是否经过与访谈验证？
18.	重复访谈	是否进行过重复访谈？如果进行过，有过多少次？
19.	录音/录像	研究是否通过录音或录像收集资料？
20.	实地笔记	在个体访谈/焦点组访谈过程中和（或）结束后是否作了实地笔记？
21.	时长	个体访谈或焦点组访谈的时长是多少？

续表

编号	项目	提示性问题/描述
22.	资料饱和	是否谈论了资料的饱和？
23.	转录文字返还	转录文字是否有返还给参与者进行评价和（或）更正
	资料分析	
24.	资料编码的数量	共用了多少个代码对资料进行编码？
25.	描述编码树	作者是否描述了编码树？
26.	主题的来源	主题是事先预设的还是来自资料？
27.	软件	如果使用了软件来管理资料，是什么软件？
28.	参与者检查	研究对象是否提供了对研究结果的反馈？
	报告	
29.	报告引文	是否用了研究对象引文来说明主题或结果？每条引文是否都有身份标记？如研究对象编号
30.	资料和结果的一致性	呈现的资料和报告的结果之间是否一致？
31.	重要主题的清晰报告	在结果中，是否被清晰地报告了重要的主题？
32.	次要主题的清晰报告	是否有对特殊案例的描述或次要主题的讨论？

本章小结

1. 质性研究以整体观为指导，设计灵活，旨在深入了解事物现象的本质和真实情况。

2. 质性研究主要有现象学研究、扎根理论研究、人种学研究等方法。

3. 质性研究强调以人为中心和整体观的理念适合护理现象的研究，有利于护理理论的建立和护理专业的发展。

4. 质性研究的初始研究问题比较宽泛，在研究的过程中逐渐聚焦。

5. 质性研究的选样以选取能够提供最多信息的研究对象为原则，样本量一般较少。

6. 半结构或非结构访谈法和参与式观察法，是质性研究常用的收集资料的方法。

7. 资料的整理分析过程是一个分类、推理、解释的过程。

8. 对质性研究质量的评价应遵循其相应的哲学观和专业范式。

课后练习

1. 请阐述质性研究的特征。

2. 3人一组，分别扮演访谈者、被访谈者和观察者，选择一个研究问题进行模拟访谈和观察。

第十一章　循证护理

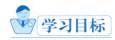

学习目标

通过本章的学习，学生应能够：
1. 正确解释循证护理的相关概念。
2. 正确陈述循证护理的核心要素。
3. 准确描述循证护理模式的基本步骤。
4. 进行文献检索和文献质量的评价。
5. 正确描述系统评价的基本步骤。
6. 正确描述证据的分级系统。

随着现代护理科学研究的不断深入，循证护理作为一种以真实可靠的科学证据为基础的护理实践正在开展，循证护理使传统的经验主义护理理念、模式向依据科学研究成果为基础的新型护理理念、模式转变，是目前护理学科发展过程中的热点问题，是近年来护理领域发展的新趋势，循证护理实践对于护理学科的发展具有深远而积极的影响。

第一节　循证护理基本概念和步骤

一、循证护理的概念和产生背景

循证护理是在全球卫生保健领域文献信息量迅速增长，同时要求卫生保健实践活动"既有疗效又有效益"的社会需求背景下，受循证实践思想影响，迅速发展起来的一种新护理理念和方法。在国内虽然循证实践理论知识迅猛发展，但循证护理研究与实践还处于初始阶段，而且临床护理人员对其理解不深，且在实施过程中存在很多亟待解决的问题，有关循证护理的概念和方法存在误解误用情况。

加拿大麦克马斯特大学（McMaster）David Sackett 教授于 1996 年提出"循证医学"（Evidence-Based Medicine，EBM），并将其定义为"审慎地、明确地、明智地将临床研究中获得的最新、最佳的科学证据应用到患者的治疗过程中"。20 世纪 90 年代使"循证实践（Evidence-Based Practice，EBP）"又得到了进一步的发展，即把在全世界收集的某一特定疾病的各种疗法的单项研究结果进行系统查询、严格评价和统计分析，将尽可能真实的科学结论进行综合后形成临床实践指南（Clinical Practice Guideline，CPG），并在临床工作过程中提供给临床人员，以促进推广真正有效的临床干预手段，剔除尚无明确证据证明有效的方法，最大限度地提高卫生资源的使用效率。循证护理（Evidence-Based Nursing，EBN）是 20 世纪 90 年代在"循证医学"和"循证实践"快速发展和完善的背景下产生的一种新的护理理念，是现代护理的发展方向。

循证护理是指护理人员在计划其护理活动的过程中，审慎地、明确地、明智地应用最佳科学证据，并使之与熟练的临床知识和经验相结合，参照患者的愿望，以在某一特定领域做出符合患者需求的护理决策的过程。循证护理的思想核心就是运用现有最新最佳的科学证据为服务对象提供服务，其目的是给服务对象提供最安全、可靠、可行的护理，最大限度地照顾服务对象，并使有限的医疗资源发挥出最大效用。

循证护理目的就是以有价值的、可信的科学研究结果为证据，提出问题，寻找实证，用实证对患者实施最佳的护理。这冲击了长期以来在护理人员头脑中根深蒂固、被护理人员运用自如的经验和直觉式护理，循证护理并不否定经验，而是在更高的层次上强调和肯定经验，将护理研究和护理实践有机地结合起来，使护理真正成为一门以研究为基础的专业，并支持护理人员寻求进一步的专业自主和自治，使护理人员以最新最科学的方法实施治疗方案，加强了医护间的协调和护理的科学性。

1991 年加拿大学者 Guyatt 第一次提出了"循证医学"这一术语；1992 年，英国首创Cochrane中心；1993 年又正式成立了 Cochrane 协作网；1996 年，英国约克大学的护理学院成立了世界上第一个循证护理中心，继而提出了循证护理实践（Evidence-Based Practice，EBP）。1996 年，Nursing Standard 杂志组织并倡导成立全球第一个以实证为基础的护理中心（NH-SCRO），澳大利亚 Joanna Briggs 是目前全球最大的推广循证护理的机构，现发展为拥有全球多个分中心和协作组、覆盖近整个国际的循证护理国际协作网，主要进行循证护理相关证据的合成、传播和利用，同时翻译并传播最佳临床护理实践指南，以推动我国临床循证护理实践的发展。2004 年，上海复旦大学护理学院成为大陆内地首家循证护理的组织机构。

二、循证护理与循证医学、传统护理和疾病护理的关系

循证护理和循证医学的区别，见表 11-1，循证护理与传统护理的区别，见表 11-2，循证护理与疾病护理的区别，见表 11-3，

表 11-1　循证护理和循证医学的区别

	循证护理	循证医学
研究焦点	护士因更关注减少患者因患病而面临的风险、预知患者需求、提高患者健康状况、维持患者生命，提高生命质量	医生更关注疾病治疗，防治疾病的专业能力
研究主题	着眼于人们对健康和疾病的反应	着眼于疾病
研究方法	其诊断针对人们对健康和疾病的反应，干预是护理干预措施，病因学是能影响人们对健康和疾病反应的相关因素	其诊断是针对疾病，干预大多数为药物干预，病因学是疾病的病因学

表 11-2　循证护理与传统护理的区别

	循证护理	传统护理
实践模式	基于证据	基于经验
证据来源	当前最佳的研究证据	护理人员的经验和直觉，既往的护理规范
生产证据	倡导护理人员开展研究、解决目前证据资源不能解决的问题，提供方法和条件	缺乏开展研究、主动"生产证据"的意识、方法和条件
评价证据	重视证据的质量评价，并提供方法和控制	不重视
结局指标	更关注服务对象的最终结局	当前护理问题的解决

表 11-3　循证护理与疾病护理的区别

	循证护理	疾病护理
护理模式	经验联合研究证据	个人经验
关注点	患者（人是中心）	疾病
判效指标	终点指标	中间指标
时间人力需求	广泛协作，足够的时间和精力	个人操作

三、循证护理模式和核心要求

为了更好地理解和进一步发展循证实践，很多机构推出了循证实践模式，以引领循证实践活动的开展，如 ACE STAR 循证实践模式、John Hopkins 循证护理实践模式。其中，澳大利亚 Joanna Briggs 循证卫生保健中心创始人 Alan Pearson 教授于 2005 年提出 JBI 循证卫生保健模式（The JBI Model of Evidence-based Healthcare），2009 年由复旦大学 JBI 循证护理合作中心将其引入国内，作为指导护理人员开展循证护理实践的概念框架。JBI 循证卫生保健模式如图 11-1 所示。

JBI 循证卫生保健模式阐述了循证卫生保健的过程及相关变量之间的逻辑关系，认为循证实践是临床决策的过程，其核心内容包括最佳证据、临床情景、患者的需求和偏好，以及卫生保健人员的专业判断。基于 JBI 循证卫生保健模式，循证实践包括四个步骤：证据生成、证据综合、证据传播及证据应用。JBI 循证卫生保健模式清晰阐述了循证实践的核心要素及步骤，并强调循证实践是一个不断循环的过程，针对卫生保健实践中的问题，获取证据，并对证据进行严谨的评价、综合，然后传播给卫生保健人员，推进证据在实践中的应用，以达到促进整体健康这一宗旨。JBI 模式将循证实践看作是一个动态、双向的循环过程，强调循证实践是一个积极、主动的过程，并强调利益相关人群的参与、支持及合作，强调研究者和实践者的合作。

循证护理实践是一个连续的、动态的过程，循证护理实践的步骤分为五步，一是提出临床实践中需要解决的相关问题；二是通过查阅文献寻找相关的证据；三是对搜集的证据进行评价和筛选，找出最有价值、最科学并与所提问题最相关的研究证据；四是将最佳的证据、个人的临床经验及患者的意愿和价值观结合起来做出护理决策并加以实施；五是评

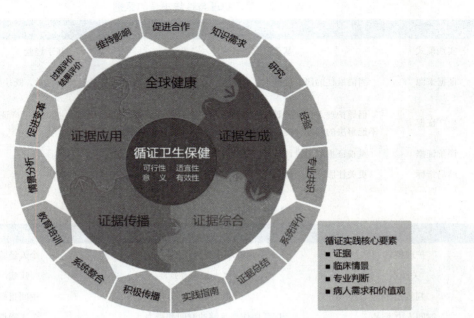

图 11-1　JBI 循证卫生保健模式

价证据应用于临床护理后的最终效果，如果效果不佳，则需要重新寻找新的证据支持。

根据 JBI 循证卫生保健模式和循证护理实施步骤，循证护理的核心要素包括：获得最佳护理研究证据；充分考虑患者的需求，充分应用专业判断，深入分析应用证据的临床情景。具体陈述如下：

（一）获得最佳护理研究证据

循证护理是遵循证据的护理，高质量的研究证据是循证护理的核心。正确认识循证护理各种证据，是正确收集证据、评价证据和使用证据的前提和条件，是循证护理的基础。循证护理只有正确认识和评价证据，才能获得最佳护理研究证据，提高循证护理实践中证据的准确性。

（二）充分考虑患者的需求

循证医学的三要素之一是患者需要在充分知情的情况下，对自己疾病的诊断、治疗做出选择，参与医疗决策。目的是从患者利益出发，充分尊重患者的价值观和愿望。循证护理模式要求我们应关注患者，而不单单是疾病本身，因此作为一名合格的医务人员除应具备相应的临床技能外，还应富有同情心、敏锐的倾听技能及人文和社会科学的洞察力，充分考虑患者的各项需求。

（三）充分考虑护理人员的专业判断

循证护理提倡将护士的临床实践经验与从外部得到的最好的临床证据结合，再综合考虑患者的意愿和价值观，为护理患者做出最佳决策。高质量的临床证据是实践循证护理的物质基础，而临床护士是实践循证护理的主体。因此护理人员扎实的医学基础理论

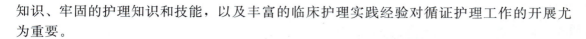

知识、牢固的护理知识和技能，以及丰富的临床护理实践经验对循证护理工作的开展尤为重要。

（四）深入分析应用证据的临床情景

在进行循证护理工作中，除了要考虑引用证据的科学性和有效性外，还应考虑证据的可行性、适宜性、是否具有临床意义：①可行性是指证据在物质条件上、文化上、经济上具有可操作性，是可以实施的。②适宜性是指应用证据的实践活动与其所处的情景相适合、相匹配的程度。③临床意义是指患者是否会以积极的方式体验运用证据的实践活动，与患者的个人经历、态度、价值观等相关。

四、循证护理的深远影响

（1）对护理学科而言，循证护理将护理研究和护理实践有机地结合起来，使护理真正成为一门以研究为基础的专业，证明了护理对健康保健的独特贡献，并支持护理人员寻求进一步的专业权威。循证护理以护理研究为依据，联合临床实践制定指南，改变了临床护士以经验和直觉判断为主的习惯和行为。护理人员参与循证护理的重要性表现在3个方面：①鼓励护士参与医疗干预；②发现护理问题及解决问题的措施；③发展并使用标准语言来描述问题、干预和结果。通过将护理问题与循证护理有机地结合，可在医护合作问题上取得较好的效果，如对疼痛、脱水、大小便失禁、生活状况改变、移动障碍、知识缺乏、焦虑、皮肤完整性受损等问题的处理。同时护理教育者在教学环境中应使学生转变观念，运用批判性的思维对现存的实践模式寻求实证，在将来的护理实践中不断改进护理质量。

（2）对病人而言，即使在边远的山区或者护理发展落后的国家，循证护理也可为病人提供标准化的、经济的护理服务。以科学为依据的护理可增加病人对治疗的依从性。

（3）对医疗而言，目前循证医学已成为医疗领域发展的主流，循证护理使护士以最新最科学的方法实施治疗方案，加强了医护间的协调和护理的科学性。传统的医护关系是命令与服从，循证护理将丰富护理学独立的理论体系，一些医生还不是十分理解，也会感到不习惯。

（4）对社会而言，循证护理的理念将科学与技术结合起来，为成本－效益核算提供依据，要求医护人员在制订医护方案与实施时，考虑医疗成本，这有利于节约医疗资源，控制医疗费用的过快增长，具有不可忽视的卫生经济学价值。

第二节 循证护理问题的提出

循证护理问题可来自病因性问题，如为什么昏迷患者吸痰时容易出现缺氧症状；可来自护理诊断性问题，如怎样对低氧血症的患者做出确切的判断；可来自疾病预防性问题，如评价吸痰前后吸氧浓度多少对防止患者缺氧的效果；可来自治疗性问题，如评价不同的护理方式对预防缺氧的效果。针对这一系列的循证问题，可将循证问题转换成确切的、结构化的问题，即 PICO-D。

一、量性研究循证问题要素

对于量性研究开展系统评价时应定义研究对象、干预组的干预措施、对照组的护理措施以及结局指标，并且要确定纳入的研究设计。

现以"有关Ⅱ度以上重症压疮护理措施的选择"为例介绍量性研究循证问题要素，主要包括：

（1）研究对象的类型 P（population）：Ⅱ度以上重症压疮患者；

（2）研究的干预措施或暴露因素 I（intervention）：营养支持、红外线照射、特殊敷料应用；

（3）对照或比较的措施 C（control）：进行传统护理措施，局部清理创面，彻底冲洗伤口并配合抗生素换药；

（4）干预结局 O（outcome）：褥疮的治愈率、生活质量等；

（5）计划纳入的研究类型，包括设计和方法学的质量要求 D（design methodological quality）：采用随机对照试验进行研究。

二、质性研究循证问题要素

针对质性研究进行系统评价时应确定研究对象、研究的现象、研究情景，并且要确定纳入的研究设计。

质性研究循证问题要素主要包括四个方面，即 PICO-D：①研究对象特征，考虑人群或患者是谁，是单个患者还是家庭、社区或者群体患者，有无特定的年龄和性别；②想要研究的现象；③研究情景，考虑在什么样的环境、条件或经历下发生的；④计划纳入的研究类型。

第三节 证据的生成

JBI 循证卫生保健模式认为研究结论、专家经验、达成共识的论断都是"产生"证据的合理方式。在循证实践中，证据是经过严格界定和筛选获得的。对通过各种途径检索查询得到的研究结论，需应用临床流行病学的基本理论和临床研究的方法学及有关质量评价的标准去筛选最佳证据，即看其研究的设计是否科学合理、研究结果是否具有真实性。具有经过认真分析和评价获得的最新最真实可靠而且有重要临床应用价值的研究证据，才是循证护理应该采纳的证据。

作为研究和临床实践所需的证据资源，可进行可行性、适宜性、临床意义、有效性的评价判断。①证据的可行性（feasibility）。证据的可行性指证据在何种程度上可应用于实践。临床可行性指临床干预是否在物理上、文化上、经济上具有实践性，是否在一定的情景中行得通。②证据的适宜性（appropriateness）。证据的适宜性又称临床相关性，指某项干预或活动与其所处的情景相适合、相匹配的程度。临床适当性指某项临床活动或干预与所处情景的相关程度。③临床意义（meaningfulness）。临床意义指某项干预或活动被患者以积极的方式体验的程度，证据的意义与患者的个人经历、态度、价值观、思想、信念、个人诠释相关。④证据的有效性（effectiveness）。证据的有效性指某项干预或活动以适当的方式开展后，达到期望效果的程度。临床有效性指干预活动与临床效果、健康结局之间的关系。

证据可来源于系统评价、临床实践指南等二次研究的循证资源，也可来源于原始研究论文，本节主要讲解经过循证后形成的二次研究文献的检索和文献质量的评价。

一、查找循证资源

1. 循证实践资源数据库

（1）Cochrane 图书馆。目前被认为是循证医学最全面的系统评价数据库，以光盘形式每年四期发行，可免费获取文摘。Cochrane 图书馆的数据库包括：①Cochrane 协作网系统评价资料库（Cochrane Database of Systematic Review，CDSR），主要收录由 Cochrane 协作网系统评价专业组在统一工作手册指导下完成的系统评价。②疗效评价文摘库（Database of Abstracts of Reviews of Effectiveness，DARE），由英国约克大学的国家卫生服务系统评价与传播中心建立的疗效评价文摘数据库，主要提供结构式摘要和系统评价参考文献的索引。③管理资料库（Cochrane Controlled Trials Register，CTR），主要是收录和登记临床试验信息，并提供文献来源。Cochrane 图书馆中虽没有设立护理协作组，但有许多与护理实践相关的循证资源，如住院病人跌倒预防、院内感染的控制等，在促进临床决策，帮助临床护理工作改革方面提供循证实践资源。

（2）临床证据（Clinical Evidence，CE）。临床证据是由英国医学会杂志（BMA）出版集团推出的全球最权威循证医学数据库之一，是第一个有中文版的国外循证医学数据库，也是第一个将数据库核心内容编辑成图书在全球发行的数据库。CE 数据库除了整合循证证据外，还可提供系统评价、相关引文、循证指南和患者教育信息。

（3）最佳实践（Best Practice）。最佳实践是由英国医学院（BMJ）和美国内科医师协会（ACP）联合发行，不仅完全整合了 Cochrane Evidence 数据库中的循证证据，还增加了知名权威学者和临床专家执笔撰写，以个体疾病为单位，涵盖基础、预防、诊断、治疗等关键环节循证医学内容。但 Best Practice 数据库的检索功能较弱，仅支持布尔逻辑运算符和词组检索，不支持截词检索、优先检索和字段检索。

2. 临床实践指南库

（1）美国指南网（National Guideline Clearinghouse，NGC）。是由美国卫生健康研究与质量机构（Agency for Healthcare Research and Ouality，AHRO）、美国医学会（American Medical Association，AMA）和美国卫生健康计划协会（American Association of Health Plans，AAHP）于 1998 年联合创立的一个提供临床实践指南和相关证据的免费数据库。NGC 提供涵盖各种医学与健康主题的循证临床实践指南，该数据库收录的临床实践指南分成多个专题，并可对不同的指南进行对比、整合，以产生新的指南摘要，并清楚标明其纳入证据的等级。

（2）加拿大临床实践指南数据库（CAM Infobase）。由加拿大国家、州或地区医学卫生组织、协会、政府机构和专家小组共同主办，为各种临床执业人员、学生或公众提供经过专家审核的卫生保健相关信息和临床实践指南。

二、文献质量评价的目的、意义和原则

(一) 文献类型

临床研究证据种类繁多，根据研究和应用的不同特点和需求可分为以下四种类型。第一种是按照研究方法分类，分为原始研究证据和二次研究证据。原始文献又称"一次文献"，主要是原始论著、期刊上刊登的论文、学位论文、会议文献、档案资料、专利说明书等，具有创造性、新颖性、先进性和成熟性，是最基本的文献类型。原始文献可分为观察性研究和试验性研究。观察性研究表示未向受试对象施加干预措施，如队列研究、病例对照研究、横断面调查、描述性研究、个案报道；试验性研究表示对受试对象施加一定的干预措施，如随机对照试验、交叉试验、自身前后对照研究等。二次研究证据是指对原始文献的系统阅读、综合分析、提炼和概括论述，包括系统评价、综述、临床实践指南等。

第二种是按照研究问题分类，分为病因研究证据、诊断研究证据、预防研究证据、治疗研究证据和预后研究证据。第三种是按照用户需要分类，分为系统评价、临床实践指南、临床决策分析、临床证据手册、卫生技术评估、健康教育资料。最后还可按获得渠道分类，分为公开发表的临床研究证据、灰色文献、在研的临床研究证据、网上信息。

(二) 文献质量评价的目的和意义

医学文献作为临床实践、医学教育和医学研究的证据，严格评价文献质量是循证医学至关重要的步骤。如果对不真实的研究结果进行综合分析，必然产生错误结果。必须对纳入的每项原始研究进行质量评价，以降低偏倚，确保系统评价结果的可靠性。因此掌握严格评价医学文献的技巧，在海量信息中系统、全面而有效地获取临床研究文献，对于进行系统评价是必不可少的环节。同时在应用研究证据进行临床决策前，系统评价证据的实用价值、科学性和可靠性，可以为临床护理人员节省宝贵时间，筛选出科学、有临床意义的研究证据，以便改进临床护理决策，提高护理质量，确保患者安全。严格文献评价体系可以为卫生行政部门决策者提供真实、可靠的依据，更有效地制定政策，避免错误证据误导决策者。

(三) 文献质量评价的基本原则

(1) 真实性评价原则。真实性评价原则指某个研究结果接近真值的程度，即研究结果受各种偏倚的影响程度。真实性评价是循证医学文献评价的核心，我们需要在不同性质的临床研究中认识可能发生的偏倚，并且采取相应的应对方法。

通常临床研究中可能发生偏倚的因素主要有选择偏倚、测量偏倚、失访偏倚、实施偏倚等类别。①选择偏倚，发生在选择和分配研究对象时，由于随机分组方法不当导致各组基线没有可比性，导致科研结果发生偏差甚至歪曲。如果随机序列公开，则可能预计到下一个研究对象将分到哪组，掺杂主观因素带来偏倚。针对选择偏倚，可以采用随机分组和分配隐藏的应对方法。②测量偏倚，在测量和分析结果时，因测评方法不可信或各组测评

方法不一致造成的系统差异。针对测量偏倚，可以采取的应对方法为用统一、标化、可信度高的测评方法，并制定结果判断标准，并对测评者实行盲法。③失访偏倚，干预组和对照组随访过程中，各组因退出、失访、违背干预方案的人数或失访者特征不同而造成的系统差异，需要尽量减少失访，将失访率降低到 20％以下，并且尽量获取失访者信息，可进行意向性 ITT 分析。④实施偏倚，在干预实施过程中，除了研究干预措施差异外，提供给各组的干预措施中存在的系统误差。控制实施偏倚的措施是对受试者和提供干预者均进行盲法。同时将干预方案标准化。

（2）重要性评价原则。重要性评价原则指研究结果本身是否具有临床应用价值。通常使用量化指标来评价研究结果的临床意义，不同的研究问题评价指标不同。例如当研究问题是探讨病因及危险因素时，如果采用的是随机对照试验或队列研究，常用相对危险度来评价研究结果的重要性；如果采用的是病例对照研究，则用比值来评价研究结果的重要性。对于诊断性试验来说，常用来评价研究结果重要性的指标包括敏感度、特异度、准确度、患病率、阳性预测值、阳性似然比等。其中敏感度和特异度是评价诊断性试验的两个稳定而可靠的指标。

（3）适用性评价原则。适用性评价原则又称外部真实性，适用性即研究的外部真实性，指研究结果能否推广应用到研究对象以外的人群。在循证护理中，最佳证据的应用与推广必须结合患者的病情和接受程度、经济水平、医疗条件、社会环境等因素。评价文献研究结果的适用性，需要具体问题具体分析，要考虑自身的病例与文献中研究对象的特征、干预措施的实施方法、研究背景、结局评估标准等因素是否有相似之处，需仔细权衡利弊，切忌盲目照搬研究结论。

三、对不同类型论文的评价方法

不同的研究设计，其评价原则和方法也各不相同，目前国际循证机构的网站会根据常见研究设计公认的要求和原则，发布文献质量严格评价的具体办法，制定文献质量严格评价的内容和条目。英国牛津大学循证医学中心文献质量评价项目（CASP）对各类设计的研究进行质量评价，其中 CASP 项目推出的"各类设计研究质量严格评价清单"是目前最常见的文献质量严格评价工具。澳大利亚 JBI（Joanna Briggs Institute，JBI）循证卫生保健研究中心是一个基于研究的国际成员组织，是目前全球最大的推广"循证护理"的机构，是一个公认的全球性的循证保健的领导者，下面将系统介绍澳大利亚 JBI 循证卫生保健中心推出的"各类设计的文献质量严格评价工具"。

（一）随机对照研究论文质量的评价标准，JBI 2008

随机对照试验是将研究对象随机分组，对不同组实施不同的干预措施，以比较效果的不同，见表 11-4。

表 11-4　随机对照研究论文质量的评价标准

评价项目	评价结果		
1. 是否真正采用了随机分组方法	是	否	不清楚
2. 是否对研究对象实施了盲法	是	否	不清楚

评价项目	评价结果		
3. 是否对分组者采用了分配隐藏	是	否	不清楚
4. 是否描述了失访对象的结局，并纳入分析	是	否	不清楚
5. 是否对结果测评者实施了盲法	是	否	不清楚
6. 试验组与对照组在基线时是否具有可比性	是	否	不清楚
7. 除要验证的措施外，各组其他措施是否相同	是	否	不清楚
8. 是否用相同方式对各组结局指标进行测评	是	否	不清楚
9. 结果测评方法是否可信	是	否	不清楚
10. 资料分析方法是否恰当	是	否	不清楚

（二）队列研究和病例对照研究论文质量的评价标准，JBI 2008

队列研究：将人群按是否暴露于某因素及其暴露程度分为两组，追踪各组结局，比较组间结局频率的差异，从而判定暴露因素与结局之间有无因果关联。

病例对照研究：以现在确诊的患者为病例组，以不患该病但有可比性的个体为对照组，搜集既往各种可能的危险因素的暴露史，比较两组各因素的暴露见表 11-5。

表 11-5　队列研究和病例对照研究论文质量的评价标准

评价项目	评价结果		
1. 样本对总体是否有代表性	是	否	不清楚
2. 患者在疾病或暴露进程中是否有相似特征	是	否	不清楚
3. 选择病例和对照组时是否降低了选择偏倚	是	否	不清楚
4. 是否确定并采取措施控制了混杂因素	是	否	不清楚
5. 是否采用客观的评价标准对结果进行测评	是	否	不清楚
6. 病例追踪或回顾时间是否足够	是	否	不清楚
7. 是否描述了失访对象的结局，并纳入分析	是	否	不清楚
8. 结果测评方法是否可信	是	否	不清楚
9. 资料分析方法是否恰当	是	否	不清楚

（三）描述性研究论文质量的评价标准，JBI 2008

描述性研究也称非实验性研究，不对研究对象进行人为干预，在自然状态下描述研究对象某问题的现状或变量之间的相关性，见表 11-6。

表 11-6　描述性研究论文质量的评价标准

评价项目	评价结果		
1. 是否采用了随机抽样方法	是	否	不清楚
2. 是否清晰界定了样本的纳入标准	是	否	不清楚
3. 是否确定并采取措施控制了混杂	是	否	不清楚

续表

评价项目	评价结果		
4. 是否采用客观性评价标准对结果进行测评	是	否	不清楚
5. 若设了对照组，对照组的信息是否充分	是	否	不清楚
6. 随访时间是否足够	是	否	不清楚
7. 是否描述了失访对象的结局，并纳入分析	是	否	不清楚
8. 结果测评方法是否可信	是	否	不清楚
9. 资料分析方法是否恰当	是	否	不清楚

（四）经验总结、案例分析、专家意见论文质量的评价标准，JBI 2008

经验总结、案例分析、专家意见论文质量的评价标准见表 11-7。

表 11-7　经验总结、案例分析、专家意见论文质量的评价标准

评价项目	评价结果		
1. 是否明确标注了观点的文献来源	是	否	不清楚
2. 作者在该领域是否具有一定影响力	是	否	不清楚
3. 提出的观点是否以患者利益为中心	是	否	不清楚
4. 是否阐述了该观点的逻辑依据或经验基础	是	否	不清楚
5. 对观点的分析是否有据可依	是	否	不清楚
6. 提出的观点与以往文献有无不一致之处	是	否	不清楚
7. 提出的观点是否被该领域的同行所认可	是	否	不清楚

（五）质性研究论文质量的评价标准，JBI 2008

质性研究又称为定性研究，是研究者根据深入访谈、参与式观察、查询档案或记录获得的研究对象的主观资料，通过分析、归类、提炼，找出某些共同特性和内涵，用文字阐述研究结果。质性研究论文质量的评价标准见表 11-8。

表 11-8　质性研究论文质量的评价标准

评价项目	评价结果		
1. 哲学基础与方法学是否一致	是	否	不清楚
2. 方法学与研究问题或研究目标是否一致	是	否	不清楚
3. 方法学与资料收集方法是否一致	是	否	不清楚
4. 方法学与资料的代表性及资料分析是否一致	是	否	不清楚
5. 方法学与结果阐释是否一致	是	否	不清楚
6. 是否从文化、价值观或理论角度说明研究者的状况	是	否	不清楚
7. 是否阐述了研究者与研究的相互影响	是	否	不清楚
8. 研究对象是否有典型性，是否充分代表了研究对象及其观点	是	否	不清楚
9. 研究是否符合当前的伦理规范	是	否	不清楚
10. 结论的得出是否源于对资料的分析和阐释	是	否	不清楚

（六）系统评价论文质量的评价标准，JBI 2008

系统评价又称为系统综述，是针对一个特定的临床问题，系统、全面地收集相关证据，用统一的科学评价标准，筛选出符合标准的文献，综合结果，以得到可靠的结论。系统评价论文质量的评价标准见表 11-9。

表 11-9　系统评价论文质量的评价标准

评价项目	评价结果		
1. 所提出的循证问题是否清晰、明确	是	否	不清楚
2. 采用的检索策略是否恰当	是	否	不清楚
3. 研究论文的来源是否明确、恰当	是	否	不清楚
4. 文献的纳入标准是否恰当	是	否	不清楚
5. 采用的文献质量评价标准是否恰当	是	否	不清楚
6. 是否由 2 名及以上的评价者独立完成文献质量评价	是	否	不清楚
7. 提取资料时是否采用一定的措施减少误差	是	否	不清楚
8. 综合/合并研究的方法是否恰当	是	否	不清楚
9. 是否根据所报道的资料提出推荐建议	是	否	不清楚
10. 对今后进一步研究的特定方向是否提出恰当建议	是	否	不清楚

第四节　证据的综合

证据的综合是指就某一特定主题对来自研究的证据和（或）其他来源的观点和意见进行评价和分析，以帮助进行卫生保健决策。证据的综合包括三个部分：相关理论阐述、证据综合的方法、对证据进行系统评价，但这三部分不是并列关系，理论和方法是开展系统评价的支撑。系统评价作为关键的一步，通过这一过程，可对现存的证据进行系统的检索、筛选、评价、总结，回答某一特定的临床问题。本节主要讲解系统评价的基本概念和方法。

一、系统评价的基本概念

系统评价又称为系统综述，针对某一具体临床问题（可涉及临床实践中任何方面，包括医疗和护理）为基础，系统而全面地收集全世界所有已发表和未发表的相关研究文献；根据研究目的和临床流行病学原则对文献进行严格评阅，筛选出符合质量标准的文献；对具有同质性的多项研究进行定性或定量合成（如 Meta 分析），去粗取精、去伪存真，得出综合可靠的结论的过程，系统评价可为疾病诊治、护理、康复决策提供科学的依据。

文献综述能够使临床工作人员在最短的时间内了解本学科发展的动态、成就及发展趋势，文献综述可分为传统综述和系统评价。相对于传统综述，系统评价按照明确的、严谨的、可重复的规范和程序检索文献、对文献质量进行严格筛选。系统评价的出现，为循证医学提供了首选证据，为临床医务人员提供了全新的、真实可靠的医学信息。系统评价与传统综述的异同点见表 11-10。

表 11-10　系统评价与传统综述的异同点

条目	系统评价	传统综述
研究问题	常集中于某一临床问题	设计范围广泛
原始文献的来源	明确而全面、多途径、多渠道	常未说明，不全面
检索方法	明确的检索	常未说明
原始文献的选择	有明确的选择标准	常未说明，有潜在偏倚
原始文献的评价	有严格的评价方法	未评价或评价方法不统一
结果的综合	定性和定量有机结合	多采用定性方法
结论的推断	客观、遵循研究依据	较主观，有时遵循研究依据
结果的更新	定时更新	为定时更新
相同点	都是某一领域或专业提供综合的新知识和新信息，以便在短时间能够了解到临床某领域的综合信息。系统评价和传统综述均是对文献的分析和总结，大多是回顾性研究	

二、系统评价的基本方法

Cochrane 系统评价是一个周密科学设计、高校协同运作的系统工程，包括题目、设计方案到全文都实行注册，被称为最高级别的证据，已成为卫生干预措施最有价值的信息来源。根据 Cochrane 的标准进行系统评价，具体步骤如下所示：

1. 提出问题并制定系统评价方案

系统评价的问题主要来源于临床医疗实践，涉及疾病防治方面不肯定、有争论的重要临床问题，以帮助临床医师进行医疗决策。例如：在高危人群中服用小剂量的阿司匹林能否预防心脑血管病的发生？现以"抗凝剂对照抗血小板制剂治疗急性缺血性脑卒中的有效性和安全性"临床问题为例，介绍在确立循证问题时，应明确问题的四个要素：①研究对象的类型（population），为缺血性脑卒中患者而非出血性脑卒中；②研究的干预措施（intervention），干预措施为抗凝剂、抗血小板制剂；③进行对照或比较的措施（control），对抗凝剂和抗血小板制剂进行比较研究；④主要的研究结局（outcome），观察研究的疗效及不良反应。系统评价的问题确立后，需要制订计划书，内容包括系统评价的题目、背景资料、目的、检索文献的方法及策略、选择合格文献的标准、评价文献质量的方法、收集和分析数据的方法、相关参考文献等。

2. 检索并选择研究

系统、全面地收集所有相关的文献资料是系统评价与叙述性文献综述的重要区别之一。为了避免出版偏倚和语言偏倚，应围绕要解决的问题，按照计划书中制定的检索策略，采用多种渠道和系统的检索方法，进行全面而系统的文献检索，主要包括电子检索、手工检索、向作者查询补充信息，了解有无未发表的文章等情况。电子检索包括检索 Medline、PubMed、EMbase、中文的 CBM 等数据库，可以采用主题词和自由词相结合的形式构造检索策略。手工检索即是通过阅读专业杂志、会议论文摘要等，查找符合纳入标准的文献。

3. 对纳入的研究质量进行评价

对纳入的研究质量进行严格评价是循证实践的关键环节，也是进行系统评价的核心环节。文献的质量评价应包括三方面内容：①内在真实性，指研究结果接近真值的程度，即受各种偏倚因素如选择偏倚、实施偏倚、失访偏倚和测量偏倚的影响情况。根据影响研究质量的重要因素，在评价时至少应包括以下几方面：是否为真正的随机方法？随机分配方案是否完善隐藏？影响研究结果的重要因素在组间是否可比？是否对研究对象、治疗方案实施者、研究结果测量者采用盲法？是否有研究对象失访、退出、违背治疗方案并在分析时作恰当处理（意向分析法）？②外在真实性：指研究结果是否可以应用于研究对象以外的其他人群，即结果的实用价值与推广应用的条件，主要与研究对象的特征、研究措施的实施方法和结果的选择标准密切相关；③影响结果解释的因素：如治疗性试验中药物的剂量、剂型、用药途径和疗程等因素。

4. 提取资料

根据制定的调查表和需要收集的内容，收录有关的数据资料，其中包括：①一般资料，如题目、作者、原始文献编号和来源、日期等；②研究特征，如研究的合格性、研究对象的特征和研究地点、文献的设计方案和质量、研究措施的具体内容和实施方法、有关偏倚防止措施、主要的试验结果等；③结果测量，如随访时间、失访和退出情况、分类资料应收集每组总人数及各种事件发生率、连续资料应收集每组研究人数、均数和标准差或标准误差。

5. 分析资料并形成结果

对于收集的资料，可采用定性或定量的方法进行分析，以获得相应的结果。

（1）定性分析是采用描述的方法，将每个临床研究的特征按研究对象、干预措施、研究结果、研究质量和设计方法等进行总结并列成表格，以便浏览纳入的研究情况、研究方法的严格性和不同研究间的差异，计划定量合成和结果解释，因此，定性分析是定量分析前必不可少的步骤。

（2）定量分析包括三个方面：Meta 分析、同质性检验和敏感性分析。① Meta 分析：应根据资料的类型及评价目的选择效应量和统计方法。例如：对于分类变量，可选择比值比、相对危险度、危险度差值等作为效应量表示合成结果。进行 Meta 分析合成结果时，可选择固定效应模型或随机效应模型。Meta 分析的结果采用森林图表示。② 同质性检验：指对不同原始研究之间结果的变异程度进行检验。如果检验结果有显著性差异，应解释其可能的原因并考虑进行结果合成是否恰当。确定各研究结果是否同质有两种方法：一是作图观察各研究结果的效应值和可信区间是否有重叠；另一种方法是进行同质性检验（c2 检验），如果同质性检验有显著性差异，则不宜将不同研究的结果进行合成或选择随机效应模型合成结果。③ 敏感性分析：指改变某些影响结果的重要因素如纳入标准、研究质量的差异、失访情况、统计方法（固定效应或随机效应模型）和效应量的选择（比值比或相对危险度）等，以观察合成结果和同质性是否发生变化，从而判断结果的稳定性和强度。

6. 解释系统评价的结果

在解释系统评价时，必须基于研究的结果，内容应包括：①系统评价的论证强度：取决于纳入研究的设计方案和每个研究的质量、是否存在重要的方法学局限、合成结果的效应值大小和方向、是否存在剂量－效应关系等；②推广应用性：在确定系统评价结果的应用价值时，首先应考虑干预措施对患者的利弊关系，其次应考虑纳入系统评价的研究，其研究对象是否与你的患者情况相似，是否存在生物学和社会文化背景、依从性、基础危险度、病情等方面的差异；③对干预措施的利弊和费用进行卫生经济分析；④对医疗和研究的意义：系统评价的结果对临床医师和卫生决策者的实用价值、对今后研究的指导意义，目的在于帮助医务工作者和决策者进行正确的选择和应用、为进一步的研究指导方向。

7. 对系统评价的改进和更新

系统评价的更新是指在系统评价发表以后，定期收集新的原始研究，按前述步骤重新进行分析、评价，以及时更新和补充新的信息，使系统评价更完善。全世界每年都在进行大量的临床随机对照试验，因此有必要定期对系统评价进行更新，否则其结果将在 3～5 年甚至更短的时间内失去价值。更新系统评价不仅需要重新设计检索式，增加纳入文献，及时补充相关信息，而且还应该根据最新的方法学进展对系统评价的方法学进行修改，不断完善系统评价。

第五节　证据的传播

证据传播是指将证据通过期刊、电子媒介、培训等形式传递到卫生保健机构及人员中，才能促进证据应用。在循证卫生保健模式中，证据传播过程不仅是简单的证据和信息发布，证据传播应该包括积极传播、教育培训、系统整合三部分，强调通过周密的计划、针对特定的目标人群及情景，将证据组织成简洁易读且操作性强的形式，以最经济的方式，通过多种途径将证据传播到卫生保健人员及机构中，使证据成为决策支持系统、政策制定及操作规范的依据。

完善证据传播过程，要求做到：①详细了解目标人群对信息的需求；②将证据和信息组织成容易理解的形式；③以最经济的方式传递证据和信息（包括应用网络和信息技术、打印文本、会议、讲座、培训项目等）。

一、证据的分级

证据具有等级性，证据的等级系统包括证据的质量等级和推荐级别。系统评价产生的证据，应标注其质量等级，而临床实践指南和证据总结等资源则应标注证据的推荐级别。因此，医疗卫生保健专业人员在将证据应用到临床实践中时，需要对形成证据的研究进行方法学质量的严格评价并进行分级，以明确该证据的推荐强度。多年来，全球各循证卫生保健组织构建了各自独特的证据质量分级和推荐强度系统，并不断更新。

2001 年英国牛津大学循证医学中心证据分级系统首次在证据分级的基础上提出了分类概念，成为循证医学教学和循证临床实践中公认的经典标准。牛津大学 EBM 中心关于文献类型的分级标准见表 11-11。

表 11-11　牛津大学 EBM 中心关于文献类型的分级标准

	等级	治疗/预防，病因学/危害
证据力强、设计严谨、偏差少	1a	Systematic review of RCTs 随机对照的系统评价
	1b	Randomized controlled trial（RCT） 随机对照
	1c	"ALL—or—none" 全或无病案研究
并非所有临床问题都可找到最高等级文献，但应尽可能使用等级高的证据来源	2a	Systematic review of cohort studies 队列研究的系统评价
	2b	Cohort study or poor RCT 队列研究或较差随机对研究
	2c	"Outcomes" research；Ecological studies "结果"研究；生态学研究
	3a	Systematic review of case—control studies 病例对照研究的系统评价
	3b	Systematic review of case—control studies 病例对照研究
证据力弱、设计薄弱、偏差多	4	Case series 单个病例系列研究
	5	Expert opinion without critical appraisal，or based on physiology，bench research or "first principles" 未经明确讨论或基于生理学、实验室研究或"第一原则"的专家意见

　　由 WHO 在内的 19 个国家和国际组织于 2004 年推出"推荐分级的评价、制定与评估"（Grades of Recommendations Assessment, Development and Evaluation, GRADE），循证制定出国际统一的证据质量分级和推荐强度系统，是目前最常用的证据分级系统，被较多国际循证卫生保健组织采纳和应用，这是第一个从使用者的角度制定的综合性证据分级和推荐强度标准，以便于理解、方便使用为特点。GRADE 系统适用于对 RCT 和观察性研究的系统评价进行证据等级判断，但其局限性是并未涉及质性研究、经济学评价、诊断性试验、描述性研究等设计，对来自专业共识的系统评价也无法进行证据质量评级，也不主张对单项研究进行质量分级。GRADE 证据分级与推荐强度见表 11-12。

表 11-12　GRADE 证据分级与推荐强度

证据水平	具体描述	推荐强度	具体描述
高	未来研究几乎不可能改变现有疗效评价结果的可信度	强	明确显示干预措施利大于弊或弊大于利

续表

证据水平	具体描述	推荐强度	具体描述
中	未来研究可能对现有疗效评估有重要影响，可能改变评价结果的可信度		
低	未来研究很有可能对现有疗效评估有重要影响，改变评估结果可信度的可能性较大	弱	利弊不确定或无论质量高低的证据均显示利弊相当
极低	任何疗效的评估都很不确定		

　　JBI 循证卫生保健中心基于对证据多元性的认识，提出证据的 FAME 结构（即证据的可行性、适宜性、临床意义和有效性），制定了"JBI 证据等级系统"。目前国际上循证护理机构普遍应用的证据分级系统是 JBI 循证卫生保健中心 2010 年的证据分析系统见表 11-13。

表 11-13　JBI 循证卫生保健中心证据分析系统（2010 年）

证据等级	证据的来源	相应的推荐级别
Ⅰ级	同质性实验性研究的系统评价（例如实施分配隐藏的 RCT） 具有较窄可信区间的单项或多项大样本的实验性研究	A 级：证据极有效，强烈推荐
Ⅱ级	单项或多项小样本、可信区间较宽的 RCT 类实验性研究（如：非随机对照研究）	B 级：证据中等有效，可考虑推荐
Ⅲ级	3a：队列研究 3b：病例对照研究 3c：没有对照组的观察性研究	
Ⅳ级	专家意见，或依据生理学基础研究、专业共识	C 级：不推荐

二、证据传播的途径

（一）标注证据的等级或推荐意见

　　证据表示接受某一干预措施的患者一般情况下可能出现的结果。推荐意见表示根据证据对处理指南用户面对的具体患者的指导。表 11-14 介绍证据与推荐意见的差异点。

　　根据 2001 年英国牛津循证医学中心证据分级系统，根据证据的来源和研究设计的严谨程度将证据水平分为 5 级，推荐意见分为 4 级。表 11-15 表示证据水平和推荐意见的级别。

（二）将证据和信息组织成临床实践人员容易理解和应用的形式

　　目前对临床实践决策最具有影响力、且最适合于临床专业人员借鉴的证据资源是临床实践指南或集束化照护措施。临床指南（Clinical Practice Guidelines，CPGs）是以循证医学为基础，由官方政府机构或学术组织撰写的医疗文件，是针对特定临床问题（例如跌倒的预防、压疮的预防和处置等），将相关的各类系统评价结论和其他证据资源汇总，经系统研究后制定发布，用于帮助临床医生和患者做出恰当决策的指导性文件，能够具体指导临床人员制定恰当的流程、规范，进行科学有效的评估、诊断、计划、干预、评价等决策的推荐意见。通过临床实践指南，可以把最新、最真实可靠并有临床应用价值的研究结果筛选出来，制定出具有针对性的实践指南。

随着循证医学的发展及进步，将循证医学理念与临床护理工作相结合成为近年来护理研究领域的热点，在这一背景下，由英国 Institute for Healthcare Initiatives 首先提出集束化照护措施的概念，它是指解决特定情景下各种临床问题的一系列互相关联的证据汇集。集束化护理是将一系列有循证基础的、相互关联的干预措施组合在一起所形成的护理方案，该方案通常包括3～5项简单明确且操作性强的循证实践措施。集束化护理措施是将针对某类特定的护理问题的系列证据汇总，标注各项证据的等级，作为临床护理实践程序的指导性建议，集束化护理理念的提出是将循证研究结果转化为临床实践的最佳途径之一，缩小了证据与临床实践的差距，有利于推动临床护理质量的提升。

总之，以临床专业人员可接受的恰当方式组织证据，无论是系统性较强的临床实践指南，还是针对性较强的集束化照护措施汇总，或是简约的最佳实践信息册、证据总结，都是直接面向临床专业人员的资源，这些循证资源省略了复杂的研究过程描述和统计阐述，以可追溯、透明、公开的形式直接列出具有临床意义的结论、证据，有利于临床专业人员有效利用。

表 11-14　证据与推荐意见的差异点

	证据	推荐意见
基线	诊断、治疗、护理、预防措施对典型患者的效果	对临床工作者所面临的患者需要采取的措施
必要的条件	措施的有效性、先进性、科学性	与所处的具体临床环境相关
完成该部分需要的专门知识	临床医学、临床流行病学、医学统计学等	临床实践、当地患者的具体情况、社会学、经济学、地方传统等
表达的类型	证据的等级	推荐的级别、详细的方案、执行流程表

表 11-15　证据水平和推荐意见的级别

证据水平	证据来源	相应的推荐强度类别
1	多项同质的 RCT 的系统评价（1a） 单项 RCT（1b）	A 类：证据极有效，可强烈推荐给所有临床人员
2	多项同质的队列研究的系统评价，或设计良好的非随机对照试验（2a） 单项队列研究、质量欠佳的 RCT（如随访率小于80%）（2b） 结局研究（2c）	B 类：证据有效，可建议推荐给符合应用条件的临床人员
3	多项同质的病例对照研究的系统评价（3a） 单项病例对照研究（3b）	

续表

证据水平	证据来源	相应的推荐强度类别
4	病例系列研究、质量欠佳的队列研究和病例对照研究，无对照的临床干预研究	C类：证据在一定条件下有效，研究结果在应用时应谨慎
5	专家意见，或描述性研究，专业共识	D类：证据的有效性受到较多限制，只在较窄的范围内有效

（三）详细了解目标人群对证据的需求

不同的目标人群对证据的需求不同，应进行详细评估和分析，再有目的地组织信息。对于临床专业人员需要集束化照护措施、最佳实践信息册等针对性强、可信度高的循证结论。卫生机构政策制定者和管理人员则需要临床实践指南这一形式的具有系列化、结构清晰、可信度高的循证结论汇集。高校教师和研究人员则需要系统评价报告或原始论文等特定专题的结论性证据。

（四）以最经济的方式传递证据和信息

证据传播的形式主要有 3 种：教育和培训、通过传播媒体信息传递、通过组织和团队系统传递证据。在证据传播的过程中需要应用网络和信息技术、打印文本、会议、讲座、培训项目等方式进行，需要我们综合考虑，选择最为经济有效的方式传递证据和信息。

第六节　证据的应用

在循证卫生保健模式中证据应用遵循证据改革护理实践活动，以实践活动或系统发生变革为标志。证据应用是一个有目的的、动态的实践变革过程，不但关注证据引入对卫生系统、护理过程及护理结果的评价，并注重采取策略维持证据转化的效果。

一、证据应用的步骤

引入并应用证据主要有以下三个步骤：①通过系统/组织变革引入证据，临床护理人员将证据与临床专门知识和经验、患者需求相结合，根据临床情景，做出适合的护理计划；②实施计划，改革原有的护理实践活动；③评价证据应用后的效果：通过动态评审的方法监测证据实施过程，评价证据应用后对卫生保健系统、护理过程、患者带来的效果。从证据应用的流程出发，证据应用前应对特定情景进行分析，明确促进及障碍因素，从而采取有效的应对策略，促进实践变革，并通过过程及结果评价，巩固变革效果，针对新问题不断引入证据，动态循环，促进持续质量改进。

二、证据应用的影响因素

证据应用是一个复杂、多方面的过程，受到了诸多因素的影响，被认为最具挑战性。因而，对其影响因素进行全面、客观、有效的评估，是有其现实意义和临床必要性的。证据应用受到证据的特点、使用者个人层面和系统层面因素的影响。首先在系统层面上的影响因素主要包括领导的支持、资源、实践流程的可行性和适宜性、员工自我发展、人际关系、工作压力以及系统的文化和氛围等。因而，研究者应在证据应用之前对相关因素进行评估，制定相应措施，以降低阻碍因素的影响。其次在护理人员个人层面而言，证据的应用往往意味着变革现有的流程，而这种变革需要打破传统的实践方式，会对个人以往的工作方法、思维模式和专业信念带来冲击，甚至会影响其既得利益。害怕变革，觉得尚没有能力根据现有最佳证据对临床实践提出变革的建议，是许多使用者消极对待证据的应用的原因。因此个人层面的影响因素主要包括：对变革的看法、更新知识的态度和能力、质疑常规和标准的勇气、与多学科团队合作的意识、对自身在证据应用活动中的角色定位、护理专业信念等。

三、JBI 循证护理中心的 "证据的临床应用" 模式

JBI 循证护理中心（2005）构建的 "证据的临床应用" 模式主要包括以下环节：

（1）证据引入。根据所在医院、病房的特点将证据引入系统中，其中包括评估证据的有效性、可行性、适宜性和临床意义，有针对性地筛选出适合于该情景的、有用的证据，制定循证的护理措施、护理流程、护理计划。全球的循证实践机构为卫生保健人员提供以证据为基础的专业信息，并每年更新这些信息。这些专业信息通过政策沟通过程影响相关卫生保健组织，保证了循证过程所获得的系统评价结论被正式地引入质量管理系统中。

（2）证据应用。指依据证据制定护理措施、流程、计划，开展护理实践，进行护理质量管理。JBI 循证实践中心的临床证据实践应用系统（PACES 系统）是一种在线临床质量管理工具，可协助卫生保健人员和卫生保健机构将最佳证据应用到实践中指导实践活动，以获得最有利于患者的最佳效果。根据某一特定的实践活动或特定的干预项目，该工具可提供如何应用证据促进变革的系列方法。

（3）效果评价。通过动态评审的方法，评价证据应用后的效果和对政策的影响，并在持续质量改进过程中巩固其应用，并不断地更新证据，进入新的循环。

四、美国高级护理实践中心的循证护理模式

（1）循证问题阶段。包括实践问题和理论问题。实践问题是由护理实践提出的对护理行为模式的疑问。理论问题是与实践有关的前瞻性的理论发展。通常这两方面的问题很难完全区分，借助循证原因来判定理论与实践的一致性，循证的实践问题是由工作人员提出的临床问题，如冲洗静脉导管的不同方法、保持鼻饲管通畅法等。理论问题涉及临床实践发展理论、技术开发理论，一般是与实践相关的前瞻性理论，如缓泻剂的安全使用范围、

静脉输液系统的针头保护。

（2）循证支持阶段。针对问题进行实证文献检索，得到与临床、经济、决策制定相关的证据。循证医疗中心和权威组织提供的文献系统评价、国家护理临床指南、护理专家的意见等。来自严谨的随机对照试验的系统评价的可信度级别最高，而专家的经验意见级别最低。该阶段重点是在循证问题的基础上，为达到最佳护理目标，对出现的循证进行综合分析，从而指导研究过程。具体包括：提出科研报告，进行文献查询，制定实践准则，推荐仪器设备，报道最佳实践，做出科研结论。

（3）循证观察阶段。运用恰当的方式或测量手段设计完成初始实践方案。初始措施可以是临床研究、流行病学调查、发病率调查、护理新产品的评估、成本效益分析、患者及工作人员问卷调查等。设计合适的观察方法并在小范围内实施试图改变的实践模式，如临床研究、特殊人群的试验性调查、成本效益分析、患者问卷调查等。本阶段通过对结果及推荐结论的分析来判断与实践和计划相关的临床工作。

（4）循证应用阶段。借助循证支持阶段和观察阶段得到的结论进行批判性分析。在循证支持和循证观察所获得的信息的基础上，对所要改变的护理干预或行为进行批判性的分析。该阶段的目的是确立护理干预是否以循证为基础，是否能达到最佳护理实践，及时评价实践结果。

本章小结

1. 循证护理是提高护理学科的科学性和有效性的途径。
2. 证据、临床情景、专业判断、患者需求是开展循证实践的核心内容。
3. 循证实践包括证据生成、证据汇总、证据传播、证据应用四个环节。

课后练习

1. 阐述循证护理对促进护理学科发展的意义。
2. 阐述循证护理的核心要求包括哪些？
3. 明确循证护理的实施步骤包括哪些？

参考文献

［1］高钰琳．护理研究［M］．北京：中国协和医科大学出版社，2013.

［2］胡雁．护理研究［M］.4版．北京：人民卫生出版社，2012.

［3］胡雁．循证护理学［M］．北京：人民卫生出版社，2012.

［4］胡雁，王志稳．护理研究［M］.5版．北京：人民卫生出版社，2017.

［5］黄悦勤．临床流行病学［M］.4版．北京：人民卫生出版社，2014.

［6］李晓松．医学统计学［M］．北京：高等教育出版社，2008.

［7］李峥，刘宇．护理学研究方法［M］．北京：人民卫生出版社，2012.

［8］梁万年．医学科研方法［M］.2版．北京：人民卫生出版社，2014.

［9］刘续宝，王素萍．临床流行病学与循证医学［M］.4版．北京：人民卫生出版社，2013.

［10］罗爱静，于双成．医学文献信息检索［M］.3版．北京：人民卫生出版社，2015.

［11］齐秀英，沈洪兵．流行病学［M］．北京：人民卫生出版社，2015.

［12］徐勇勇．医学统计学［M］．北京：高等教育出版社，2014.

［13］詹启敏，赵忠堂．医学科学研究导论［M］．北京：人民卫生出版社，2015.

［14］章雅青，王志稳．护理研究［M］.2版．北京：北京大学医学出版社，2016.